Die Hand –
ein Spiegel
der Gesundheit

LORI REID

Die Hand – ein Spiegel der Gesundheit

Wie man Gesundheit, Krankheit und Heilung aus den eigenen Händen ablesen kann

SCHERZ

Meiner besten Freundin Pauline Champness,
der besten Ratgeberin, klinischen Psychologin
und Seelenheilerin

Einzig berechtigte Übersetzung aus dem
Englischen von Gerda Bean
Schutzumschlag von Adolf Bachmann

Erste Auflage 1994
Die Originalausgabe erschien unter dem Titel
«Health in Your Hands» bei Thorsons, a Division
of HarperCollinsPublishers Ltd, London.

Inhalt

Vorbemerkung

In diesem Buch werden neben Massagetechniken, Pflanzen und Vitaminen vor allem auch verschiedene Mineralstoffe zur Therapie und Krankheitsvorbeugung empfohlen. Diese Bio-Minerale gehören zu den 12 Mineralsalzen, aus denen sich die biochemischen Heilmittel nach Dr. Schüßler zusammensetzen.

Dr. Wilhelm Heinrich Schüßler (1821–1898) war ein Pionier der Alternativmedizin; er war der Überzeugung, daß die Zellen des menschlichen Organismus nur dann störungsfrei arbeiten können, wenn sie mit bestimmten Mineralsalzen, Zellnährstoffen, versorgt werden, und zwar im wesentlichen mit Verbindungen der Elemente Kalzium, Eisen, Kalium, Magnesium, Natrium und Kieselsäure. In Abgrenzung zur Homöopathie nannte Dr. Schüßler seine Behandlungsmethode «Eine abgekürzte Therapie».* Die 12 biochemischen Funktionsmittel umfassen:

1. Calc. Fluor. ... Kalziumfluorid (Flußspat)
2. Calc. Phos. ... Kalziumphosphat (phosphorsaurer Kalk)
3. Calc. Sulph. ... Kalziumsulfat (Gipsspat)
4. Ferr. Phos. ... Ferriphosphat (phosphorsaures Eisen)
5. Kali. Mur. ... Kaliumchlorid
6. Kali. Phos. ... Kaliumphosphat (phosphorsaures Kalium)
7. Kali. Sulph. ... Kaliumsulfat (schwefelsaures Kalium)
8. Mag. Phos. ... Magnesiumphosphat (phosphorsaures Magnesium)
9. Nat. Mur. ... Natriumchlorid (Kochsalz)

* Siehe auch Literaturhinweis S. 282

10. Nat. Phos. ... Natriumphosphat (phosphorsaures Natrium)
11. Nat. Sulph. ... Natriumsulfat (Glaubersalz)
12. Silicea ... Siliciumdioxid (Kieselsäure)

Wie im folgenden dargelegt wird, spiegelt die Hand nicht nur Persönlichkeitsmerkmale, sondern auch den Gesundheitszustand wider; letzterer hängt, wie Dr. Schüßler – und inzwischen auch die moderne Medizin – erkannt hat, eng mit der Mineralsalzversorgung zusammen. Persönlichkeit, Gesundheitszustand und bestimmte Veranlagungen zu Krankheiten beeinflussen sich wechselseitig. Eine Hand, aus der eine Tendenz zu Hyperaktivität abgelesen werden kann (Feuerhand), weist beispielsweise auf die Gefahr von damit verbundenem schnellem Energieverschleiß hin; Kaliumverbindungen helfen das Energiereservoir wiederaufbauen und beugen geistiger und körperlicher Erschöpfung vor.

Biochemische Medikamente sind unschädlich. Alle Bio-Minerale sind wasserlöslich, und wenn der Organismus seinen Bedarf an einem bestimmten Salz gedeckt hat, wird der Überschuß über die Harnwege wieder ausgeschieden.

Wenn Sie den empfohlenen Therapien folgen wollen, jedoch gegenwärtig an einer Krankheit leiden oder verschreibungspflichtige Medikamente einnehmen müssen, sollten Sie zuerst einen Arzt zu Rate ziehen. Pflanzen enthalten aktive Substanzen, die schon in kleinsten Mengen große Wirkung zeigen können. Ebenso kann unter bestimmten Umständen eine Massage schädlich sein. Bei den erwähnten Vitaminen und Mineralstoffen sollten die empfohlenen internationalen Einheiten auch von denen nicht überschritten werden, die sich guter Gesundheit erfreuen. Alle in diesem Buch beschriebenen Ergänzungen, Heilmittel und Massagetechniken sind nur als Hinweise und nicht als ärztliche Anleitungen zu verstehen.

Einleitung

Es bestehen kaum Zweifel, daß zwischen unseren Händen und unserer Gesundheit ein Zusammenhang besteht. Für Ärzte ist es eine Selbstverständlichkeit, die Hände ihrer Patienten in Augenschein zu nehmen, nicht nur, um am Handgelenk den Puls zu prüfen, sondern um auf eine Reihe von Symptomen zu achten, die ihre Diagnose bestätigen können.

Schlaffe Hände zeigen zum Beispiel Energiemangel oder Motivationsverlust an. Handtremor geht mit Hormonstörungen, Vergiftungserscheinungen und Erkrankungen des Nervensystems einher. Verfärbungen und abnormale Temperatur können auf eine schlechte Sauerstoffaufnahme, Kreislaufprobleme, Fieber, Schock, Störung des Hormonsystems und eine Menge anderer Krankheitszustände zurückzuführen sein, die entsprechende Symptome an den Händen verursachen. Das seit Jahrhunderten praktizierte Studieren und Analysieren von Händen hat erwiesen, daß sich Zeichen und Symptome unserer Anfälligkeit für bestimmte Krankheiten sowie die Möglichkeit zukünftiger Gesundheitsprobleme als subtile Hinweise in unsere Finger und Handflächen einprägen.

Wir wissen heute, daß die enorme Konzentration von Nervenenden – unsere Handflächen enthalten mehr Nerven als jeder andere Teil unserer Anatomie, abgesehen von den Fußsohlen – die Hände zu hervorragenden Archiven nervlicher Reaktionen und biochemischer Botschaften macht. Außerdem hat die wissenschaftliche Forschung in jüngster Zeit festgestellt, daß zwischen ungewöhnlichen Fingerabdrücken oder Hautmarkierungen und genetischen oder angeborenen Anomalien ein Zusammenhang besteht. Diese Verbindung ist inzwischen in weiten Kreisen anerkannt; sie kann bei der genetischen Beratung und als Unterstützung der ärztlichen Diagnose äußerst nützlich sein.

Wenn wir diese Botschaften, die verschiedenen Merkmale und Strukturen in unseren Handflächen und Fingern verstehen, können sie uns wertvolle Hinweise auf den Zustand unserer Gesundheit geben. Die Markierungen machen unsere Widerstandskraft, unsere Vitalität deutlich. Sie weisen auf eine Ansammlung von Giften hin, decken Unausgewogenheiten und Verschleiß auf. Sie warnen uns vor potentiellen Gefahrenquellen. Und sie halten uns ganz allgemein ein Bild unserer konstitutionellen Schwachstellen, unserer Anfälligkeit für bestimmte Krankheiten vor Augen.

«Die Hand – ein Spiegel der Gesundheit» erläutert die Kennzeichnungen, die auf unsere Gesundheit und unser Wohlbefinden verweisen. Das Buch beschreibt, wie der Grundtyp unserer Persönlichkeit, der sich in der Handform offenbart, unsere Gedanken, Einstellungen, Lebensweise und folglich unseren Gesundheitszustand beeinflußt. Zunächst werden in groben Zügen die äußerlichen Merkmale der Nägel und Fingerspitzen sowie Farbe und Temperatur der Hände behandelt. Danach werden die feineren Linien und Strukturen der Handflächen unter die Lupe genommen. Diese Kennzeichnungen werden interpretiert und – wenn möglich – entsprechende Ratschläge zur Vorbeugung sowie nützliche Informationen zu Ernährung und Diät erteilt. Besonderes Gewicht wird auf die Versorgung mit Mineralsalzen gelegt, da diese mit dem Auftreten bestimmter Krankheiten und Persönlichkeitsmerkmale assoziiert sind. Und weil sich dieses Buch grundsätzlich mit der Krankheitsvorbeugung befaßt, indem auf Anhaltspunkte in der Hand verwiesen wird, die frühzeitig auf Erkrankungen aufmerksam machen, sollen die Kapitel über Reflexologie und Massage nicht nur eine weitere Form der Früherkennung darstellen, sondern auch die Gesundheit und das tägliche Wohlbefinden fördern.

Vergessen Sie aber nie, daß die Diagnose aus Ihrer Hand allein nicht genügt. Wenn Sie jedoch wissen, wie die Zeichen und Markierungen Ihrer Hände zu deuten sind, werden Ihnen die feinen Veränderungen, die sich in Ihrem Körper abspielen, bewußt. Und weil viele dieser Linien und Kennzeichnungen sich in einem ständigen Wandel befinden, Ihren Lebensumständen entsprechend auftauchen und wieder verschwinden, können Sie – wenn Sie die jeweiligen Konfigurationen verstehen – Ihre Gesundheit überwachen und im Notfall eingreifen. Sie können sich durch Ihre Gewohnheiten und Ihren Lebensstil für bestimmte Krankheiten anfällig machen. Sie können sich aber auch Ihre Gesundheit bewahren und der Entstehung von Krankheiten aktiv vorbeugen. Sie können also Ihre Gesundheit buchstäblich selbst in die Hand nehmen.

1 Die vier Charaktertypen

Wir alle wissen, daß unsere Charaktere und Individualitäten zu einem großen Teil zum Muster unserer Gesundheit und unseres Wohlbefindens im Leben beitragen. Die Art, wie wir mit den Spannungen und Belastungen des modernen Lebens umgehen, hängt weitgehend von unseren Einstellungen, unseren Hoffnungen und Bestrebungen ab. Unser Lebensstil wiederum, der ebenfalls für eine Krankheitsanfälligkeit verantwortlich ist, hängt von unserem Charakter ab. Worauf es also bei der Einschätzung des Gesundheitszustands ankommt, ist die Berücksichtigung der eigenen Persönlichkeit.

So wie unsere Gene die Farbe unserer Augen bestimmen oder festlegen, ob wir glatte oder lockige Haare bekommen, so sind im genetischen Bauplan die Form unserer Hände, die Muster der Fingerabdrücke und die Hauptlinien, die die Handfläche kreuz und quer durchziehen, festgeschrieben. Und wie wir genetisch als Blonde, Brünette oder Rothaarige klassifiziert werden – worin sich, wie manche behaupten, ein Großteil unseres Wesens widerspiegelt –, so können unsere Hände durch einen geübten Handanalytiker auch einem von vier Typen zugeordnet werden.

Im Grunde können unsere Hände als lebende Archive beschrieben werden, die alle möglichen Daten über uns aufzeichnen: Wie wir denken und uns verhalten, wie wir arbeiten und lieben, unsere Beziehungen zu anderen, unsere Hoffnungen und Träume, unsere Ziele und Wünsche, unsere bewußten und unbewußten Motivationen, unsere Präferenzen, angeborenen Begabungen und Talente, unsere Handlungen und Reaktionen, was wir in der Vergangenheit getan haben und infolgedessen höchstwahrscheinlich auch in der Zukunft tun werden.

Alle Hände in nur vier Typen zu unterteilen, mag stark vereinfachend erscheinen, erlaubt uns aber bestimmte vorläufige Verallgemeinerungen. Wie beim Drahtgerüst eines Bildhauers, über dem er seine Skulptur zu formen beginnt, bildet jede Handkategorie einen soliden Rahmen, mit dessen Hilfe wir beginnen können, ein Profil der Menschen aus der jeweiligen Gruppe und ihrer Einstellung zur Gesundheit und Tendenz zu bestimmten Krankheiten zu erstellen. Ist der allgemeine Typ erst einmal festgelegt, ist der Weg geebnet, Besonderheiten von Hautmarkierungen und Linienformationen zu analysieren.

Die vier Handkategorien, die nach den Elementen *Erde, Luft, Feuer* und *Wasser* bezeichnet werden, sind notwendigerweise «reine» Typen, und wenig Hände werden diesen detailgenau entsprechen. Schließlich ist jede Hand einzigartig – keine zwei Hände gleichen sich, und nicht einmal unsere eigenen Hände sind absolut identisch. Abgesehen davon stimmen Hände im allgemeinen mehr oder weniger mit einem der vier Typen überein, und wenn auch nicht exakt, dann doch wenigstens so weit, daß sie zu klassifizieren sind und ein Grund-Temperament und -Wesen skizziert werden können. Wenn eine Handform jedoch zwei Kategorien anzugehören scheint, bedeutet dies schlicht und einfach, daß der Betreffende über eine Kombination der von beiden Typen vertretenen Eigenschaften verfügt.

Die Erdhand

Aussehen

Die typische Erdhand besteht aus einer quadratischen Handfläche und kurzen stumpfen Fingern (Abb. 1). Die Handfläche enthält meist wenig Linien – in vielen Fällen nur drei oder vier –, die jedoch ausgeprägt sind, der Hand ein geordnetes Aussehen geben und das Gefühl positiver Stärke verleihen. Zu diesem Typ gehören Fingerabdrücke in Bogen- oder Schleifenform.

Temperament und Lebensweise

Menschen mit Erdhänden haben traditionelle Wertvorstellungen: Es sind solide, ausgeglichene, bodenständige Charaktere. Sie sind praktisch veranlagt, fleißig und nüchtern und bevorzugen ein geregeltes, wohlgeordnetes Leben. Sie halten sich am liebsten im Freien auf und hassen es, über längere Zeit eingesperrt zu Hause zu sitzen. Sie leben lieber auf dem Land als in der Stadt, sind naturverbunden und haben eine besondere Beziehung zu Pflanzen und Tieren.

Das Temperament der Erdhänder läßt sich am besten mit gesundem Menschenverstand, Sachlichkeit und einer rationalen Lebenseinstellung, die sich auf Bewährtes verläßt, charakterisieren. Als ausdauernde und beharrliche Menschen haben sie keinen Sinn für flüchtige, schwärmerische Theorien oder unrealistische Pläne. Körperliche Aktivität kennzeichnet jene, die zur Kategorie der Erdhände gehören.

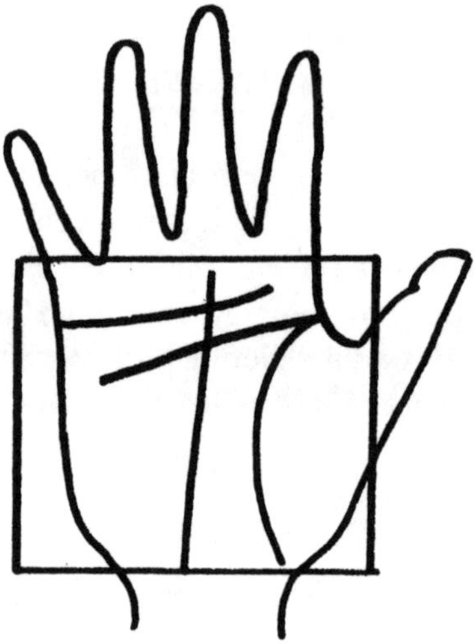

Abb. 1
Die Erdhand

Der Erdtyp neigt zu

- Aufregung
- Darmproblemen
- Hautkrankheiten
- Gelenkproblemen
- körperlicher Müdigkeit

Vorbeugen oder vermeiden

- Streß durch Unstetigkeit
- Nervenanspannungen
- Gewichtszunahme
- körperliche Trägheit und Sichgehenlassen
- negative Gefühle und Einstellungen

Fördern

- viel Körperbewegung an frischer Luft
- Betätigungen und Hobbys im Freien, wie Gärtnern, Spazierengehen
- geregeltes Leben
- ausreichend Schlaf
- positive Einstellung
- gesunde Ernährung

Komplementärmedizin und alternative Gesundheitsvorsorge

- Kalzium ist das Mineral, das mit der Erdhandform in Verbindung gebracht wird und demnach besonders für Leute geeignet ist, deren Hände zu dieser Kategorie gehören. Kalzium ist unentbehrlich für das Wachstum und die Erhaltung von Zähnen und Knochen. Es unterstützt die Blutgerinnung, fördert die Herztätigkeit und hilft bei der Erhaltung eines guten Muskeltonus. Kalziummangel führt zu Zahnverfall und Knochenschwund wie bei Osteoporose. In bestimmten Fällen sind auch Reizbarkeit, Depressionen und Schlaflosigkeit (daher der Rat, vor dem Schlafengehen ein heißes Milchgetränk zu sich zu nehmen) auf einen gestörten Kalkhaushalt zurückzuführen. Kalziumüberschuß kann zu Gelenksteife, Nierensteinen und in extremen Fällen zu Kreislaufproblemen, einschließlich Arteriosklerose oder Arterienverkalkung, führen.
- Unter den Bio-Mineralen zählen zur Kalziumfamilie: Kalziumfluorid, Kalziumphosphat und Kalziumsulfat. Andere Mineralergänzungen sind Kalziumaskorbat, das sich zur leichteren Absorption mit Vitamin C verbindet, Kalziumaspartat und Kalziumglukonat.
- Kelp gehört zu den reichsten Kalziumquellen, ebenso Käse und andere Milchprodukte sowie Mandeln. Fische, zum Beispiel Sardinen und Weißfisch, bei denen die Gräten mitgegessen werden, sind ebenfalls gute Kalziumlieferanten.

- Magnesium und Vitamin D unterstützen die Aufnahme und Verteilung von Kalzium im Körper.
- Veilchen, Rose, Trauben, Weide und Schwarzwurz gehören alle zur Erdkategorie.

Die Lufthand

Aussehen

Die Lufthand erkennt man an der quadratischen Handfläche und den langen Fingern (Abb. 2). Die Handfläche enthält mehrere Linien – zumindest ein paar mehr als die allernotwen-

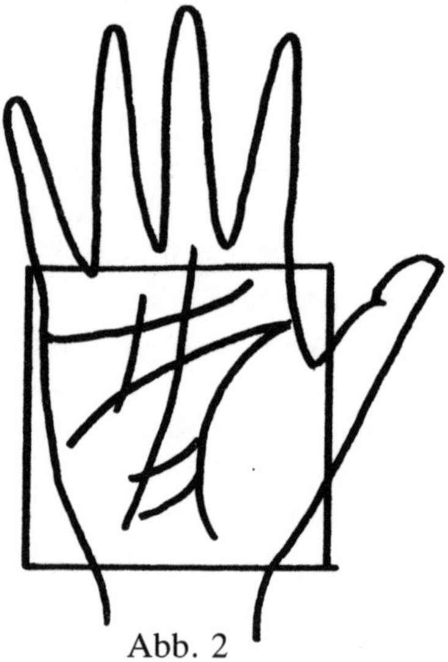

Abb. 2
Die Lufthand

digsten –, die klar und deutlich zu sehen sind. Schleifenartige Fingerabdruckmuster sind vorherrschend. Insgesamt hat die Lufthand mit ihren klaren, deutlich geformten, aber nicht unbedingt übermäßig schweren Linien ein gewisses «drahtiges» Aussehen.

Temperament und Lebensweise

Menschen mit Lufthänden verfügen über eine lebendige Wißbegierde, die sie zu ewigen Studenten macht, die immer wissen, untersuchen, lernen und herausfinden wollen. Ihr quecksilbriges Temperament entfaltet sich im Austausch mit anderen Menschen, und in ihrer Freizeit wie bei der Arbeit brauchen sie Abwechslung und Nervenkitzel.

Menschen mit Lufthänden sind notorisch neugierig auf alles, was in ihrem Leben passiert, und möchten wissen, wie die Dinge funktionieren. Sie sind gesprächig und freundlich, ihr Geist ist ständig in Bewegung, und weil sie über eine rasche Auffassungsgabe verfügen, wenden sie ihre Aufmerksamkeit häufig Neuem zu und sind schnell gelangweilt. Deshalb brauchen Leute mit Lufthänden eine Menge Interessen, um sich im Lauf ihres Lebens angeregt und bei Laune zu halten. Geistige Aktivität ist der Schlüssel zur Luftkategorie.

Der Lufttyp neigt zu

- Kopfschmerzen
- nervösen Störungen
- Atemschwierigkeiten
- Ohren-, Nasen- und Halsbeschwerden
- Erkältungen und Schüttelfrost
- geistiger Ermüdung

Vorbeugen oder vermeiden

- Alltagstrott
- Sichverzetteln
- Nervosität
- geistige Erschöpfung

Fördern

- Austausch von Neuigkeiten und Ansichten
- Flexibilität zu Hause und bei der Arbeit
- intellektuelle Aktivitäten, zum Beispiel Lesen, Schreiben
- regelmäßigen Sport, zum Beispiel Mannschaftsspiele, Aerobic, Gymnastik

Komplementärmedizin und alternative Gesundheitsvorsorge

- Da Lufthänder ihren Geist und ihr Nervensystem ständig fordern, schafft Magnesium Erleichterung, wenn sie sich abgespannt fühlen. Dieser Mineralstoff unterstützt die Nervenzellenfunktion und wirkt somit nervenberuhigend und muskelentspannend. Der für Lufthänder charakteristische rastlose Tätigkeitsdrang und unruhige Geist bringen das empfindliche Gleichgewicht dieses Minerals durcheinander und erschöpfen die im Körper vorhandenen Reserven. Streß und Hyperaktivität sind Hauptverbraucher von Magnesium, und ein Defizit kann einen Teufelskreis zur Folge haben: nervöse Aktivität→Magnesiumabfluß→«Nervenschlottern» →nervöse Aktivität. Magnesiummangel kann zu Übererregbarkeit, Nervosität, Kopfschmerzen, neuralgischen Schmerzen, Muskelzuckungen, Krämpfen und allen möglichen nervösen Störungen und nervöser Labilität führen.
- Unter den Bio-Mineralen ist Magnesiumphosphat das Nervenstärkungsmittel. Andere Mineralergänzungen sind Magnesiumaskorbat, das sich zur leichteren Absorption mit Vitamin C verbindet, Magnesiumaspartat und Magnesiumglukonat.

- Kelp ist eine besonders gute Magnesiumquelle; reich an diesem Mineralstoff sind auch Nüsse, vor allem Mandeln, Erd- und Paranüsse, und Getreide, wie Weizenkleie und Wildreis.
- Lavendel, Majoran, Minze, Esche und Holunderblüten gehören zur Luftkategorie.

Die Feuerhand

Aussehen

Wie die Erdhand hat auch die Feuerhand kurze Finger; sie zeichnet sich vor allem durch die längere Handfläche aus (Abb. 3).

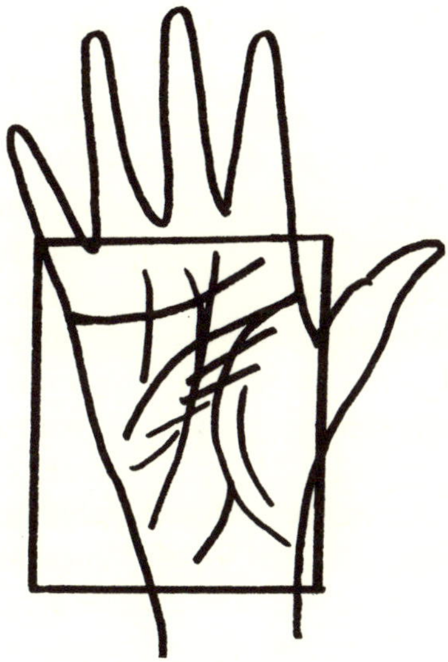

Abb. 3
Die Feuerhand

Diese Hand enthält eine stattliche Anzahl kräftiger Linien. Wirbelartige Fingerabdrücke gehören zu dieser Kategorie.

Temperament und Lebensweise

Feuerhand-Menschen sind körperlich aktiv und dynamisch und immer auf dem Sprung. Ihre überfließende Energie und ihren Elan – die sie häufig in sportliche Aktivitäten leiten – schöpfen sie aus Abenteuer und Aufregung. Sie können wunderbar mit Menschen umgehen, begeistern und inspirieren, wo immer sie sich zeigen. Diese profilierten Persönlichkeiten werden häufig Schauspieler und Entertainer – wie Motten fühlen sie sich vom Scheinwerferlicht angezogen.

Feuertypen stehen gern im Mittelpunkt des Geschehens. Sie lieben es, ein flottes Leben zu führen, und neigen dazu, mit ihrer Gesundheit Raubbau zu treiben und die äußersten Grenzen ihrer geistigen und körperlichen Fähigkeiten auszuloten.

Der Feuertyp neigt zu

- Unfällen und Verletzungen durch Verbrennungen und scharfe Gegenstände
- Kreislaufproblemen
- Rückenschmerzen und Problemen mit der Wirbelsäule
- Schüttelfrost und Fieberzuständen
- geistiger und körperlicher Erschöpfung (Burnout)

Vorbeugen oder vermeiden

- geistige und körperliche Überlastung durch enthusiastisches Engagement
- fette oder stark gewürzte Speisen
- zuviel Alkohol oder andere Stimulanzien
- plötzliche dramatische Stimmungsschwankungen

- übergroße Hast und Unachtsamkeit, überstürzte Handlungen, die zu Unfällen und Verletzungen führen können
- Aufschieben von Pflichten und Entscheidungen bis zur letzten Minute
- Ruhelosigkeit
- Gewichtszunahme

Fördern

- Frieden und Harmonie durch Yoga, Meditation, Atemtechniken usw.
- regelmäßige sportliche Betätigung, um überschüssige Energie abzuleiten
- gleichmäßige Gangart zu Hause und bei der Arbeit

Komplementärmedizin und alternative Gesundheitsvorsorge

- Kalium ist der Mineralstoff, der einem einfällt, wenn man an die dynamische Feuerkategorie denkt. Er gehört vor allem deshalb zu den Feuertypen, weil sie körperlich aktive Menschen sind - kleine Wirbelwinde, die immer auf dem Sprung sind – und weil Kalium direkt auf die Muskeltätigkeit wirkt und Tonus und Funktion der Muskeln fördert. Feuerhänder sind jedoch nicht nur körperlich aktiv, sie verbrauchen auch eine Menge geistiger Energie, und hier kommt die zweite Funktion des Kaliums zum Tragen, nämlich die der Nervennahrung. Angehörige der Feuerkategorie können also aus ergänzender Kaliumzufuhr großen Nutzen ziehen, vor allem dann, wenn ihre geistigen und körperlichen Reserven angezapft werden – beispielsweise bei Examen oder beim Trainieren für ein wichtiges Rennen oder wenn man vielleicht Tag und Nacht die Rolle der *Hedda Gabler* einstudiert. Eines der ersten Zeichen von Kaliummangel ist Lustlosigkeit und allgemeine Muskelschwäche. Eine trockene, rauhe, schuppige Haut ohne Elastizität, brüchige Nägel, Schmerzen in Gelenken und Gliedmaßen, Benommenheit, Depressionen und eine unregelmäßige Herztätigkeit können auf Kaliummangel oder einen gestörten Kaliumhaushalt verweisen.

- Von den Bio-Mineralen gehören Kaliumchlorid, Kaliumphosphat und Kaliumsulfat zur Kaliumfamilie. Andere Nahrungsergänzungen, die sich als besonders hilfreich erweisen können, sind Kaliumglukonat und Kaliumaspartat.
- Fisch und Seetang in Form von Kelp sind reiche Kaliumquellen. Obst und Gemüse, wie Bananen, Rosinen, Datteln, Avocados, Möhren, Kohl und Spinat, enthalten große Konzentrationen dieses Mineralstoffs.
- Pfefferminztee, Hopfen, Zwiebeln, Lauch sowie Rosmarin, Salbei, Löwenzahn und Borretsch gehören zur Feuerkategorie.

Die Wasserhand

Aussehen

Die Wasserhand ist unverkennbar, insbesondere wegen ihres langen, oft schlanken und grazilen Aussehens (Abb. 4). Eine rechteckige Handfläche mit langen, konischen Fingern ist für diesen Typ charakteristisch. Die Handfläche ist meist mit vielen feinen Linien bedeckt, die wie ein Spinnennetz aussehen. Schleifenförmige Fingerabdrücke sind die Regel bei Wasserhänden.

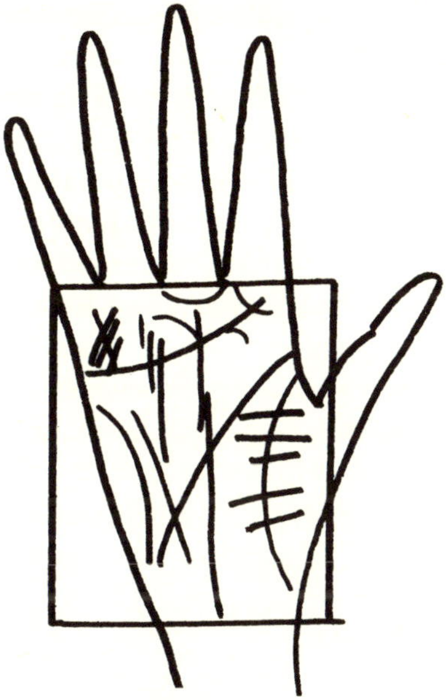

Abb. 4
Die Wasserhand

Temperament und Lebensweise

Wasserhändige Menschen sind die empfindsamsten und sanftesten der vier Typen. Sie sind poetisch und romantisch, künstlerisch begabt und musikalisch.

Sie sind kultiviert und gebildet, haben einen guten Geschmack, neigen aber dazu, etwas weltfremd zu sein. Eine schöne Hand gehört meist zu einem eleganten Körper, und tatsächlich sind viele dieser Menschen in der Modewelt und in der Schönheitsindustrie anzutreffen. Auch die Welt der Kunst und Musik ist stark mit Wasserhändern bevölkert.

Weil sie auf Streß und die Anforderungen des modernen Lebens überempfindlich und verletzlich reagieren, entfalten sich diese Menschen am besten in einer friedlichen und harmonischen Umgebung. Druck und jede Art von Konkurrenzsituation wirken sich für die wasserhändige Gruppe nachteilig aus.

Der Wassertyp neigt zu

- Verdauungsstörungen
- Depressionen, Neurosen, Zwangsverhalten und anderen psychischen Störungen
- Hautproblemen
- allergischen Reaktionen
- rheumatischen Beschwerden
- Störungen des Immunsystems
- Komplikationen des Fortpflanzungssystems
- schneller körperlicher Erschöpfung
- Drogenabhängigkeit

Vorbeugen oder vermeiden

- Streß durch Konkurrenzverhalten
- Stimmungsschwankungen, vor allem Depressionen und Melancholie
- Unterdrückung von Gefühlen
- irrationale oder übersteigerte Ängste
- Eskapismus oder Flucht durch Alkohol oder andere Drogen
- negative Einstellung

Fördern

- Ausdrücken der Gefühle
- Frieden und Harmonie zu Hause und am Arbeitsplatz
- Zuversicht durch die Entwicklung der eigenen Fähigkeiten und Talente
- rationales Angehen von Problemen

- sanfte Sportarten, zum Beispiel Schwimmen, Segeln, Eislaufen, Tanzen
- Balance und Mäßigung in allen Dingen

Komplementärmedizin und alternative Gesundheitsvorsorge

- Wegen seiner Assoziationen mit Wasser ist Natrium der Mineralstoff, der zur Wasserhandkategorie gehört. Natrium ist verantwortlich für die Regulierung der Gewebeflüssigkeiten und unterstützt den Wasserhaushalt des Körpers. Zu wenig Salz im Körper ist genauso schlecht wie zuviel und kann zu Muskelkrämpfen führen, während ein Überschuß das Kreislaufsystem durcheinanderbringen und hohen Blutdruck sowie Herzrhythmusstörungen verursachen kann. Natriumchlorid, insbesondere in Form von Tafelsalz, ist heutzutage in der westlichen Diät vor allem in industriell verarbeiteten Lebensmitteln und Fastfood im Übermaß vorhanden. Deshalb ist wahrscheinlich eher eine Reduzierung als eine Ergänzung ratsam.
  Natrium geht auf natürlichem Wege durch Körperflüssigkeiten, wie Tränen und Schweiß, verloren; ein zu hoher Verlust führt zu Dehydration, einem ernsten Zustand mit schwerwiegenden Komplikationen. Die Beibehaltung der richtigen Menge dieses Mineralstoffs ist derart wichtig, daß in heißen Gegenden, wo die Menschen übermäßig schwitzen, Salztabletten empfohlen werden, um das Gleichgewicht des Systems wiederherzustellen. Natrium reguliert nicht nur den Wasserhaushalt, es unterstützt auch die Produktion von Salzsäure, die für den Verdauungsprozeß wesentlich ist und damit für die Wasserhänder nutzbringend wirkt, da viele von ihnen zu Magen-Darm-Störungen neigen. Und weil es außerdem ein Säureneutralisierungsmittel ist, hilft es bei der Vorbeugung gegen rheumatische Beschwerden, ein weiterer empfindlicher Bereich jener, die zur Wasserkategorie gehö-

ren. Des weiteren bestätigt die Rolle, die Natrium bei der Drüsentätigkeit und Kontrolle der Nervenfunktion spielt, seine Assoziation mit der Wasserkategorie, deren Mitglieder besonders häufig zu Kopfschmerzen, Übelkeit, Apathie und Launenhaftigkeit, begleitet von Gefühlen der Verzagtheit und Hoffnungslosigkeit, und zu allergischen Reaktionen wie Heuschnupfen neigen. Viele dieser Symptome weisen auf einen gestörten Natriumhaushalt hin.

- Ergänzungen von Bio-Mineralen, die zur Natriumfamilie gehören, sind u. a. Natriumchlorid, Natriumphosphat und Natriumsulfat.
- Heutzutage ist in unserer Ernährung ein Mangel an Natrium selten; Nahrungsmittel, die eine besonders hohe Konzentration des Mineralstoffs enthalten, sind Käse und grüne Oliven.
- Eisenkraut, Estragon, Zaubernuß, Geranie und Linde gehören zur Wasserkategorie.

Wie sich die Hand anfühlt

Nicht nur die Form der Hand, sondern auch die Art und Weise, wie sie sich anfühlt, sagt eine Menge über unsere Gesundheit aus. Ob sie rauh wie Leder oder glatt wie Seide ist, sich so hart wie Stein oder weich wie Butter anfühlt, hängt von der Textur der Haut und der Festigkeit der Hand ab. Man sollte die Gesundheit jedoch nicht allein danach beurteilen, wie sich die Hand anfühlt. Diesbezügliche Anhaltspunkte müssen durch weitere Anzeichen – beispielsweise in den Linien, den Nägeln oder den Hautmustern – bekräftigt werden. Selbst dann darf eine Diagnose nicht allein von einer medizinisch unqualifizierten Person gestellt werden.

Die ideale Handkonsistenz

Im Idealfall ist die Konsistenz einer Hand so, daß der Muskeltonus federnd und elastisch ist, nicht zu hart und nicht zu weich. Eine solche Hand weist auf eine gute, kraftvolle, gesunde Konstitution hin. Eine elastische Hand, die auf eine Berührung wie Gummi reagiert, zeigt Resistenz gegen Krankheiten und die Fähigkeit, sich nach einer Erkrankung schnell wieder zu erholen, an.

Harte Hände

Hände, die hart wie Stahl sind, gehören emotional unnachgiebigen Menschen. Ihre Besitzer sind in der Tat hart arbeitende Personen von der Sorte, die zeit ihres Lebens keinen einzigen Arbeitstag durch Krankheit zu versäumen scheinen. Sie gehören zu den Menschen, die sich ihres Nervensystems offenbar gar nicht bewußt sind. Scheinbare Unempfindlichkeit ist ihre schwache Seite; ihre Unfähigkeit, sich gefühlsmäßig auszudrücken, führt dazu, daß sie ihre Emotionen verdrängen und infolgedessen für die Art von psychischen Störungen empfänglich werden, die mit «emotionaler Verstopfung» einhergehen.

Sehr weiche, teigige Hände

Das Gegenstück der harten Hand ist die weiche, teigige Hand – die sich beim Drücken fast wie ein roher Teigklumpen anfühlt. Dieser Handtyp mit seinem schlaffen Muskeltonus kennzeichnet Energiemangel und wird psychologisch als zu einem trägen und bequemen Menschen gehörig eingestuft. Vielleicht paßt der Begriff «Faulpelz» gut zu diesem Typ. Physiologisch charakterisiert sich die weiche, teigige Hand durch einen Mangel an Vitalität und oft durch Schilddrüsenfunktionsstörungen. Wegen ihrer wenig robusten Konstitution sind die Besitzer dieser sehr weichen Hände meist krankheitsanfälliger als andere Menschen.

Dickliche Hände

Korpulenz drückt sich in den Händen oft mit dicken Fingergliedern aus (Abb. 5a), ein Zeichen für Trägheit und Sinnlichkeit. Eine vernünftige Diät, die das Gewichtsproblem in den Griff bekommt, reduziert auch die Molligkeit der Finger. Schwieriger zu beeinflussen sind jedoch die kleinen Fettdepots, die sich am dritten Fingerglied – auf der Rückseite der Finger (Abb. 5b) – befinden. Sie zeigen an, daß das Übergewicht ein seit langem bestehendes Problem ist, das möglicherweise bereits in der Kindheit begonnen hat und deshalb viel Entschlußkraft verlangt, wenn es abgebaut werden soll.

Biegsame Hände

Biegsamkeit ist ein ebenso wichtiges Maß wie die Festigkeit. Flexible Hände widerspiegeln eine flexible Natur. Ihr Besitzer wird mit den Launen des Lebens spielend fertig. Er oder sie ist wahrscheinlich tolerant und läßt sich sozusagen vom Wind tragen. Solche Leute sind meist gelassen, entspannt und fähig, sich geistig, körperlich und emotional den Anforderungen der jeweiligen Situation anzupassen, und sind deshalb wenig anfällig für lebensbedrohliche Krankheiten.

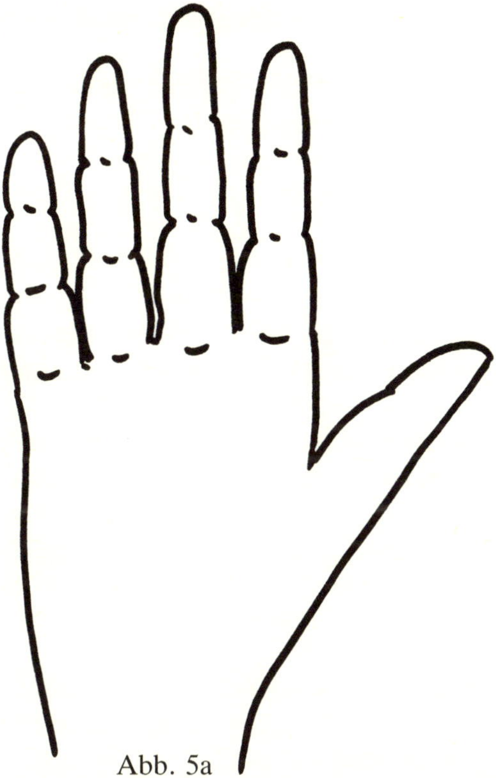

Abb. 5a

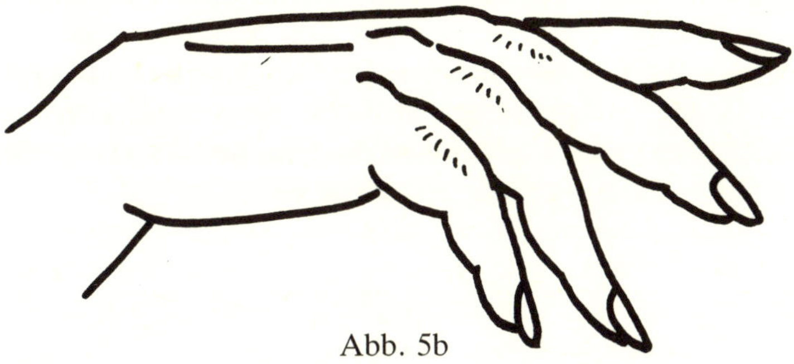

Abb. 5b

Steife Hände

Im Gegensatz zu ihren Kollegen mit den geschmeidigen Händen leben Menschen mit steifen Händen (ausgenommen natürlich jene, bei denen sich die Hände durch eine Krankheit versteift haben) in innerer Spannung und aufgestauter Frustration.

Menschen mit steifen, harten Händen neigen dazu, sich selbst unbarmherzig anzutreiben. Sie sind oft übermäßig ehrgeizig – vielleicht Workaholics – und somit anfällig für streßbedingte Krankheiten wie Bluthochdruck und andere Kreislaufstörungen. Sport, viel frische Luft und eine gesunde, ausgewogene Ernährung tun diesen Menschen unendlich gut und stärken ihr geistiges und körperliches Wohlbefinden.

Hauttextur

Je feiner eine Hand aussieht und je zarter sie sich anfühlt, desto schwächer ist die Konstitution ihres Besitzers und desto schlechter ist er ausgerüstet, um einer Infektion und Erkrankung Widerstand leisten zu können. Wenn Sie diesen Handtyp besitzen, sind Sie in der Regel empfindsam und regen sich leicht auf. Mit einer zerbrechlich wirkenden Hauttextur geht ein schwächliches Immunsystem einher.

Je rauher und gröber Haut und Hand im allgemeinen sind, desto robuster und widerstandsfähiger sind der Körper und sein Immunsystem. Einer sehr derben Hand fehlt es zwar an Feinheit, sie weist aber auf eine starke Konstitution hin – und hin und wieder auf einen Mangel an Feingefühl.

Rauhe, trockene Hände gehören zu den Symptomen einer Schilddrüsenunterfunktion. Glänzende, glatte Hände dagegen, die sich seidig anfühlen, können für eine Schilddrüsenüberfunktion symptomatisch sein.

Die Berge

Die Art, wie sich eine Hand anfühlt, hängt von der Polsterung der Hand ab. Beachten Sie, wie die Fleischpolster in Form kleiner «Kissen» verteilt sind – kleine erhabene Flächen in verschiedenen Bereichen der Hand. Sie werden *Berge* genannt, und weil Berge als Energie- und Vitalitätsspeicher gelten, sind es ihre Eigenschaften, ihre Ausprägung und ihre Formen, die wesentliche Hinweise auf zwei wichtige Aspekte des Lebens geben. Erstens heben sie Persönlichkeitsmerkmale, Stärken und Schwächen hervor, und zweitens verraten sie etwas über den Gesundheitszustand und die Veranlagung zu Krankheiten.

Um sie leichter identifizieren zu können, wurden die Berge nach den Planeten benannt – aber nicht einfach willkürlich. Alle, die etwas von klassischer Mythologie verstehen, werden sofort erkennen, daß hinter den Namen eine vielfältige Bedeutung liegt, die Charakter und Individualität in Kurzform reflektiert.

Wie in Abbildung 6 dargestellt, gibt es acht Berge: vier am oberen Rand der Handfläche unter jedem Finger, zwei in der Mitte auf beiden Seiten des flachen Teils der Handfläche und zwei im unteren Teil. Die vier oberen Berge heißen wie die Finger, so daß sich unter dem Zeigefinger der Jupiterberg befindet. Unter dem Mittelfinger liegt der Saturnberg. Unter der Wurzel des Ringfingers befindet sich der Apolloberg. Und der Berg unter dem kleinen Finger heißt Merkurberg. Die mittlere Fläche umfaßt die beiden Marsberge – den unteren Marsberg auf der Daumenseite und den oberen Marsberg an der Schlagkante. Zwischen diesen beiden Bergen erstreckt sich die Marsebene. Gleich unter dem unteren Marsberg befindet sich der Venusberg, der auch den Daumenballen bildet. Auf der gegenüberliegenden Seite liegt der Mondberg, und zwar

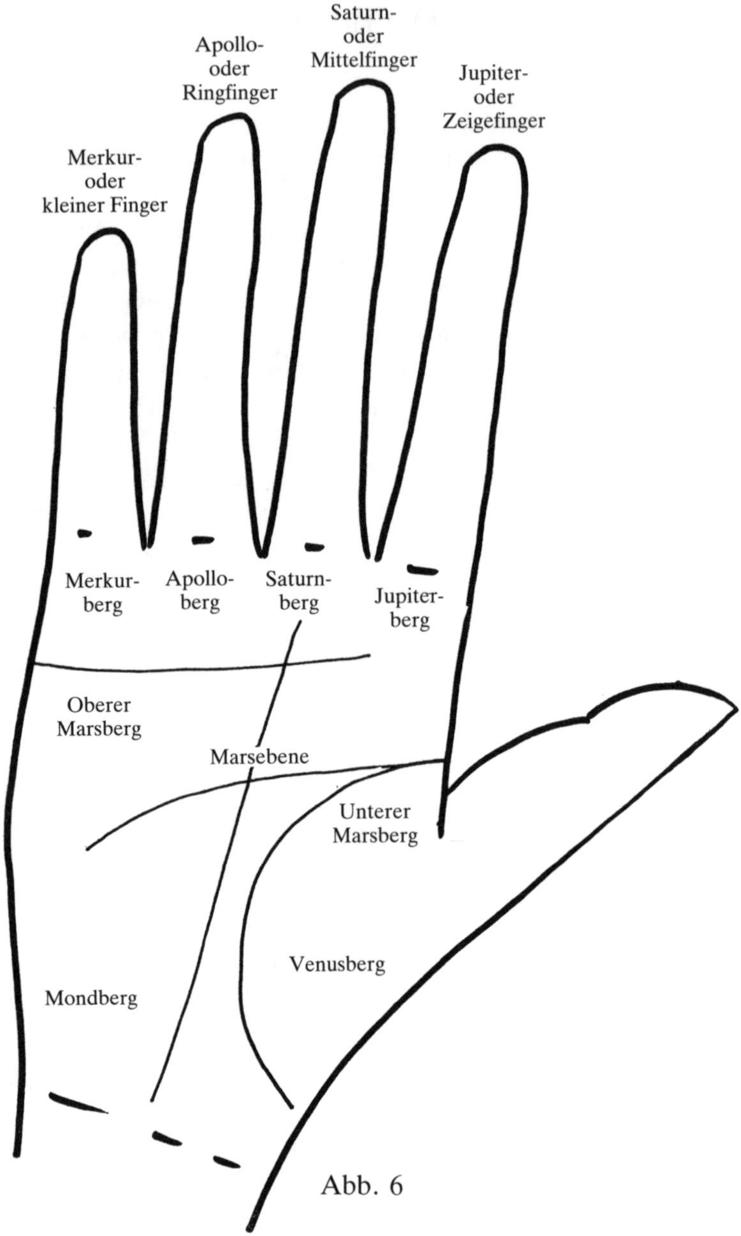
Saturn-
oder
Mittelfinger
Apollo-
oder
Ringfinger
Jupiter-
oder
Zeigefinger
Merkur-
oder
kleiner Finger
Merkur-
berg
Apollo-
berg
Saturn-
berg
Jupiter-
berg
Oberer
Marsberg
Marsebene
Unterer
Marsberg
Venusberg
Mondberg

Abb. 6

gleich über dem Handgelenk und direkt unter dem oberen Marsberg.

Abgesehen vom Venusberg, der üblicherweise am ausgeprägtesten ist, und vom Saturnberg, der normalerweise am wenigsten ausgeprägt ist, würde ein Mensch mit einem ausgeglichenen Wesen eine Hand besitzen, in der die übrigen Berge alle mehr oder weniger gleichmäßig gepolstert sind. Das liegt daran, daß die durch jeden Bereich repräsentierten Merkmale als Kontrollen und Gegengewichte fungieren und das ganze System sowohl physisch als auch psychisch im Gleichgewicht halten. Die meisten Hände weisen jedoch Berge unterschiedlicher Ausprägung auf und enthalten einen oder vielleicht sogar zwei Bereiche, die im Vergleich zum Rest unproportioniert wirken. Und diese Bereiche sind es – sei es aufgrund ihrer Dominanz oder ihrer Schwäche –, die eine Erklärung für unseren Charakter, unsere Persönlichkeit und unser Wesen bieten.

Jeder *dominante* Berg wirkt wie ein Leuchtfeuer, das signalisiert, daß hier die herausragenden Eigenschaften zu finden sind. Und alle *riesigen oder ungewöhnlich großen* Berge weisen auf ein überreichliches Vorhandensein der psychischen und physischen Merkmale hin, die von diesem Bereich repräsentiert werden. Wenn dagegen ein Berg im Vergleich zu den übrigen ausgesprochen *schwächlich* aussieht, ist dies ein Zeichen dafür, daß die von diesem Bereich repräsentierten Merkmale möglicherweise fehlen. Deshalb ist es genauso wichtig, eine Schwäche wie eine Überentwicklung zu beachten, da beide eine Unausgewogenheit widerspiegeln. Bei einigen Händen ist es leicht, die Ungleichheit festzustellen: Ein dominanter Berg ragt heraus und überschattet den Rest, also muß man sich auf diesen Berg konzentrieren. Und wenn zwei offensichtlich dominante Berge vorhanden sind, verbinden sich die Merkmale, die beide repräsentieren, im Wesen dieses Menschen. Es gibt auch Hände, die vollkommen flach erscheinen, in denen kein einziger Berg herausragt. Dann sind es andere Faktoren, wie zum Beispiel die Handform, die die entsprechenden Hinweise zur Gesundheit enthalten.

Der Venusberg

Der Venusberg liegt gleich unter dem Daumen und bildet den Teil der Handfläche, den man als Daumenballen kennt. Er wird von einer halbkreisförmigen Linie – der Lebenslinie – begrenzt. Ist der Berg groß und voll, kann sich die Lebenslinie bis zur Mitte der Handfläche erstrecken. Ist er aber schwach ausgebildet, zieht die Lebenslinie einen engen Bogen um die Daumenwurzel. Bei den meisten Händen ist dieser Berg am stärksten ausgeprägt und sollte deshalb nicht als dominanter Bereich interpretiert werden, es sei denn, er überragt sichtbar den Rest oder scheint eine außergewöhnlich große Fläche einzunehmen.

Physische Merkmale

Weil dieser Bereich die Pulsader da, wo sie vom Handgelenk in die Handfläche eintritt, und die Muskeln, die die Daumenbewegung steuern, enthält, gibt die Polstermenge und die Beschaffenheit dieses Berges Auskunft über Widerstandskraft und Vitalität. Demnach lassen sich hieraus Schlüsse auf Gesundheit, Robustheit, die Fähigkeit, physisch oder psychisch immer wieder auf die Beine zu kommen, und die Genesungskräfte ziehen. Wenn Sie Ihre Vitalität und Gesundheit prüfen wollen, drücken Sie mit der Daumenspitze kurz auf den Venusberg; beobachten Sie, wie der Ballen auf den Druck reagiert. Springt das Polster schnell wieder zurück, sind Gesundheit, Vitalität und Genesungskräfte gut. Wenn der Berg schlaff ist und die Druckstelle bleibt, ist Ihre Gesundheit möglicherweise angegriffen und die Abwehrkraft gering. Wenn der Berg so hart ist, daß Sie die Oberfläche gar nicht eindrücken können, sind Sie wahrscheinlich ein Mensch mit eiserner Konstitution. Außer den physischen Merkmalen kennzeichnen Struktur und Ausprägung dieses Berges auch das Ausmaß Ihrer Liebesfähigkeit und Ihres Sexualtriebs. Venusbergler sind an ihrer glücklichen, freundlichen und optimistischen Lebenseinstellung erkennbar.

Psychologisches Profil

Ist der Venusberg gut entwickelt, fest, aber bei Berührung federnd, ist sein Besitzer sinnlich, warmherzig und eine anziehende Persönlichkeit. Ist der Berg hart, handelt es sich um einen zähen Typ, der nichts von sich preisgibt. Weichheit dagegen deutet auf ein empfängliches und mitfühlendes Wesen hin. Eine schlaffe Konsistenz ist bei einer trägen und egoistischen Person anzutreffen.

Ein wohlproportionierter Venusberg: Lebenslustig, liebevoll, extrovertiert, überschwenglich sind charakteristische Eigenschaften dieses Typs. Auf physischer Ebene sind diese Menschen energisch und robust und besitzen die Fähigkeit, Krankheiten – egal, ob physischer oder psychischer Natur – einfach abzuschütteln. Dieser Bergtyp wird von einer guten Libido begleitet.

Ein überentwickelter Venusberg: Erscheint der Berg übergroß und im Vergleich zur übrigen Hand unproportioniert, weist dies auf eine cholerische, aggressive und triebhafte Person hin. Extreme Sinnlichkeit, ein ungeheurer Appetit auf persönliche und sexuelle Befriedigung sowie das Verlangen nach Überreizung der Sinne sind kennzeichnend. In manchen Fällen ist bei dieser Ausprägung auch mit sadistischen Tendenzen zu rechnen, vor allem, wenn der Rest der Handfläche sich hart wie ein Brett anfühlt.

Ein dünner, schmaler Venusberg weist auf einen bösartigen, engstirnigen und selbstsüchtigen Charakter hin. Den Besitzern fehlt es oft an Energie und Vitalität, wobei ein herabgesetzter Stoffwechsel eine mögliche Ursache sein kann. Außerdem haben Menschen mit einem solchen Berg häufig emotionale Schwierigkeiten sowie einen schwachen Geschlechtstrieb. Die Probleme können physisch, psychisch oder wechselseitig bedingt sein.

Disposition für Krankheiten

Außer einer Empfänglichkeit für sexuell übertragbare Krankheiten bei den promiskuoseren Besitzern dieses Merkmals, werden mit Venusberglern keine besonderen Anfälligkeiten in Verbindung gebracht. Je voller und entwickelter der Berg, desto größer die Widerstandskraft; je dünner und magerer der Berg, desto anfälliger ist der Mensch für Krankheiten und den gerade grassierenden Virus. Je besser also der Berg gebaut ist, desto gesünder ist der Mensch und desto stärker seine Vitalität. Auch die Farbe läßt auf den Gesundheitszustand schließen, obwohl hier erstens unter Berücksichtigung der Umgebungstemperatur und zweitens im Vergleich mit der restlichen Hand zu urteilen ist. Wenn der Bereich unverhältnismäßig blaß ist oder sich in zornigem Rot zeigt, kann auf Stoffwechselstörungen geschlossen werden.

Der Mondberg

Der Mondberg, anatomisch als Kleinfingerballen bekannt, liegt auf der gegenüberliegenden Seite des Daumens, unterhalb der Schlagkante und gleich über dem Handgelenk. Bei manchen Händen kann er sich nach außen hin entwickeln und an der Schlagkante eine Art Erker bilden. Oder er liegt ganz tief unten und zeigt kurz über dem Handgelenk einen deutlich erkennbaren Höcker. Sieht dieser Bereich schwer, dick gepolstert und übervoll aus und ist er so groß wie oder noch größer als ein normal entwickelter Venusberg, kann er als überentwickelt bezeichnet werden. Ist jedoch dieser Teil der Schlagkante schmal, zeigt er wenig Polsterung und ist weder breit noch hoch, ist er als unterentwickelt zu betrachten.

Physische Merkmale

Was die Konstitution betrifft, so sind Menschen mit ausgeprägtem Mondberg nicht sehr stark und im allgemeinen krankheitsanfällig.

Psychologisches Profil

Der Mondberg repräsentiert Empfindsamkeit und Intuition. Aus Verträumtheit und romantischem Naturell, die für den Mondeinfluß charakteristisch sind, kann gelegentlich Sentimentalität und Launenhaftigkeit werden. Mit einem ausgeprägten Mondberg werden Phantasie, Kreativität und künstlerische Begabung assoziiert. Ist er überentwickelt, schießt die Einbildungskraft oft ins Kraut und zieht Stimmungsschwankungen, Depressionen und Angstzustände nach sich. Ruhelosigkeit, gekoppelt mit psychischer und physischer Labilität, hauptsächlich aufgrund unrealistischer Erwartungen und des Gefühls, in höheren Regionen zu schweben, spiegelt sich in einem vollen Mondberg wider.

Ein wohlproportionierter Mondberg ist das Zeichen einer empfindsamen, phantasievollen und kreativen Mentalität.

Ein überentwickelter Mondberg: Menschen mit diesem Merkmal erschaffen sich nur allzu bereitwillig ihre eigene Realität, glauben an ihre eigenen Wahnvorstellungen und sind verträumt. Sie lassen sich leicht beeindrucken. Nieren- und Blasenstörungen sowie rheumatische Beschwerden werden mit einem übergroßen Mondberg in Verbindung gebracht. Auch Neurosen, Wahnsinn und sonstige geistig-seelische Störungen sind mit einem ausgeprägten Mondberg verknüpft.

Ein schmaler, flacher Mondberg: Ein schlecht entwickelter – oder gänzlich fehlender – Mondberg kennzeichnet den Hypochonder, der stets befürchtet, daß mit seiner Gesundheit irgend etwas nicht in Ordnung ist.

Disposition für Krankheiten

Menschen mit einem ausgeprägten Mondberg sind anfällig für Melancholie, Launenhaftigkeit, Angstzustände, Ruhelosigkeit und alle möglichen psychischen Störungen, vor allem, wenn der Berg von vielen feinen Linien überzogen ist. Rheumatische Beschwerden, Darmprobleme und gynäkologische/urologische Erkrankungen werden diesem Typ ebenfalls zugeschrieben, außerdem Alkoholabhängigkeit (vor allem wenn der Bereich sehr rot ist) und Drogenabhängigkeit (durch sehr weiße Berge gekennzeichnet). Mondbergler sind insbesondere deshalb für Alkohol und Drogen empfänglich, weil diese ein Fluchtweg aus der rauhen Wirklichkeit des Lebens scheinen. Früher wurde der Einfluß des Mondes als Ursache für Wahnsinn erkannt, und interessanterweise steht ein überbetonter Mondberg tatsächlich mit der Neigung zu allen möglichen geistigen oder seelischen Störungen in Verbindung.

Handflächenmitte

Der mittlere Teil der Hand enthält die beiden Marsberge – den unteren und oberen Marsberg –, die sich auf der Daumenseite bzw. an der Schlagkante befinden. Sie sitzen auf beiden Seiten des Handtellers, der keine Erhebung ist, sondern ein vergleichsweise flaches Gebiet, das man auch Marsebene nennt. Wenn die Handfläche in der Mitte breiter erscheint, oder wenn diese mittlere Fläche besser entwickelt als die oberen und unteren Teile wirkt, ist der Betreffende gut ausgerüstet, um mit physisch oder psychisch schwierigen Bedingungen bzw. stressigen Situationen fertig zu werden. Ist diese Mitte zu breit, so kann dies – vor allem bei einer sehr festen Hand – auf aggressive Neigungen hindeuten.

Ist diese Fläche jedoch schmächtig, schmal und schlecht entwickelt, ziehen sich die Berge unter den Fingern weit über sie hinweg und wird sie deutlich von den Bergen am Handgelenk überschattet, so hat die betreffende Person wahrscheinlich nur wenig Widerstandskraft und Ausdauer. Entspricht Ihre Hand dieser Beschreibung, so sind Sie vermutlich nicht allzu gut für die Anforderungen und Beschwernisse des Lebens ausgerüstet. Sie sollten sich deshalb für Ihre Arbeit und Ihr sonstiges Leben eine möglichst ruhige und harmonische Umgebung suchen. Frieden, Ruhe, Stille und Gelassenheit sind für Ihre Gesundheit und Ihr Wohlbefinden wichtig. Menschen mit einer schwach ausgeprägten Marsebene fehlt es gelegentlich an Rückgrat; sie sind zu leicht zu beeindrucken und lassen sich nur allzugern von ihren Zielen ablenken.

Der untere Marsberg

Der untere Marsberg ist das fleischige Polster, das über dem Venusberg liegt und unter dem Daumenflügel steckt. Wenn Sie den Daumen an die Handkante pressen, bildet dieser Berg einen netten kleinen Höcker. Wenn er groß und hart ist und die Lebenslinie einen großen Bogen ziehen muß, um ihm Platz zu machen, kann er als überentwickelt bezeichnet werden. Wird der Daumen gegen die Handkante gepreßt und ist dann kaum eine Entwicklung festzustellen, ist eher eine Vertiefung vorhanden oder bildet die Haut leere Falten, kann der Berg als mangelhaft gelten.

Physische Merkmale

Menschen mit ausgeprägten Marsbergen sind im allgemeinen von mittlerer Größe, kräftig gebaut und stattlich. Was die Gesundheit betrifft, so erfreuen sie sich einer robusten Konstitution und haben eine Menge Energie und Unternehmungslust.

Psychologisches Profil

Mut, Energie, Kampfgeist, Selbsterhaltungstrieb und die Fähigkeit, die Dinge in die Hand zu nehmen und eine Situation unter Kontrolle zu bringen, sind die Merkmale, die dieser Berg repräsentiert.

Ein wohlproportionierter unterer Marsberg: Ein gut geformter und wohlproportionierter Marsberg weist auf gesunden Kampfgeist hin, der den Besitzer in die Lage versetzt, zwischen Kampf und Flucht klug abzuwägen.

Ein überentwickelter unterer Marsberg läßt auf ein Gefühl unterdrückter Aggressivität schließen. Wenn keine anderen Faktoren dämpfend wirken, kann dieser große Berg eine gefährliche Persönlichkeit signalisieren. Muskelkraft vor Hirn – damit läßt sich diese Formation auf einen Nenner bringen. Im wesentlichen sind brutale Gewalt, Aggression und Grausamkeit die Kennzeichen eines sehr großen unteren Marsbergs. Personen mit einer derartigen Hand scheinen nicht zu wissen, was sie mit all ihrer physischen Energie anfangen sollen. Oft ergießt sie sich dann in Form von unkontrollierbarer Gewalt. Ein guter Rat für Menschen mit dieser Formation, die Ausgeglichenheit anstreben: Lernen Sie, Ihre Energien durch körperliche Betätigung zu kanalisieren, vielleicht auf dem Sportplatz oder durch Konditionstraining. «Ein gesunder Geist in einem gesunden Körper» richtet sich an diese Menschen mehr als an alle anderen und sollte unbedingt als Lebensmotto übernommen werden.

Ein schmaler, flacher unterer Marsberg: Antriebslosigkeit, fehlendes Beharrungsvermögen, Unfähigkeit, das eigene Leben in den Griff zu bekommen, ein schwacher Charakter und ebenso schwache Körperkräfte gehen mit einem unterentwikkelten Marsberg einher. Solche Menschen ermüden schnell und sind für den Umgang mit den Ansprüchen des modernen Lebens schlecht ausgerüstet.

Disposition für Krankheiten

Fieber, Darmtätigkeit und bronchiale Beschwerden werden mit dem Marsbereich in Verbindung gebracht. Und wegen ihres cholerischen und feurigen Wesens sind Menschen mit ausgeprägtem unteren Marsberg für Herzprobleme anfällig. Diese Veranlagung ist noch betonter, wenn der Berg merklich röter als seine Nachbarn ist.

Die Marsebene

Die Marsebene ist der mittlere Teil der Handfläche, der zwischen dem unteren und dem oberen Marsberg liegt.

Physische Merkmale

Alle drei Marsbereiche weisen auf die gleichen physischen Merkmale hin – eine kräftige, gutgebaute und offenkundig praktisch veranlagte Person, ein starker und energischer Mensch.

Psychologisches Profil

Dieser Handflächenbereich repräsentiert Selbstbeherrschung hinsichtlich der eigenen Leidenschaften und Gefühle.

Eine wohlproportionierte Marsebene läßt auf Selbstbeherrschung, vor allem in bezug auf Gefühle, Aggressionen und Reaktionen im Leben allgemein, schließen.

Eine überentwickelte Marsebene: Ist die Marsebene im Vergleich zur übrigen Hand zu groß, weist dies auf plötzliche Temperaments- und unkontrollierbare Zornesausbrüche hin. Sprunghaftigkeit, Trunksucht und Lüsternheit gehören ebenfalls zu dieser Formation.

Eine schmale Marsebene: Eine schwach ausgeprägte Marsebene, die die Handflächenmitte mager und hohl erscheinen läßt, weist darauf hin, daß der betreffende Mensch auf Lebenssituationen überreagiert, vor allem, wenn dieser Bereich mit feinen, kaum sichtbaren Linien durchzogen ist. Um zwischen einer schmächtigen und einer gut ausgeprägten Marsebene unterscheiden zu können, berührt man die Handfläche zwischen Daumen und Fingern. Hat man das Gefühl, daß die Sehnen in der Mitte frei liegen, ist der Bereich dünn. Wenn sie nicht zu spüren sind, gilt dieser Teil der Handfläche als gut entwickelt. Eine schlechte Entwicklung signalisiert einen schwachen Charakter – jemand, dem Haltung und Ausstrahlung fehlen und dem es an der notwendigen Ausrüstung mangelt, um etwas aus seinem Leben zu machen.

Disposition für Krankheiten

Ähnliche Indikationen wie beim unteren Marsberg: anfällig für Fieber, Verdauungs-, Darm-, Bronchial- und Herzprobleme.

Der obere Marsberg

Der obere Marsberg befindet sich an der Schlagkante der Handfläche, dem Daumen gegenüber. Weil er sich an den Mondberg anschließt, sind die beiden oft kaum voneinander zu unterscheiden. Ist der Berg fleischig und gut entwickelt, schiebt er sich manchmal aus der Handfläche heraus und bildet eine gewölbte Schlagkante.

Physische Merkmale

Wie die anderen beiden vom Mars beherrschten Typen ist auch dieser energisch, stark und robust.

Psychologisches Profil

Selbstbeherrschung, Charakterfestigkeit, Ausdauer und die Fähigkeit, Aufgaben auch unter Druck zu bewältigen, werden von diesem Berg repräsentiert.

Ein wohlproportionierter oberer Marsberg: Bemerkenswerte Beharrlichkeit und Standhaftigkeit sind Eigenschaften, die mit dieser Ausprägung einhergehen. Wenn sich der Berg harmonisch in die Hand einfügt, weist dies auf Charakterstärke und Integrität hin.

Ein überentwickelter oberer Marsberg verweist auf einen Menschen, der hartnäckig an seinen Ansichten und Idealen festhält, auch wenn das Gegenteil bewiesen wird. Nichts kann ihn von einem einmal gefaßten Entschluß abbringen – ein echter Dickkopf also.

Ein schmaler, flacher oberer Marsberg: Ein auffälliger Mangel an Widerstandskraft und Charakterschwäche sind die Begleiterscheinungen eines schlecht entwickelten oberen Marsbergs.

Disposition für Krankheiten

Ähnliche Indikationen wie bei den obigen zwei Kategorien – Fieber, Darm-, Bronchial- und Herzbeschwerden.

Oben an der Handfläche befinden sich vier Berge, die die Polsterung über den Wurzeln der Finger bilden und ihren Namen vom darüberliegenden Finger beziehen.

Der Jupiterberg

Der Jupiterberg liegt am oberen Rand der Handfläche, gleich unter dem Zeigefinger.

Physische Merkmale

Menschen mit ausgeprägten Jupiterbergen sind meist gut gebaut und erfreuen sich in der Regel einer robusten und vitalen Konstitution.

Psychologisches Profil

Eine herzliche und freundliche Persönlichkeit, gesellig und großzügig (hin und wieder mit einem Hang zur Extravaganz) – das sind die Merkmale der Jupiter-Menschen. Sie sind lebhaft und laut; oft hat es den Anschein, als könnten sie ein Haus ganz allein mit Leben füllen. Charakteristisch ist ihr ungeheurer Appetit. Sie sind Freunde guten Essens und guten Weins, und wenn nicht anderswo in ihren Händen irgendwelche Zeichen auf Zurückhaltung verweisen, konsumieren sie im Lauf ihres Lebens eine ganze Menge davon.

Ein wohlproportionierter Jupiterberg kennzeichnet einen ausgeglichenen und stabilen Charakter, jemanden, der die Dinge so nehmen kann, wie sie kommen.

Ein überentwickelter Jupiterberg weist auf eine maßlose Persönlichkeit hin, deren enormer Appetit ihrer Gesundheit abträglich sein könnte, vor allem wenn der Berg nicht nur überentwickelt, sondern auch sehr rot ist.

Ein schmaler, flacher Jupiterberg: Depressionen sind ein Merkmal des unterentwickelten Jupiterbergs.

Disposition für Krankheiten

Wegen ihres gewaltigen Appetits und ihrer Genußsucht neigen die meisten Jupiteraner zu Übergewicht. Bronchialprobleme, Darmbeschwerden, Bluthochdruck und Schlaganfälle sind Leiden, die mit diesem Typ in Verbindung zu bringen sind. Längliche, inselähnliche Linien auf diesem Berg können auf eine Anfälligkeit für Brustinfektionen, Husten und allgemeine Erkältungskrankheiten verweisen.

Der Saturnberg

Der Saturnberg befindet sich am oberen Rand der Handfläche unter dem Mittelfinger.

Physische Merkmale

Saturn-Menschen, oft groß schlank und mit einem markanten Knochenbau, können als drahtig beschrieben werden.

Psychologisches Profil

Saturn-Menschen sind im allgemeinen nüchterne, ernste, ruhige, vernünftige und beherrschte Personen, die jederzeit bereit sind, Verantwortung zu übernehmen. Als negativ kann sich Introvertiertheit erweisen; Menschen mit diesem Charakterzug haben oft eine fatalistisch-morbide Einstellung zum Leben.

Ein wohlproportionierter Saturnberg ist im Vergleich zu seinen Nachbarn eher niedrig und flach; dann verweist er auf gute körperliche und geistige Gesundheit.

Ein überentwickelter Saturnberg ist das Zeichen einer introvertierten Persönlichkeit mit starkem Hang zu Paranoia, Launenhaftigkeit und Depressionen. Solche Menschen finden es schwierig, anderen ihre Zuneigung zu zeigen, und gerade weil sie solch kritische «Korinthenkacker» sind, müssen sie feststellen, daß es anderen ihnen gegenüber genauso schwerfällt!

Ein schmaler, flacher Saturnberg wird von allgemeiner Konstitutionsschwäche begleitet. Ist er merklich unterentwickelt, deutet dies auf Verantwortungslosigkeit und häufig auch auf den Wunsch, vor der Realität zu fliehen, hin.

Disposition für Krankheiten

Saturn-Menschen fehlt es an Vitalität. Ihre Zähne sind oft schlecht, und obwohl viele Menschen dieses Zeichens musikalisch sind, sind Hörstörungen typisch. Sie neigen zu Gallenproblemen, Nervosität und ganz besonders zu rheumatischen Beschwerden, zu Leberleiden, Krampfadern und Hämorrhoiden.

Der Apolloberg

Der Apolloberg befindet sich am oberen Rand der Handfläche unterhalb des Ringfingers. Es ist nicht ungewöhnlich, daß er sich leicht zum kleinen Finger hin entwickelt und sich mit dem Merkurberg verbindet. Wenn sich beide Berge als dominant erweisen, treten die jeweiligen Persönlichkeitsmerkmale gemeinsam auf.

Physische Merkmale

Typische Apollo-Menschen sind von durchschnittlicher Statur, aber ihre Körper sind anmutig und behende und athletisch gebaut. In der Regel handelt es sich um äußerst gesunde Personen, was zweifellos auf die Tatsache zurückzuführen ist, daß sie meist eine fröhliche und positive Einstellung zum Leben haben.

Psychologisches Profil

Apollo-Typen sind positive, glückliche Menschen mit lebhaftem, heiterem Wesen. Sie sind in der Regel emotional sehr ausgeglichene Personen.

Ein wohlproportionierter Apolloberg weist auf ein sonniges Gemüt hin.

Ein überentwickelter Apolloberg: Extravaganz, Exhibitionismus und Eitelkeit sind herausragende Persönlichkeitsmerkmale.

Ein schmaler, flacher Apolloberg: Menschen mit diesem Kennzeichen sind schwerfällig und unterdrücken ihre Gefühle. Sie haben besondere Schwierigkeiten, mit anderen zu kommunizieren. Schüchternheit und Introvertiertheit halten sie im Leben oft zurück. Herzbeschwerden gehören zu den physiologischen Schwachpunkten, die mit flachen Apollobergen einhergehen.

Disposition für Krankheiten

Die Fröhlichkeit und positive Einstellung des Apollo-Typs scheinen viele verbreitete Beschwerden in Schach zu halten. Zu den Krankheiten, für die diese Menschen jedoch anfällig sind, gehören Fieberzustände, Probleme mit der Sehfähigkeit und Kreislaufstörungen.

Der Merkurberg

Der Merkurberg befindet sich am oberen Rand der Handfläche, gleich unter dem kleinen Finger. Bei vielen Händen geht dieser Bereich in den Apolloberg über und läßt sich deshalb kaum von ihm unterscheiden. In diesem Fall ist eine Verschmelzung der von beiden Bergen repräsentierten Eigenschaften im Charakter und in der Persönlichkeit des betreffenden Menschen besonders auffällig.

Physische Merkmale

Menschen mit dominanten Merkurbergen sehen stets jünger aus, als sie sind. Sie sind von mittlerer bis kleiner Statur, aber wohlproportioniert. Die auffallendsten Merkmale dieses Typs sind die raschen, nervösen, beinahe vogelartigen Gesten, ihr lebendiges Mienenspiel und ihre wachen Augen, denen nichts zu entgehen scheint. Im allgemeinen erfreuen sich Merkurianer einer recht guten Gesundheit.

Psychologisches Profil

Dieser Berg kennzeichnet die Fähigkeit, mit anderen zu kommunizieren. Eine gute Polsterung und gute Ausprägung weisen auf ein herzliches und empfängliches Wesen hin – jemand, der sich für das Wohlergehen anderer und das Weltgeschehen interessiert. Ein schwach entwickelter Berg deutet auf ein allgemeines Desinteresse und die Unfähigkeit hin, sich verbal, emotional oder sexuell auszudrücken.

Ein wohlproportionierter Merkurberg: Menschen mit diesem Merkmal sind ausgeglichene Persönlichkeiten. Es fällt ihnen leicht, sich anzupassen und mit anderen zu kommunizieren.

Ein überentwickelter Merkurberg: Menschen, deren Merkurberge unverhältnismäßig groß sind, gehören zu den Schnellebigen und sind «Burnout»-Kandidaten. Und weil es sie ständig nach Aufregung verlangt, greifen sie gern zu Stimulanzien wie Drogen und Alkohol, um sich «aufzuladen» und ihren Schwung nicht zu verlieren. Nervöse Erschöpfung ist oft die Folge.

Ein schmaler, flacher Merkurberg: Apathie ist der charakteristische Zug, der mit einem schlecht ausgebildeten Merkurberg in Verbindung gebracht wird. Lispeln, Stottern und eine Reihe anderer Sprachdefekte gehen ebenfalls damit einher.

Disposition für Krankheiten

Nervosität und Streß sind bei weitem die größten Probleme des Merkur-Typs. Darm und Leber werden oft in Mitleidenschaft gezogen und gehören zu den empfindlichen Organen der Merkur-Menschen.

2 Die Hand – ein Spiegel der Gesundheit

Seit Jahrhunderten kennen Ärzte den Wert der diagnostischen Hinweise, die schon ein flüchtiger Blick auf die Hände des Patienten geben kann. Im Nu offenbaren unsere Gesten, wie wir uns fühlen. Bei genauerer Untersuchung läßt sich noch sehr viel Spezifischeres aus den Händen lesen: Farbe, Temperatur und die Art, wie sich die Hand anfühlt, helfen, Symptome zu verdeutlichen und die endgültige Diagnose zu untermauern.

Schon im 3. Jahrhundert v. Chr. beobachtete Hippokrates, der Vater der Medizin, daß Krankheiten bestimmte Unregelmäßigkeiten an den Nägeln verursachen. Die moderne wissenschaftliche Forschung hat seine Theorien bekräftigt und nachgewiesen, daß der empfindliche Wachstumsprozeß des Nagels selbst auf die kleinsten physiologischen Veränderungen reagiert. Jeder Schluckauf – ob organisch oder ernährungsbedingt, chronisch oder akut – schlägt sich auf irgendeine Art in der Struktur des Nagels nieder. Sowohl vorübergehende als auch langfristige Erkrankungen hinterlassen ihre Markierungen durch abnormes Wachstum, Rillen- und Grübchenbildung, Splittern oder Verfärben.

Neuerdings konzentriert sich die medizinische Forschung auf Hautleisten und Fingerabdrücke, um bestimmte Muster mit spezifischen Störungen in Verbindung zu bringen. Eine Menge Arbeit ist auf diesem Gebiet bisher geleistet worden, und die Forschungsergebnisse bestätigen, daß es eine Korrelation zwischen Hautleistenmustern und genetischen oder chromosomalen Anomalien gibt. Am besten bekannt und dokumentiert ist die Korrelation abnormer Muster mit dem Down-Syndrom (Mongolismus). Sie scheinen eine Menge aufschlußreiche diagnostische Informationen zu enthalten.

Gesten

Sowie Sie das Sprechzimmer betreten, fängt ein erfahrener Arzt sofort damit an, Ihren psychischen Gesundheitszustand zu taxieren, indem er Ihre Körpersprache beobachtet. Ihre Haltung, wie Sie gehen, wie Sie sitzen – all dies verrät eine Menge über Sie und darüber, wie Sie sich fühlen. Und ein wichtiger Teil dieser Einschätzung betrifft die Art, wie Sie die Hände gebrauchen – ob Sie sie schlaff herunterhängen lassen oder lebhaft gestikulieren, ob Sie die Hände in entspannter Pose halten oder kleine nervöse Bewegungen machen, ob die Hände zittern oder Tremor festzustellen ist. Meist benutzen wir Gesten unbewußt. Unsere Körpersprache und unsere Gestik sind ein wesentlicher Bestandteil unserer Kommunikation, denn diese beschränkt sich nicht allein auf den Ausdruck unserer Gedanken in Worten. Mit oder ohne Sprache geben wir Botschaften über uns selbst an andere Menschen weiter – durch unsere Körperhaltung, unseren Gesichtsausdruck, den Einsatz von Händen und Füßen.

- Schlaffe Hände vermitteln den Eindruck von Niedergeschlagenheit und negativer Lebenseinstellung. Entmutigte und deprimierte Menschen, die das Gefühl haben, ihr Leben nicht meistern zu können, neigen dazu, die Hände schlaff herunterhängen zu lassen. Es ist ein Zeichen von Mutlosigkeit, geringer oder gar keiner Vitalität. Physiologisch ist es natürlich auch möglich, daß Schwerkranke ihre Hände und Arme hängen lassen, weil sie einfach nicht die körperliche Kraft besitzen, sie auf normale Weise zu bewegen.
- Unsere Daumen sind, vom chirologischen Standpunkt aus gesehen, die wichtigsten Finger, da sie Willenskraft, Entschlossenheit und Charakterstärke repräsentieren. Beobachtungen in einer Nervenklinik zeigen, daß Patienten häu-

fig dasaßen und sich wiegten, während sie ihre Daumen in den geballten Fäusten festhielten.

Wenn wir also unsere Daumen verstecken, so ist dies ein Zeichen von Zurückgezogenheit und heißt, daß wir nichts wissen, keinen Einfluß nehmen wollen und entweder nicht bereit oder unfähig sind, unsere Willenskraft einzusetzen, um unsere Lebensumstände zu verändern.

- Die Daumenhaltung an sich ist sehr aufschlußreich. Ein steifer Daumen, der mit der Handfläche einen spitzen Winkel bildet, verrät einen Menschen, der extrem beherrscht ist. Menschen, die gehemmt sind oder unter inneren Konflikten oder Spannungen leiden, zeigen manchmal diese Art von Starrheit. Ein beweglicher Daumen, der zur restlichen Hand einen breiteren Winkel bildet, offenbart eine offene und unbekümmerte Persönlichkeit.
- Schwitzen gehört zu den automatischen Angstreaktionen, und da die Handfläche besonders viele Schweißdrüsen enthält, haben wir bestimmt alle schon die Erfahrung unangenehm feuchter Hände gemacht, wenn wir uns vor etwas fürchteten. Die charakteristische Geste, die damit einhergeht, ist die, daß wir mit den Händen an den Oberschenkeln entlangstreichen oder sie mit einem Taschentuch abwischen.
- Ruckartige oder steife Hand- und Armbewegungen sind immer ein Zeichen von Anspannung und Angst, ebenso wie unruhiges Herumspielen mit den Fingern. Trommeln auf der Tischplatte, einen Knopf oder eine Perle der Halskette Drehen oder das ständige Umwickeln des Zeigefingers mit einer Haarsträhne – all diese Gesten sind sofort erkennbare Zeichen von Nervosität, Angst, einem Mangel an Selbstvertrauen oder von Ungeduld. Ein anderes bekanntes und deutliches Zeichen von Angst und Unruhe ist Händewringen.
- Nägelkauen wird mit Unsicherheit in Verbindung gebracht. Stark abgekaute Nägel sind bei einem Erwachsenen das klassische Symptom eines ängstlichen Wesens.

- Vertrauen und Selbstsicherheit werden durch leichte, fließende, kontrollierte Bewegungen und Hände in entspannter Haltung vermittelt.
- Arme und Hände, die an den Körper gepreßt oder in Taschen versteckt werden, sind Zeichen einer introvertierten Natur oder einer defensiven Haltung.
- Weit ausholende Bewegungen und schwingende Arme dagegen werden mit einer extrovertierten Persönlichkeit in Verbindung gebracht.
- Zu den Gesten, die Wut und Aggression verraten, gehören: Ballen der Hand zur Faust, auf den Tisch Hauen, Herumfuchteln mit ausgestrecktem Zeigefinger oder Krümmen der Finger zu einer starren Klaue.

Handtremor

Wie bereits oben erwähnt, läßt sich Nervosität an kleinen hastigen Handbewegungen, wie unaufhörliches Herumdrehen eines Mantelknopfs oder Rings, erkennen. Diese Bewegungen unterscheiden sich jedoch ganz deutlich von unfreiwilligem Händezittern, das diagnostischer Bestandteil einer Reihe von Krankheiten ist. Und obwohl Nervosität oder normale Angst ebenfalls zu solch unfreiwilligem Tremor führen können, gibt es bestimmte Leiden, die sich durch charakteristisches und leicht erkennbares Zittern der Hand kennzeichnen.

Zu viele Cocktails in der vorangegangenen Nacht können dem Partygast am folgenden Morgen eine zittrige Hand bescheren. Delirium tremens als Folge einer feuchtfröhlichen Nacht sollte am folgenden Tag wieder verschwinden. Der Gewohnheitstrinker verrät sich jedoch durch ein ständiges leichtes Zittern der Hand, das sich erst dann legt, wenn er «trocken» ist.

Zittern der Hände, die vertraute Folge übermäßigen Alkoholgenusses, kann auch bei Drogenmißbrauch auftreten oder auf eine Vergiftung hinweisen. Blei- oder Quecksilbervergiftungen gehen oft mit einem leichten Zittern der Hände einher.

Wenn der Arzt eine Überfunktion der Schilddrüse vermutet, wird er den Patienten auffordern, seine Arme auszustrecken, und prüfen, ob die Finger zittern. Bei dieser hormonellen Störung gehört ein leichter Handtremor zu den charakteristischen Anfangssymptomen; das Zittern verstärkt sich bei ausgestrecktem Arm und gespreizten Fingern.

Leichte Tremorsymptome machen den Arzt auf Störungen des zentralen Nervensystems oder auf Erkrankungen aufmerksam, die zu fortschreitendem Muskelschwund führen. Stärkerer Tremor tritt bei multipler Sklerose auf; die Muskelkrämpfe bewirken ein kräftiges Zittern der Hand, wenn der Patient nach einem Gegenstand greift, während die Hände nicht zittern, wenn sie entspannt sind oder ruhen.

Wie in allem, was Gesundheit betrifft, ist immer wieder darauf hinzuweisen, daß durch Handanalyse allein niemals eine Diagnose gestellt werden darf – dies ist Aufgabe eines qualifizierten Arztes. Leichter Tremor kann seine Ursache auch in anderen Bedingungen haben, wie Vererbung oder Hypoglykämie (niedriger Blutzuckerspiegel). Auch zuviel starker Kaffee kann die Hände zum Zittern bringen, wenn auch nur vorübergehend.

Ererbter Tremor ist harmlos und hängt nicht von einer bestimmten Krankheit ab, sondern scheint nur aufzutreten, wenn die betreffende Person besonders aufgeregt oder gehemmt ist. Und obwohl Hypoglykämie oft mit Diabetes in Verbindung gebracht wird, kann sie auch die Folge zu strenger Diät sein. Wenn nämlich über längere Zeit nichts gegessen wird, kann es zu einem leichten Zittern der Finger kommen, das bei Einnahme von Traubenzucker wieder verschwindet.

Unverkennbar ist der als «Pillendrehen» bekannte Tremor, eine unfreiwillige rhythmische Bewegung der Daumenspitze, die sich an der Kuppe des Zeigefingers reibt. Dieser spezifische Tremor ist ein charakteristisches Symptom der Parkinson-Krankheit und tritt meist ein, wenn die Hand ruht.

Die Farbe der Hand

Wie jede unnatürliche Verfärbung der Haut kann auch die Farbe der Hände deutliche Hinweise auf die Gesundheit geben. Und sie deckt einige ungesunde Gewohnheiten auf!

Eine davon ist das Rauchen – braune Flecken an den Fingerspitzen verraten den starken Raucher sofort. Die zahlreichen Auswirkungen, die dieses Laster auf die Gesundheit hat, können hier nicht aufgeführt werden, aber eine Untersuchung der Raucherhand zeigt, ob noch andere Faktoren vorhanden sind, die sich durch das Rauchen möglicherweise verschärfen.

Bevor Sie jedoch aus der Farbe Ihrer Haut irgendwelche Schlüsse ziehen, sollten Sie unbedingt die Umgebungstemperatur und – was genauso wichtig ist – die vorangegangene Tätigkeit berücksichtigen. Eine kalte Hand, die nach einer Stunde im Schneesturm blau ist, bedeutet nicht dasselbe wie eine blaue Hand bei Zimmertemperatur! Auch sollte der warme Braunton einer Haut, die sich im Sand von Ibiza gesonnt hat, nicht mit der Gelbfärbung verwechselt werden, die üblicherweise mit Gelbsucht in Verbindung gebracht wird. Und wenn Sie gerade joggend ein paar Runden um den Fußballplatz gedreht haben, können Ihre Hände sehr wohl ein gesundes Rosa angenommen haben – was etwas ganz anderes als das leuchtende Rot Ihrer Hände ist, wenn Sie den ganzen Nachmittag nur vorm Fernseher saßen.

Auch wenn die farblichen Veränderungen schwarzer Hände noch nicht ausreichend erforscht sind, dürfte es dennoch genügend andere Hinweise geben – Farbe ist ja ein Faktor von vielen anderen Merkmalen –, um auch aus den Händen farbiger Menschen Schlüsse auf die Gesundheit ziehen zu können.

Handfarbe	*Psychologische Kennzeichen*	*Indikationen*
Sehr rot	Jähzorn Wut Leidenschaft Energie	Möglicherweise Bluthochdruck Möglicherweise Leberfunktionsstörung, insbesondere Leberzirrhose Drüsenstörungen Gicht Schlaganfallgefährdung Diabetes Fieber Einfluß von Chemikalien oder Allergenen, rauhem Klima.
Rosig	Ausgeglichenes Wesen	Unabhängig von der jeweiligen Rasse, ist eine rosige Tönung der Hand immer Zeichen einer guten Konstitution.
Weiß	Selbstsucht Mangelndes Mitgefühl Energiemangel und Begeisterungsunfähigkeit	Möglicherweise Eisenmangel/Anämie Durchblutungsstörungen Niedriger Blutdruck Angst Schock
Blau oder bläulichgrau		Kreislauf-, kardiovaskuläre und Atem-Probleme, vor allem wenn die Hand blau und warm ist. Der als Zyanose bekannte Zustand kann das Nagelbett, die Nägel und schließlich auch die Finger und Handflächen blau färben. Auch Schock kann die Hände blau färben, wobei sie sich kalt und feucht anfühlen. Bläulichgraue Färbung der Haut und des Nagelbetts auch als Reaktion auf Chemikalien oder Drogen. Reaktion bei großer Kälte.

Gelb	Gelbsucht Schwere Fälle von bösartiger Anämie Hepatitis. Auch ein Überschuß an Beta-Carotin (nach dem Verzehr großer Mengen Möhren oder dem Trinken von zuviel Möhrensaft) kann die Haut gelb färben. Außerdem kann eine Gelbfärbung der Haut auch ein Hinweis auf einen sehr hohen, das Herz-Kreislauf-System gefährdenden Cholesterinspiegel sein.

Bestimmte Störungen des Körperabwehrsystems können ebenfalls eine abnorme Pigmentierung der Haut auf den Händen verursachen. Vitiligo ist zum Beispiel eine Erkrankung, die helle Stellen auf der Haut erzeugt und der Hand ein fleckiges Aussehen verleiht, während sich die Haut bei der Addison-Krankheit dunkler färbt, als ob sie sonnengebräunt wäre, obwohl sie weder der Sonne noch künstlichen Bräunungsmitteln ausgesetzt wurde.

Temperatur

Wärme und Kälte der Hände in Verbindung mit übermäßiger Feuchtigkeit oder Trockenheit sind diagnostische Zeichen für eine Reihe von Erkrankungen sowie den Zustand Ihrer Gesundheit.

Obwohl die normale Temperatur individuell unterschiedlich sein kann, sollte die ideale gesunde Hand nicht zu heiß und nicht zu kalt, nicht zu trocken und nicht zu feucht sein. In bestimmten Fällen läßt sich der Zustand des Hormonsystems über die Handtemperatur beurteilen.

- Hände, die trotz höherer Umgebungstemperatur *zu kalt* sind, können auf ein Kreislaufproblem verweisen.
- Wenn die Hände *kalt und trocken* sind und sich teigig anfühlen, können sie auf eine Schilddrüsenunterfunktion hinweisen, vor allem, wenn die Finger dick und wurstförmig sind. Fettleibigkeit ist ein zusätzliches Symptom für eine solche Dysfunktion.
- Schock aufgrund einer Verletzung oder eines plötzlichen emotionalen Traumas erzeugt charakteristische physiologische Symptome, zu denen *feuchtkalte* Hände gehören. Dazu kommt häufig übermäßige Schweißabsonderung. Auch bei Angstgefühlen und Nervosität können die Hände kalt werden und schwitzen.
- *Heiße, verschwitzte* Hände (deren Besitzer nicht gerade Aerobic gemacht hat!) sind Symptom einer Schilddrüsenüberfunktion.
- Hände, die *heiß und trocken* sind, lassen auf Bluthochdruck schließen. Sie können aber auch Symptom für Nierenprobleme sein.
- *Sehr heiße und trockene* Hände gehen oft mit hohem Fieber einher.
- *Warme, trockene* Haut kann eine Mangelernährung anzeigen, aber auch auf übermäßiges Hantieren mit Spülmitteln, Chemikalien oder Lösungsmitteln zurückzuführen sein.

Die Nägel

Wie bereits erwähnt, genügt schon ein flüchtiger Blick auf abgekaute Nägel, um zu erkennen, daß es sich dabei um einen nervösen Menschen handelt. Braune Flecken verraten den Kettenraucher. Genauere Untersuchungen der Fingernägel geben Aufschluß über das organische Wirken unseres Körpers. Hier lassen sich recht eindrucksvolle Hinweise auf das Herz-Kreislauf-System, die Drüsenfunktion, die Ausgewogenheit der Ernährung sowie alle möglichen Infektionen und Krankheiten ablesen, die uns physisch oder psychisch heimsuchen.

Es liegt im wesentlichen an der Empfindlichkeit der Region und der Reaktion auf die darunterliegende Blutzufuhr, daß der Nagel ein guter Anzeiger für Erkrankungen ist. Ist die Blutversorgung in irgendeiner Weise beeinträchtigt, wirkt sich dies sofort auf das Wachstum des Nagels aus. Deshalb können Verletzungen und Krankheiten zu einer abnormen Entwicklung, zu Deformierungen und Verfärbungen der Fingernägel führen.

Die Nägel bestehen aus dem Eiweißstoff *Keratin,* einer Substanz, die in der gesamten Tierwelt anzutreffen ist und Haare, Klauen, Federn und überraschenderweise auch Hufe und sogar das Horn des Rhinozeros produziert. Der Nagel dient in erster Linie als Schutz für die nervenreiche empfindliche Fingerkuppe. Zweitens ist er ein Verteidigungsinstrument: Ein gut gespitzter Nagel und ein gezielter Hieb richten eine Menge Schaden an. Auch bei der Körperpflege spielen die Fingernägel eine wichtige Rolle; denken Sie nur an den Augenblick der Erleichterung, wenn Sie sich an einer juckenden Stelle kratzen können! Und um wieviel schwieriger wären die alltäglichen kleinen Handlungen, wie das Aufheben winziger Gegenstände, wenn wir unsere Fingernägel nicht hätten!

Die Erneuerung des Nagels ist ein immerwährender Prozeß. Jeder Nagel braucht etwa sechs Monate, um von der Nagelhaut bis ins Mark, d. h. bis zum Ende des «lebenden» Teils des Nagels, zu wachsen. Der freie Rand oder die weiße Spitze ist der Teil, der aus der «Matrix» oder dem Nagelbett wächst, und – sobald er sich von den lebenden Zellen gelöst hat – je nach den Bedürfnissen des Menschen geschnitten oder manikürt werden kann. Alle Beurteilungen von Form oder Größe der Nägel beziehen sich auf das Mark oder den rosigen lebenden Teil und nicht auf das weiße Nagelende.

Unsere Fingernägel brauchen im Durchschnitt 160 bis 180 Tage zur Entwicklung; doch hängt die Wachstumsrate auch von Alter, Gesundheit, Jahreszeit und davon ab, ob sich die Nägel an der rechten oder linken Hand und an welchem Finger befinden.

Unsere Fingernägel wachsen viermal schneller als unsere Zehennägel, so daß die Nägel an den Daumen in einer Woche so schnell wachsen wie die Nägel an den großen Zehen in einem Monat. Wenn wir jung sind, wachsen unsere Nägel schneller als im Alter. Bei wärmerem Wetter im Sommer legen sie sich mehr ins Zeug als im Winter. Rechtshänder bemerken, daß sie die Nägel der rechten Hand öfter als die der Linken abfeilen müssen (bei Linkshändern ist es natürlich umgekehrt). Und unsere Mittel- und Zeigefingernägel scheinen die an Ring- und kleinem Finger zu überholen. Aber es sind die Daumennägel, die am schnellsten wachsen.

Der Nagel entsteht unter der Fingeroberfläche, etwa sieben Millimeter unterhalb der Nagelhaut. Drücken Sie sanft auf die Basis Ihres Daumennagels, und Sie werden eine entsprechende leichte Vertiefung am Finger bemerken, dort, wo die Nagelplatte sich zur Wurzel hin fortsetzt. Hier, am Ausgangspunkt, beginnt sich der Nagel zu bilden, zunächst weich und gelartig, dann sich in zusammengepreßten Schichten verhärtend, während er sich förderbandartig bis über die Fingerspitze hinaus nach vorn schiebt.

Um den Rand herum ist jeder Nagel mit einem Hautlappen – Nagelhaut genannt – versehen, der als luftdichter Schutz gegen Schmutz und Infektionen dient, die den empfindlichen Wachstumsmechanismus gefährden könnten. Der milchigweiße Halbmond – oder Lunula – an der Basis ist ein Teil der Wurzel. Halbmonde sind öfter am Daumen zu finden und seltener am kleinen Finger. Größe und Farbe der Lunula gehören zu den diagnostischen Merkmalen der Nägel.

Sobald der Nagel aus dem Nagelbett herauswächst, werden die Hornschichten durchsichtig. Das vertraute Rosa der Nägel ist also nicht auf die Struktur des Nagels selbst, sondern auf die blutreichen Kapillaren im Nagelbett zurückzuführen, die den darüberliegenden Nagel speisen und ernähren. Für Hippokrates war dies das Fenster zur Gesundheit eines Menschen, denn die Farbe sollte wertvolle Hinweise auf die Temperamente geben. «Zu rot» bedeutete zum Beispiel ein gefährlich cholerisches Wesen, während «zu weiß» auf eine phlegmatische Konstitution verwies. Genau wie damals spielt die Färbung unserer Nägel auch heute noch eine wichtige diagnostische Rolle in der Praxis des modernen Mediziners.

Gerade weil die Nägel unaufhörlich – Tag und Nacht, Stunde um Stunde – nachwachsen, reagieren sie so zuverlässig auf jede Störung. Jede Unterbrechung der Blutzufuhr, eine mangelhafte Ernährung oder ein plötzlicher Schock, der am Nervensystem rüttelt, beeinträchtigen den empfindlichen Wachstumsmechanismus und registrieren Mängel entweder in der Struktur und Zusammensetzung des Nagels oder in der Pigmentierung des darunterliegenden Bettes.

Eine ausgewogene Ernährung ist nicht nur für eine optimale allgemeine Gesundheit wesentlich, sondern auch für ein gesundes Wachstum des Nagels. Mangelernährung zeichnet sich prompt in Form von Querrillen oder anderen Markierungen auf unseren Nägeln ab.

Wenn Sie sich jeden Mittag, bevor Sie zu einer dieser wichtigen Besprechungen hasten, nur ein Sandwich schnappen, von Kartoffelchips und Fertiggerichten leben oder sich plötzlich in eine Nulldiät stürzen, so hinterläßt dies Spuren in Form von horizontalen Rillen über den Nägeln. Diese Furchen, nach ihrem Entdecker auch «Beau-Reilsche Querfurchen» genannt, beweisen, daß eine Verletzung oder ein Trauma (physischer oder psychischer Natur) den Fluß des keratinösen Stoffes, der den Nagel produziert, unterbricht.

Wenn eine Furche nicht auf eine unmittelbare Verletzung des Nagels zurückzuführen ist, wird sie an der Wurzel oder am Ausgangspunkt gebildet und bewegt sich dann mit dem Nagel nach oben. Und weil man weiß, daß ein Nagel etwa sechs Monate braucht, um von der Wurzel bis zur Spitze zu wachsen, läßt sich grob schätzen, wann das Trauma stattgefunden hat.

Eine Querrille in der Mitte des Nagels würde demnach darauf schließen lassen, daß Sie etwa drei Monate zuvor auf Nulldiät gegangen sind oder vielleicht einen Schock erlitten haben. Weiter unten gelegen würde die Rille auf ein Ereignis aus jüngerer Zeit, vielleicht einen oder zwei Monate zurückliegend, verweisen. Befindet sich die Rille weiter oben, liegt der Vorfall möglicherweise fünf oder sechs Monate zurück. Und wie bei allen Krankheiten, die sich durch Verfärbungen oder Unregelmäßigkeiten der Nägel zeigen, gilt auch hier: Sobald sich der Körper erholt hat, bekommen auch die Nägel wieder ihr normales Aussehen.

Für die Erhaltung gesunder Nägel sorgen die *Vitamine A* und *D* ebenso *Kieselerde* und *Kombination K,* das besonders für brüchige Nägel und Haarausfall empfohlen wird.

Abgesehen von den physiologischen Aspekten weiß man ebenfalls bereits seit Jahrhunderten, daß die Form der Nägel das Temperament reflektiert. Und dieses wiederum beschreibt die physische Konstitution, beeinflußt die Lebenseinstellung, beherrscht die zwischenmenschlichen Beziehungen, nimmt Einfluß darauf, wie wir mit Ereignissen und Umständen fertig werden, und wirkt ganz allgemein auf unser geistiges und emotionales Wohlbefinden ein.

Die Nagelformen lassen sich grob in drei Hauptkategorien unterteilen – quadratisch, fächerförmig und lang –, wobei sich jede Kategorie noch weiter unterteilen läßt. Die drei Nageltypen sind in Abbildung 7 dargestellt. Die Größe des Nagels

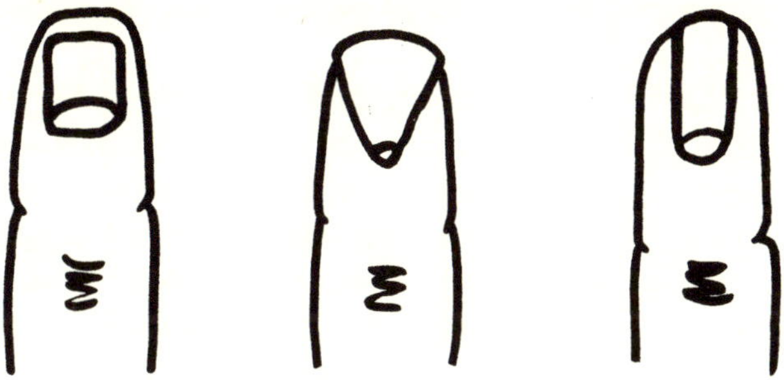

Abb. 7

sollte immer im Verhältnis zur Hand betrachtet werden. Als Grundregel für die Wechselbeziehung zwischen Nagelform und Temperament gilt: je kleiner der Nagel, desto kritischer, kleinlicher und engstirniger die Person. Menschen mit kleinen Nägeln neigen zu Herz-Kreislauf-Problemen, insbesondere ab der Lebensmitte. Je größer der Nagel, desto ausgeglichener, gelassener und großzügiger der Mensch. Gesundheitsprobleme finden sich bei diesem Typ eher im Bereich nervöser oder psychischer Störungen.

Der quadratische Nagel

- Dieser Nageltyp ist durch parallele Seiten und eine gerade Basis gekennzeichnet. Er deutet auf ein ausgeglichenes Temperament hin, auf einen eher gleichmütigen Menschen, den nichts so leicht aus der Fassung bringt. Die Besitzer dieses Typs sind zuversichtliche Naturen und gehören der Sorte an, die man als «gesund und munter» bezeichnet.
- Wenn der quadratische Nagel sehr kurz ist, bezeichnet er einen nervösen, kritischen und reizbaren Menschen, der zu Affektiertheit und Neurosen neigt. Personen mit solchen

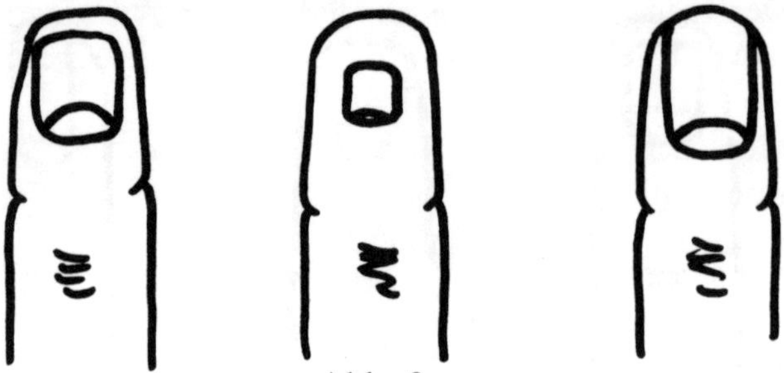

Abb. 8

Nägeln sind meist egoistisch. Es fehlt ihnen deutlich an Mitgefühl für andere.

- Die längere, rechteckigere Version weist auf einen ausgeglichenen, schwer zu verärgernden Menschen hin, an dem jedoch eine gewisse Übergenauigkeit oder Pingeligkeit zu beobachten ist, die in gesundheitlichen Dingen zu leichter Hypochondrie führen kann.

Der breite Nagel

- Gekennzeichnet durch eine gerade Basis und parallele Seiten, ist dieser Nagel jedoch im Vergleich zur Höhe viel breiter (Abb. 9).

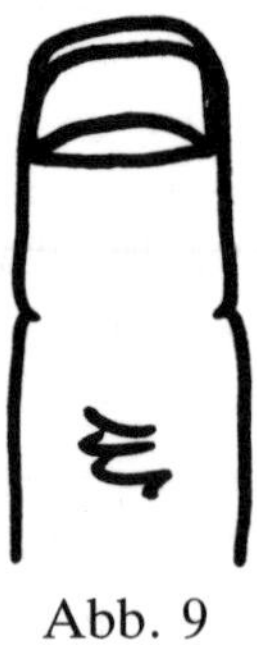

Abb. 9

- Der breite Nagel reflektiert Jähzorn, der wie ein Vulkan plötzlich hervorbricht, sich dann aber – ohne langes Schmollen oder Nachtragen – wieder legt.
- Menschen mit diesem Nageltyp schreibt man eine gesunde Konstitution und Spannkraft zu, obwohl manche Chirologen sie als schlaganfallgefährdet bezeichnen.

Der fächerförmige Nagel

- Kennzeichnend ist die dreieckige Form, wobei der Nagel sich zur Wurzel hin verjüngt (Abb. 10).

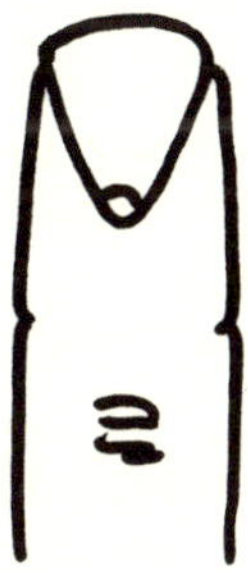

Abb. 10

- Diese Nagelform ist das Zeichen eines hochempfindlichen Wesens.
- Menschen mit solchen Nägeln neigen zu impulsivem Handeln und können irrationales und neurotisches Verhalten an den Tag legen.
- Nägel nehmen diese Form manchmal als Folge starken Stresses oder emotionalen Schocks an. Sie ist ein wichtiges Warnzeichen, daß Streß zu den Schwachpunkten gehört, die die Gesundheit des Besitzers unterminieren, wobei das Nervensystem besonders in Mitleidenschaft gezogen wird.

Der lange, schmale Nagel

- ist gekennzeichnet durch eine abgerundete Basis; er ist schmal genug, um auf beiden Seiten noch eine ganze Menge Finger zu zeigen (Abb. 11).

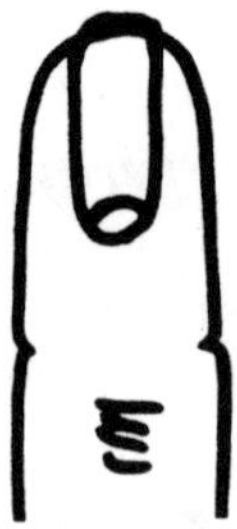

Abb. 11

- Wenn alle Finger lange, schmale Nägel tragen, weist dies auf emotionale Labilität hin. Personen mit diesem Nageltyp sind oft ziemlich gehemmt und für psychische Störungen anfällig.
- Sie erfreuen sich keiner robusten Gesundheit und können ganz allgemein als körperlich zarte Personen beschrieben werden. Sie besitzen jedoch viel Energie.
- Extrem schmale Nägel zeigen Überempfindlichkeit an.
- Schmale, dicke Nägel, die sich krallenartig wölben, weisen auf mangelhafte Ernährung und Ausscheidung hin.

Alle Verformungen der Hornschicht, alle Störungen oder abnormen Strukturen des Nagels zeigen einen Schaden am eigentlichen Wachstumsprozeß an. Solche Unregelmäßigkeiten werden mit bestimmten Fehlfunktionen, mit Verletzungen und einer Reihe von physiologischen Störungen in Verbindung gebracht.

Der konkave Nagel

- Gekennzeichnet durch ein deutlich schalen- oder löffelartiges Aussehen (Abb. 12).

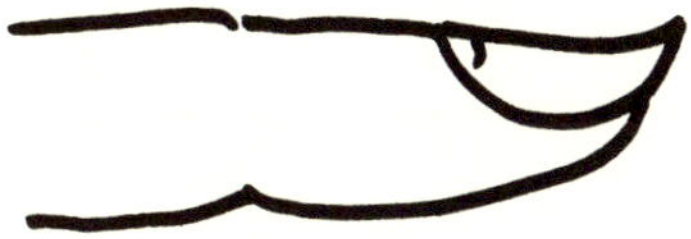

Abb. 12

- Im allgemeinen geht mit konkaven Nägeln ein Mangel an Energie und eine gedämpfte Vitalität einher.
- Der ständige Umgang mit Chemikalien, Wasser oder bestimmten Weichmachern (zum Beispiel Ölen) kann die Nägel anschwellen lassen und so erweichen, daß sie sich beim Wachsen nach oben biegen und löffelförmig werden.
- An bestimmten psychischen Krankheiten leidende Personen haben manchmal löffelförmige Nägel.
- Der konkave Nagel ist ein typisches Zeichen für Ernährungsmängel mit schwer gestörtem Mineralhaushalt; sie schwächen die Nagelstruktur und lassen sie dünn werden. Bei verbesserter Ernährung mit Vitamin- und Mineralergänzungen erholt sich der Nagel wieder.
- Der konkave Nagel zeigt auch Eisenmangelanämie an. Er kommt häufig bei Frauen im geburtsfähigen und präklimakterischen Alter vor; die Nägel werden schnell wieder normal, wenn Eisenzusätze eingenommen werden. Der konkave Nagel wird auch mit bestimmten Hautstörungen, mit einer Schilddrüsenunterfunktion und verschiedenen Geschlechtskrankheiten in Verbindung gebracht.

Der konvexe Nagel

- Gekennzeichnet durch eine markante Wölbung des Nagels, die Spitze biegt sich über und um die Fingerkuppe (Abb. 13).

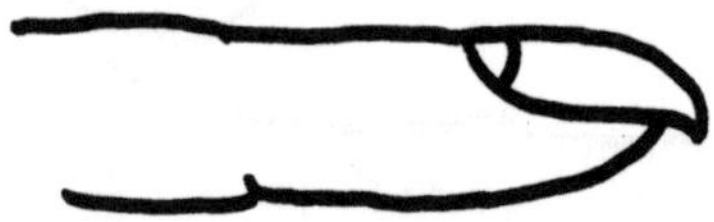

Abb. 13

- Dieses Merkmal weist oft auf Atemwegsprobleme hin und findet sich manchmal bei Rauchern. Interessanterweise läuft die Wölbung der einzelnen Nägel nach einem bestimmten Muster ab. Zuerst wölbt sich der Nagel des linken Zeigefingers, danach der Nagel am rechten, dann am linken und am rechten Mittelfinger. Ständiger Husten, Erkältungen und Bronchitis sind oft Begleiterscheinungen. Eine progressive Schwächung der Lungen ist erkennbar, wenn sich alle zehn Nägel über den Fingerspitzen nach unten krümmen. Wenn die betroffene Person das Rauchen jedoch aufgibt, spiegelt sich die Erholung des Atemsystems durch die Tatsache wider, daß die Fingernägel wieder normal werden.

  Einige Handanalytiker sind der Ansicht, daß es ungefähr zwei Jahre dauert, bis sich der Nagelwuchs nach Aufgabe des Rauchens wieder normalisiert. Hierzu möchte ich aber eine persönliche Erfahrung zum besten geben, denn ich war selbst einmal eine starke Raucherin und habe dieses merkwürdige Phänomen, das sich in meinen Händen abspielte, mit großem Interesse, aber beunruhigt verfolgt. Und richtig – die Veränderung begann zuerst an meinem linken Zeigefinger und dann an meinem rechten. Nach einigen Monaten stellte ich fest, daß die beiden mittleren Nägel ihrem Beispiel gefolgt waren und sich nun alle vier Nägel so stark um meine Fingerspitzen bogen, daß ich keine Münzen mehr von der Tischplatte nehmen konnte. Statt dessen mußte ich sie bis zum Rand schieben und in meine Hand fallen lassen. Bevor sich die Degeneration an meinem Ringfinger fortsetzen konnte, wurde ich zum Glück vernünftig und gab das Rauchen auf. Es dauerte jedoch fünf bis sechs Jahre, bis meine Nägel wieder normal waren. Während dieser Zeit fand ich die Bio-Minerale Kieselerde und Kombination K, die für schwache und brüchige Nägel empfohlen werden, besonders nützlich für die Wiederherstellung meiner Nägel in ihren ursprünglichen Zustand.

Der Höckernagel

- Die Gewebe des Nagelbetts sind hier so angeschwollen, daß der ganze Nagel einen Buckel bildet oder sich von der Nagelhaut aus wölbt und knollenförmig aussieht (Abb. 14).

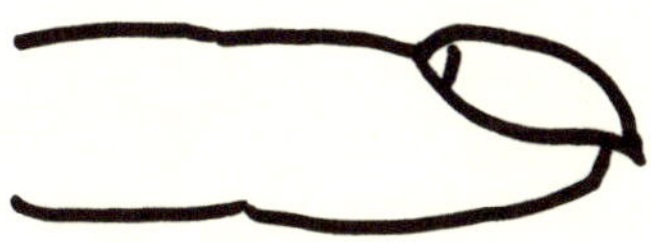

Abb. 14

- Diese Nagelform, die schon Hippokrates beschrieben und mit Lungenkrankheiten, wie Lungenentzündung und Tuberkulose, in Verbindung gebracht hat, wird auch heute noch als Symptom für bestimmte Atemwegsbeschwerden betrachtet. Auch eine Disposition für Herz-Kreislauf-Probleme, Emphyseme und Herzkrankheiten wird mit dem Hökkernagel assoziiert, und er kann für eine Leberzirrhose symptomatisch sein. Dieselbe Verformung ist auch bei schweren Erkrankungen, die zu Trommelschlegelfingerbildung führen (d. h. rundherum aufgetriebene Fingerspitzen mit stark gewölbten Nägeln), zusammen mit anderen Anzeichen, wie Zyanose oder Blausucht, die zu den Symptomen von Lungentumoren gehört, zu beobachten. Der hippokratische Nagel kann auch auf eine schlechte Sauerstoffaufnahme hinweisen, sich aber zu seiner normalen Form zurückbilden, wenn der Zustand behandelt wird.

Querrillen

- Gekennzeichnet durch horizontale Kerben oder Furchen in den Nägeln, die einzeln auftreten oder von der Nagelhaut bis zur Spitze eine Serie von Wellen bilden können (Abb. 15).

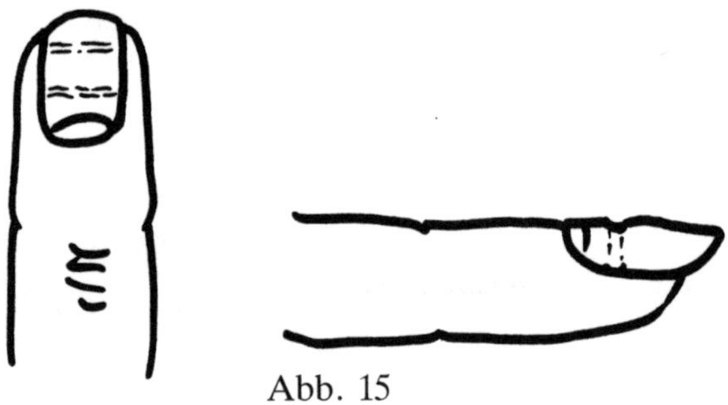

Abb. 15

- Eine einzelne horizontale Rille über einem einzelnen Nagel ist fast immer auf eine Beschädigung oder Verletzung zurückzuführen. Wenn an allen Nägeln eine horizontale Rille festzustellen ist, spiegelt dies möglicherweise ein Trauma physischen oder psychischen Ursprungs wider.

- Die plötzliche Unterbrechung der Blutzufuhr, zum Beispiel bei einem Herzinfarkt, beeinträchtigt das normale Wachstum des Nagels ebenfalls und hinterläßt diese charakteristische Markierung.
- Auch ansteckende Krankheiten wie Mumps oder Masern können für das Auftauchen horizontaler Einkerbungen über den Nägeln verantwortlich sein.
- Hohes Fieber «verewigt» sich ebenfalls in Form von Querrillen.
- Wenn alle Nägel eine Serie von Querrillen aufweisen, weist dies auf eine längere Störung des Systems hin. Strenge Diäten mit Ernährungsfehlern können solche Querfurchen verursachen. Ein Mangel der Vitamine A und D und des Vitamin-B-Komplexes ist in manchen Fällen als Ursache erkannt worden.
- Knochenbrüche, Langzeitstreß, schwere akute Infektionen oder Krankheiten wie Scharlach können für diese Markierungen verantwortlich sein.

Längsrillen

- Gekennzeichnet durch Rippen innerhalb der Nagelstruktur, die sich holprig anfühlen, wenn man mit dem Daumennagel darüberfährt (Abb. 16). Obwohl man annehmen möchte,

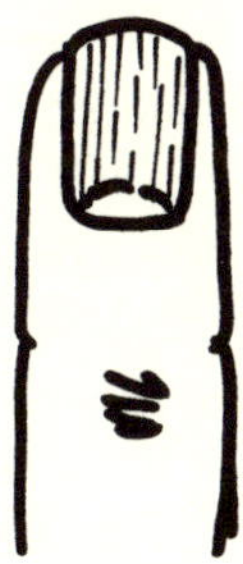

Abb. 16

diese Rippen dienten als Verstärkung, scheint das Gegenteil der Fall zu sein – ihr Auftreten bedeutet nämlich Brüchigkeit.

- Starke Längsrippen scheinen mit zunehmendem Alter häufiger aufzutreten, können aber mit einer schwächlichen Konstitution zusammenhängen, die auf bestimmte Allergene empfindlich reagiert.
- Vielfach gelten derart gekennzeichnete Nägel als vererbbar und machen deshalb auf erblich bedingte Anfälligkeiten, wie eine Disposition für Gicht oder andere rheumatische Leiden, aufmerksam. Rheumatische Arthritis wird insbesondere mit starker Riffelung aller zehn Fingernägel in Verbindung gebracht.
- Es wird auch vermutet, daß eine Schilddrüsenüberfunktion für die Produktion dieser verdickten Rippen im Nagel verantwortlich ist.
- Auch manche chronischen Hautkrankheiten sowie bestimmte Magenstörungen hängen mit geriffelten Nägeln zusammen.

Grübchenbildung

- Winzige Einkerbungen, die an Nadelstiche erinnern, können auf den Ausbruch einer Schuppenflechte verweisen (Tüpfelnägel). Auch andere Krankheiten, die das Immunsystem beeinträchtigen, machen durch starke Grübchenbildung in den Nägeln auf sich aufmerksam.

Verdickung des Nagels

- Wenn die Nägel merklich dicker und zäher werden, sich schwer schneiden lassen und vor allem, wenn sie eine gelbe Tönung annehmen, ist an Störungen des Lymphsystems, an eine Herz-Kreislauf-Erkrankung oder Diabetes zu denken.
- Zu den Hautkrankheiten, die ihre Markierungen auch an den Nägeln hinterlassen, gehört die Schuppenflechte (Psoriasis). In schweren Fällen verdicken sich die Nägel und lösen sich vom Nagelbett. In weniger extremen Fällen werden die Nägel rauh, wobei charakteristische Einkerbungen die Oberfläche bedecken.

Brüchige Nägel

- Dünne, schuppige oder brüchige Nägel können eine Störung des Mineralhaushalts anzeigen. Man sollte jedoch immer daran denken, daß dieses Symptom auch durch Umwelteinflüsse verursacht werden kann. Der ständige Umgang mit Wasser, Ölen oder Chemikalien kann die Nägel schädigen und sie schwach und brüchig machen.
- Kalzium- und Eiweißmangel kann für schwache, weiche Nägel verantwortlich sein.
- Brüchige Nägel, die langsam wachsen und glanzlos sind, können auch auf eine Schilddrüsenunterfunktion zurückzuführen sein.

Witterungseinflüsse

- Kaltes, feuchtes Wetter kann die Nägel schwächen.
- Im Winter wachsen die Nägel langsamer als im Sommer; sie brechen bei kalter Witterung auch leichter.

- In besonders feuchten Gebieten nehmen Nägel eine Menge Feuchtigkeit auf. Das kann dazu führen, daß sie weich und schuppig werden und in schweren Fällen sogar ihre Form verändern.

Die Halbmonde

- Wie viele andere Merkmale der Hand werden Art, Form und Farbe der Halbmonde vererbt und weisen deshalb oft auf eine Disposition für genetisch bedingte Krankheiten hin.
- Im Idealfall sind die Halbmonde milchigweiß.
- Am häufigsten finden sich Halbmonde an den Daumen, seltener an den kleinen Fingern. Bei vielen Händen sind sie nur an den Daumen sichtbar, die restlichen liegen unter der Haut versteckt.
- Übergroße Halbmonde weisen auf eine Veranlagung zur Schilddrüsenüberfunktion hin.
- Fehlen die Halbmonde ganz, ist an eine Schilddrüsenunterfunktion zu denken. Im allgemeinen korrelieren halbmondlose Nägel mit einer schwächeren Konstitution.
- Mangelhaft geformte Halbmonde können auf eine Anfälligkeit für Herzkrankheiten verweisen.
- Halbmonde mit blauer Tönung weisen auf Atemwegsstörungen und mögliche Herz-Kreislauf-Probleme hin.

Farbe der Nägel

Im Idealfall paßt die Farbe des Nagelbetts zur Pigmentierung der Hand, so daß die Nägel der weißen Hand ein gesundes Rosa, die der schwarzen einen Rosa-Beige-Ton aufweisen. Glatt, durchsichtig und seidig glänzend sollte der Nagel sich von Seite zu Seite leicht wölben und von oben nach unten elastisch sein. Die Halbmonde sollten sich gut abzeichnen und milchigweiß sein. Wie die Pigmentierung der Haut, so reflektiert die Farbe des Nagelbetts, das durch die Hornschicht, die den Nagel bildet, scheint, den Zustand des Gefäßsystems.

- «Zu blaß» kann ein Zeichen von Eisenmangelanämie sein. Nägel, die sehr hellrosa sind, signalisieren einen Mangel an Energie und eine allgemein geringe Vitalität.
- «Weiß» bis manchmal sogar «gelb» kann auf Leberfunktionsstörungen hinweisen. Auch bestimmte Geschlechtskrankheiten werden mit einem weißlichgelben Nagelbett in Verbindung gebracht.
- Eine Zyanose aufgrund von Durchblutungsstörungen hinterläßt eine charakteristische Blautönung im Nagelbett.
- Gelbe Nägel können auf Gelbsucht und andere Leberkrankheiten verweisen. Ein Überschuß an Beta-Karotin hinterläßt jedoch ebenfalls einen merklichen Gelbton auf dem Nagelbett.
- «Sehr rot» weist auf Bluthochdruck und eine Neigung zu Herz-Kreislauf-Erkrankungen hin. Auch ein jähzorniger Charakter gibt sich durch rote Nägel zu erkennen.

Flecken, Pünktchen und andere farbige Markierungen

- Weiße Flecken oder Punkte im Nagel gelten als Zeichen für einen Mangel an Kalzium, insbesondere von Kalziumphosphat. Dies mag manchmal der Tatsache entsprechen, doch wenn kalziumreiche Ernährung nicht Abhilfe schafft, ist ein Mangel an Zink, Magnesium und möglicherweise Vitamin B_6 für die Fleckung verantwortlich.
- Auch Müdigkeit und Angst können diese charakteristischen Flecken erzeugen. Interessanterweise verschwinden die

Markierungen wieder, wenn der Streß abgebaut wird und sich die Probleme lösen.

- Horizontale weiße Linien im Nagel, die aber keine Rillen bilden, heißen *Mees-Streifen*. Während sie in manchen Fällen auf Ernährungsfehler hinweisen, zeigen sie vor allem eine akute Arsen- oder Thalliumvergiftung an. Sie treten ebenfalls bei akutem Fieber und bestimmten Herzkrankheiten in Erscheinung.
- Zu den Symptomen einer bakteriellen Infektion der Herzklappen gehören winzige Prellungen, die sich in Form von langen, dünnen schwarzen Flecken unter dem Nagel zeigen.
- Ähnliche, jedoch rote Streifen werden mit langfristig hohem Blutdruck in Verbindung gebracht. In schweren Fällen weisen sie auf eine bakterielle Infektion des Herzens hin.
- Wenn das Nagelbett blaß ist und am oberen freien Rand des Nagels einen dünnen roten Streifen aufweist, ist eine Lebererkrankung zu vermuten.
- Wenn die untere Hälfte der Nägel eine rehbraune Farbe hat, die obere Hälfte aber weiß ist, muß an eine Nierenerkrankung gedacht werden.

Abgesehen davon, daß die Nägel den psychischen und physischen Zustand des Körpers widerspiegeln, können sie natürlich auch selbst direkt erkranken, vor allem durch Bakterien- und Pilzinfektionen. Eine der häufigsten Erkrankungen ist die *Paronychie,* bei der das Nagelbett, die Nagelhaut und die Fingerspitze schmerzhaft anschwellen. Nichtbehandlung führt zu einer Schädigung, Verdickung, schwerer Rillenbildung, Verfärbung und am Ende zur Zerstörung des Nagels.

Papillarleisten

Papillarleisten bilden sich als Teil der oberen Hautschicht, die die Handflächen und Fußsohlen bedeckt, und sind allgemein in den Mustern der Fingerabdrücke am besten zu erkennen. Bei genauerer Untersuchung der Hand zeigt sich jedoch, daß die Leisten sich nicht nur an den Fingerkuppen zu Mustern zusammenfügen, sondern auch auf den Handflächen.

So wie die Nägel unseren augenblicklichen Gesundheitszustand und unsere Anfälligkeit für bestimmte Krankheiten verraten, können uns auch Zustand, Formation und Lage der papillaren Leistenmuster wertvolle Informationen über unsere individuelle Pathologie erteilen. Und auch hier gilt wie bei den Nägeln: Die diesen Mustern entnommenen Informationen dürfen *nie allein* als Diagnosemittel eingesetzt werden, sondern nur in Verbindung mit anderen klinischen Parametern.

Bei näherer Betrachtung scheinen diese Leisten Wellblech mit parallel verlaufenden Linien und Furchen zu gleichen. Dann stellt man jedoch fest, daß die Wellen sich zu einem komplexen Muster aus Schleifen, Wirbeln und Bogen drehen, die an den Fingerkuppen, an verschiedenen Stellen unserer Handflächen und Fußsohlen und an den Zehen zu finden sind. Aus diesen Mustern wurde das folgende Klassifizierungssystem entwickelt:

Schleifen, Wirbel und Bogen sind die drei Hauptkategorien der Fingerabdruckmuster, obwohl noch zwei weitere, davon abgeleitete Typen – der Zeltbogen und das gemischte Muster – hinzugefügt werden könnten, womit man auf fünf Kategorien käme. Beim Vergleichen von Mustern mit den jeweiligen Personen wurden charakteristische Persönlichkeitsmerkmale entdeckt und einander zugeordnet. Die Charakterzüge haben natürlich eine direkte Beziehung zum geistigen und körperlichen Gesundheitszustand des Menschen.

Zum Betrachten oder Messen von Hautmustern und Fingerabdrücken braucht man gutes Licht, und es empfiehlt sich, ein Vergrößerungsglas zu Hilfe zu nehmen. Will man mehr als nur einen flüchtigen Blick auf die Hand werfen, fertigt man am besten einen Abdruck an. Wie Handabdrücke gemacht werden, können Sie im Anhang nachlesen.

Die Schleife

- Schleifenmuster weisen auf ein hilfsbereites Wesen und eine unbekümmerte Natur hin (Abb. 17). Solche Menschen sind

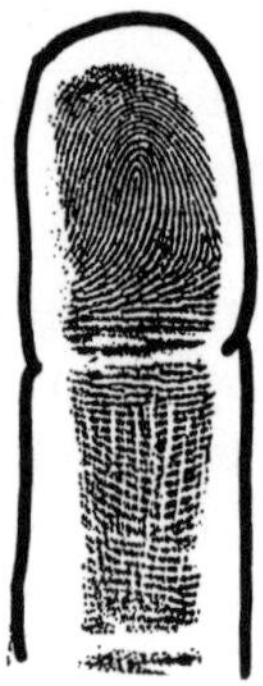

Abb. 17

  vielseitig begabt und anpassungsfähig, haben eine Menge Interessen und ein ausgefülltes und abwechslungsreiches Leben. Sie verfügen über eine rasche Auffassungsgabe, reagieren schnell und genießen die Adrenalinstöße, die ihnen ihr aktives und aufregendes Leben am Arbeitsplatz und zu Hause verschafft.
- Dieses Persönlichkeitsprofil läßt Anfälligkeit für nervöse Störungen, wie Erschöpfungszustände und sogar Nervenzusammenbrüche, vermuten.

Der Wirbel

- Eine Vielzahl von Wirbelmustern weist auf Tiefe hin (Abb. 18). Solche Menschen sind Denker, reagieren langsam und sind äußerst individualistisch, was ihren Geschmack, ihre Ansichten und Lebensphilosophie angeht. Es sind Menschen, die ihre Gefühle für sich behalten.

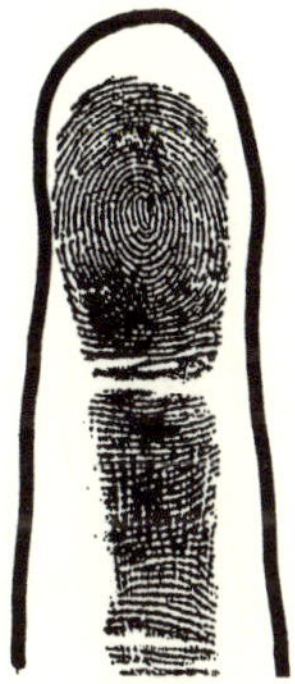

Abb. 18

- Innere Anspannung, die entweder zu Darm-, Verdauungs- oder Herz-Kreislauf-Problemen führen kann, wird diesem Muster zugeordnet. Besitzer von Wirbelmustern sollten zur Entspannung regelmäßig Atemübungen machen.

Der Bogen

- Sind in der Mehrzahl Bogenmuster vorhanden (Abb. 19), handelt es sich meist um eine praktische, fleißige und nüchterne Persönlichkeit, die mit ihren Emotionen eher zurückhaltend ist. Die Unfähigkeit, sich auszudrücken, verleitet viele dieser Menschen dazu, ihre Gefühle zu verdrängen.

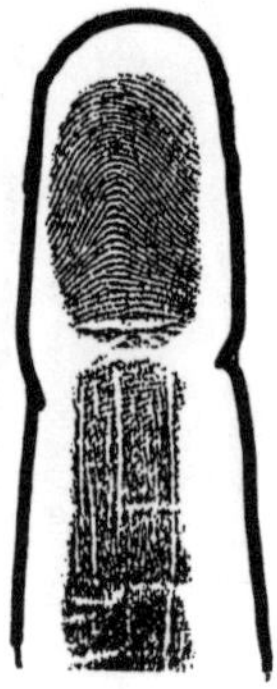

Abb. 19

- Die Tendenz, Gefühle und Empfindungen zurückzuhalten, kann zu Magengeschwüren, Verdauungsstörungen und in extremen Fällen zu Nervenzusammenbrüchen führen.
- Eine Veranlagung zu Bluthochdruck und erblich bedingten Herzproblemen wird mit dem Bogenmuster in Zusammenhang gebracht.
- Jede Form von Kreativität, die den freien Ausdruck der Phantasie erlaubt, ist eine ausgezeichnete Entspannungstherapie für Menschen mit Bogenmustern. Von klein auf sollte jede kreative Begabung oder Neigung gefördert werden.

Der Zeltbogen

- Es kommt selten vor, daß alle Fingerkuppen Zeltbogen aufweisen (Abb. 20). Im allgemeinen sind sie nur am Zeige- oder Mittelfinger anzutreffen. Sie weisen ein begeisterungsfähiges Wesen aus, jemand, dessen Phantasie ständig mit neuen Projekten und Interessen beschäftigt ist.

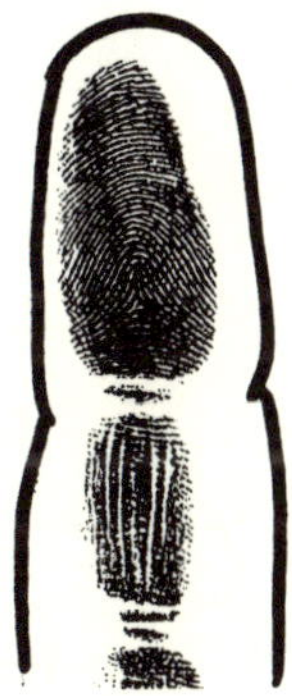

Abb. 20

- Diese sensiblen Menschen neigen zu Überempfindlichkeit und Nervenproblemen.
- Die für diesen Typ charakteristische Impulsivität kann zu Unfällen und Verletzungen führen.

Das gemischte Muster

- Wie beim Zeltbogen findet man auch dieses Muster selten bei allen Fingern. Meist ist es am Daumen und Zeigefinger anzutreffen (Abb. 21). Gemischte Muster deuten auf Entscheidungsschwäche, auf ein zauderndes Wesen hin.

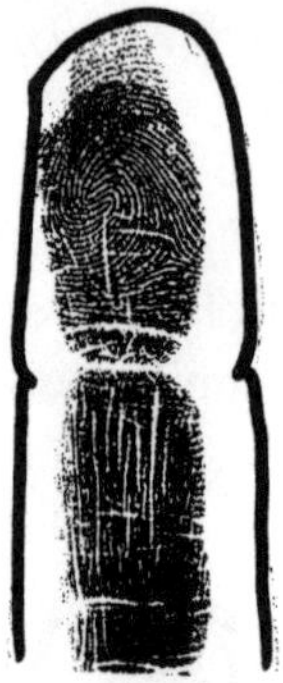

Abb. 21

- Übermäßiges Abwägen und Grübeln kann zu Erschöpfungszuständen führen.

Leistenmuster lassen sich auch auf der Handfläche feststellen. Die Hautleisten und -furchen auf den Daumen- und Kleinfingerballen bzw. den Venus- und Mondbergen sind – wie Abbildung 22 zeigt – normalerweise nicht von den komplexen Windungen der Schleifen- und Wirbelmuster unterbrochen.

Es kommen jedoch auch Schleifen, Wirbel und Bogen in diesen Bereichen und auf der Handfläche direkt unter den Fingern vor. Von großem Interesse und wichtig im Hinblick auf den Gesundheitszustand sind die Muster auf dem Mondberg, da diese eine überdurchschnittliche Neigung zu psychischen Krankheiten reflektieren können. Unter normalen Umständen wird nur eine Neigung oder Anfälligkeit aufgezeigt, die Markierungen sind also keinesfalls schon Anzeichen vorhandener psychischer Störungen.

Anfang dieses Jahrhunderts widmeten sich Mediziner eingehend der Erforschung der Papillar- oder Hautleisten, um festzustellen, ob sich geistige oder physische Anomalien in charakteristischen Mustern auf unseren Handflächen und Fingerkuppen einprägen. So wurde nachgewiesen, daß abnorme Hautleistenmuster eine Veranlagung für bestimmte Geisteserkrankungen kennzeichnen. Außerdem zeigte sich, daß bestimmte

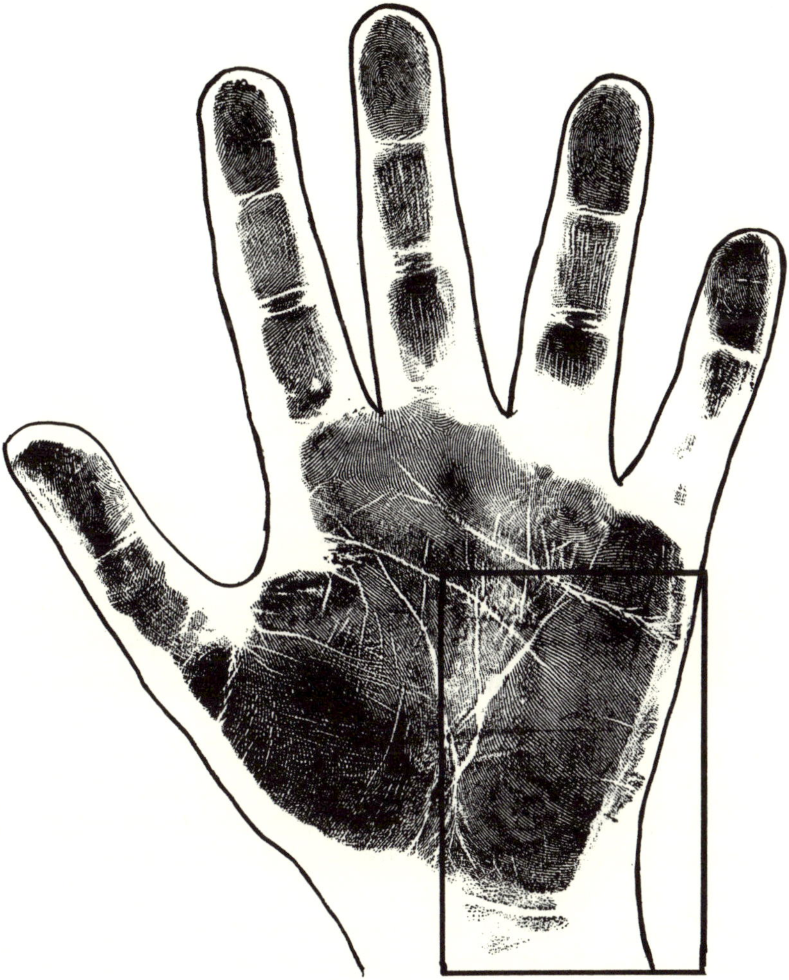

Abb. 22

Muster auf verschiedene ererbte und physische Störungen, wie Herzkrankheiten und zwangsneurotisches Verhalten, verweisen.

Neben der bekannten Konfiguration von Schleife, Bogen und Wirbel, spielen andere Muster, wie die Triradien, eine wichtige Rolle bei der medizinischen Untersuchung. Triradien entstehen, wenn drei Leistensätze aufeinandertreffen und ein Dreieck bilden, das am deutlichsten am oberen Rand der Handfläche gleich unter den Fingern sichtbar ist (Abb. 23).

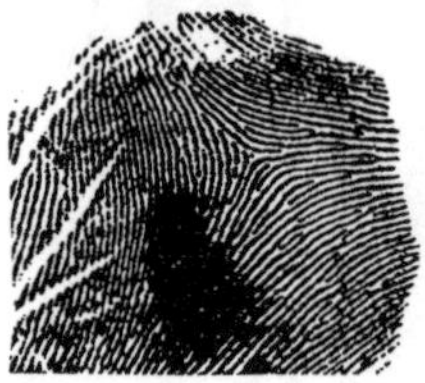

Abb. 23

Eine der wichtigsten Dreiecksformationen ist an der Basis der Handfläche gleich über dem Handgelenk zu sehen.

Für gerichtliche wie medizinische Zwecke mißt man Größe und Menge der Leisten, die einen Fingerabdruck bilden. Vom Scheitelpunkt des Triradius bis zur Mustermitte wird eine Linie gezogen, und die Leisten dazwischen werden gezählt (Abb. 24). Bei der forensischen Analyse wird mit Hilfe dieser Leistenzahlbestimmung festgestellt, ob die am Tatort gefundenen Fingerabdrücke mit denen des Verdächtigen übereinstimmen. In der medizinischen Forschung ist die Bestimmung der Leistenzahl ein kritischer Faktor beim Vergleich normaler und abnormer Hände.

Beim Studium der Leistenmuster konzentriert man sich vor allem auf drei Triradien. Die ersten beiden befinden sich auf der Handfläche gleich unter dem Zeige- und kleinen Finger

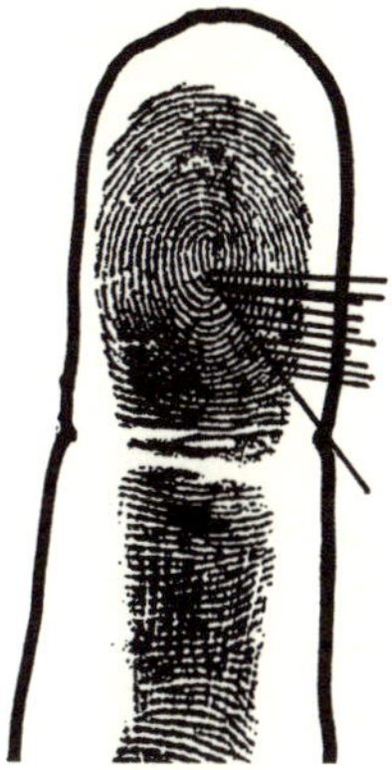

Abb. 24

und werden mit «a» bzw. «d» gekennzeichnet; der dritte oder axiale Triradius, der sich bei der normalen Hand an der Basis der Handfläche befindet, wird mit «t» bezeichnet. Das von den beiden oberen Formationen und dem dritten Triradius in der Basis der Handfläche gebildete Dreieck wird «atd»-Winkel genannt (Abb. 25). Wichtig daran ist, daß der Winkel in der normalen Hand grob 45 Grad messen sollte. Ist der Winkel jedoch viel breiter, weil sich der untere Triradius auf der Handfläche weiter oben befindet (wie in Abb. 26 dargestellt), dann soll dies auf die Existenz physischer Anomalien hinweisen.

Leistenmuster sind angeboren und bilden sich bereits im vierten Monat der Fetalentwicklung. Jede ererbte Anomalie, Chromosomenaberration und jede Unterbrechung im Entwicklungsprozeß nimmt Einfluß auf die Papillarleisten und prägt sich in Form abnormer Muster auf Handflächen und Fußsohlen ein. Diese Markierungen verändern sich zeitlebens nie. Umweltfaktoren und Lebensstil spielen natürlich oft eine wichtige Rolle, wenn es darum geht, ob die Anlagen sich zu Krankheiten entwickeln oder latent bleiben.

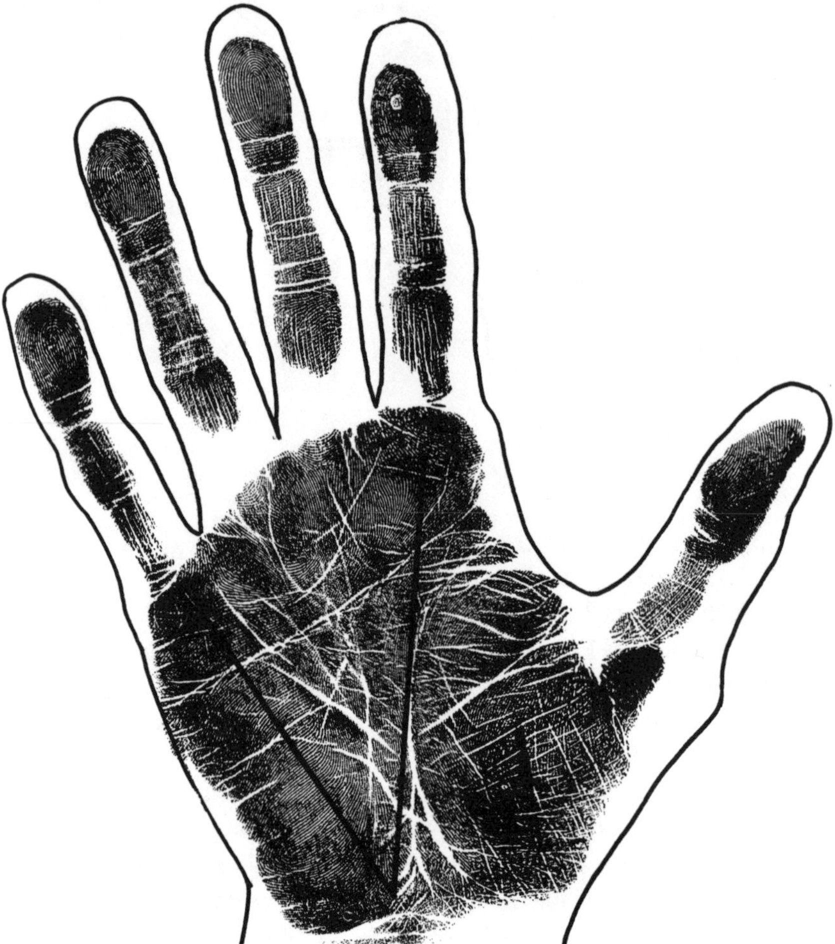

Abb. 25

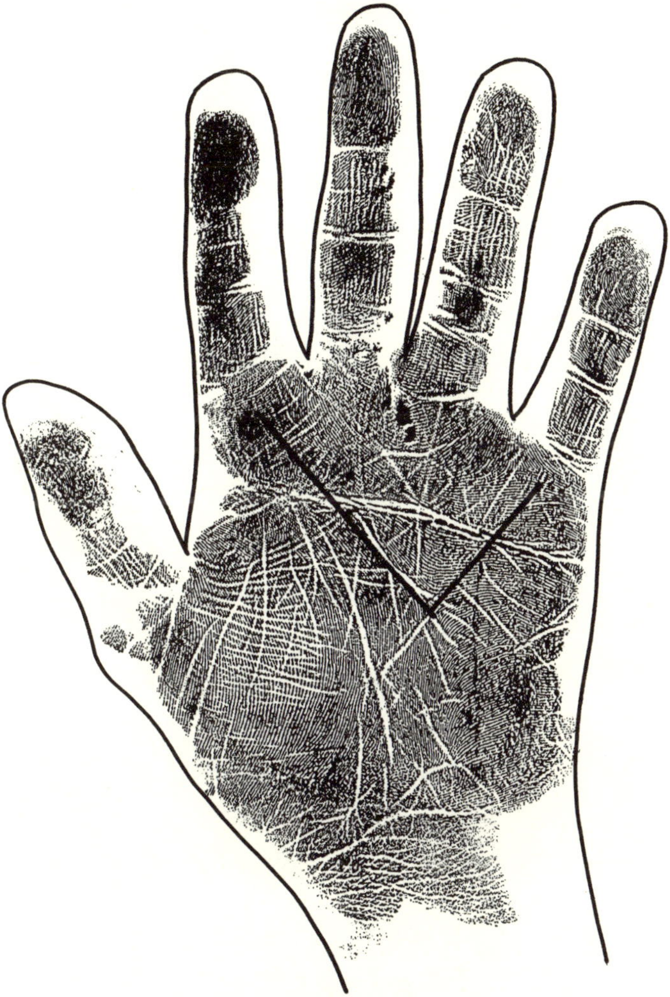

Abb. 26

Am schlüssigsten und am weitesten anerkannt sind die Forschungsergebnisse hinsichtlich des Down-Syndroms, das unmittelbar durch chromosomale Anomalien verursacht wird. Abbildung 27 stellt den Handabdruck eines mongoloiden Menschen dar.

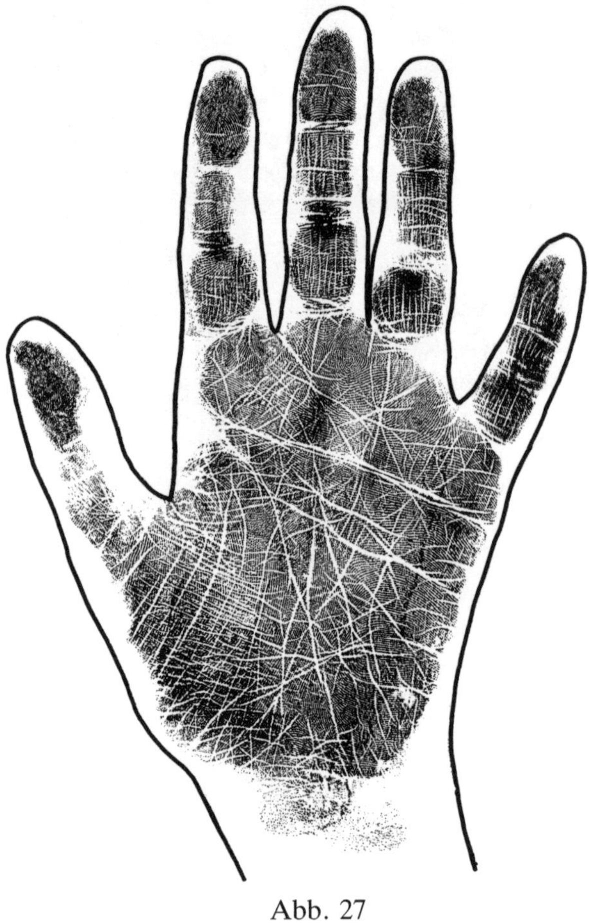

Abb. 27

Neben den Unregelmäßigkeiten der Hauptlinien sind auch einige Merkmale zu erkennen, die die Hautleisten betreffen und sich, je nach Schwere des Zustands, wiederholen können. Zum Beispiel verlaufen die Leisten aufgrund einer Verschiebung des axialen Triradius nach oben (wobei der «atd»-Winkel mehr als 45 Grad beträgt) eher in horizontaler Richtung über die Handfläche. Am Mondberg treten häufiger komplexe Muster auf, während eine Abnahme der Muster im Venusbereich zu beobachten ist.

Wissenschaftliche Studien haben gezeigt, daß entweder Mutter oder Vater oder beide Eltern von mongoloiden Kindern selbst ungewöhnliche Leistenmuster aufweisen. Auch wenn die Eltern selbst keine Symptome von Mongolismus zeigen, deuten ihre Handmuster doch an, daß ihr Genom irgendeinen Fehler enthält und dieser sich auf die Nachkommen übertragen kann. Was die genetische Beratung betrifft, können Kenntnisse über die Papillarleisten also von größtem Wert sein.

Zwar ist es wissenschaftlich erwiesen, daß fast alle Personen mit Chromosomenanomalien abnorme oder ungewöhnliche Hautleistenmuster besitzen, doch gibt es keine Muster, die für bestimmte Krankheiten spezifisch wären. Es ist also nicht unbedingt gesagt, daß man einen Defekt nur durch das Betrachten der abnormen Leisten der Hand bestimmen kann.

Obwohl es bei den Leistenmustern der sogenannten normalen Hand unzählige Abweichungen gibt, lassen sich Mustertypen oder Faktorkombinationen erkennen, die durchschnittlich häufiger vorkommen als andere. Eine markante Abweichung von der Norm würde zwar eine Anomalie nicht hundertprozentig bestätigen, aber doch auf die Möglichkeit eines genetischen Defekts hinweisen. Es ist jedoch erneut hervorzuheben, daß eine Diagnose, die sich nur auf Leistenmuster bezieht, nicht zuverlässig ist und nur zur Bestätigung einer Krankheit eingesetzt werden sollte, die andere Symptome bereits angezeigt haben.

Nachfolgend ein Vergleich der Faktoren, die gewöhnlich mit typischen bzw. atypischen Händen in Verbindung gebracht werden:

Die typische Hand	Das häufigste Fingerabdruckmuster ist die Schleife; fast so verbreitet ist das Wirbelmuster. Bogen kommen seltener vor. Normale Leistenzahl einer Schleife: 12–14. Auf der Handfläche selbst sind die Leisten locker angeordnet, d. h. sie verlaufen ohne spezifisches Muster. Komplexe Muster, wie Wirbel, sind auf der Handfläche seltener anzutreffen. Gewöhnlich herrscht eine Mischung aus Fingerabdruckmustern vor. Der normale «atd»-Winkel beträgt 45 Grad.
Die atypische Hand	Bogen und Schleifen sind häufiger anzutreffen. Die durchschnittliche Leistenzahl ist niedriger. Komplexe Wirbelmuster, Schleifen und gemischte Muster wiederholen sich auf der Handfläche. Im allgemeinen findet sich an allen zehn Fingern das gleiche Muster. Da der axiale Triradius auf der Handfläche höher liegt, beträgt der «atd»-Winkel meist mehr als 45 Grad.

Nicht nur zwischen geistigen Anomalien und ungewöhnlichen Leistenmustern hat die medizinische Forschung einen Zusammenhang entdeckt, auch eine deutliche Korrelation von verschobenen axialen Triradien mit angeborenen Herzfehlern konnte nachgewiesen werden. Obwohl die bei der Geburt festgelegten Muster sich nie verändern, können sich aufgrund von Krankheiten, Ernährungsfehlern und psychischen Störungen

Unterbrechungen in den Hautleisten ergeben. Diese Brüche werden als «Perlenketteneffekt» bezeichnet (Abb. 28). Nach einer Heilung verbinden sich die Papillarleisten wieder und bilden das kräftige und klare Leistensystem, das für die gesunde Hand charakteristisch ist.

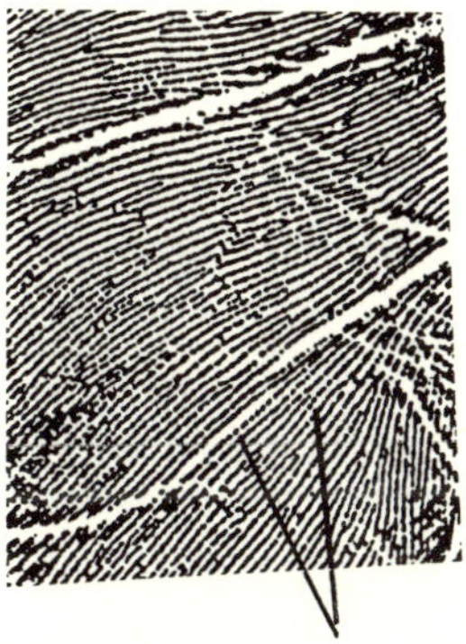

Abb. 28

Es gibt Hinweise darauf, daß der «Perlenketteneffekt» mit dem Auftreten von Schizophrenie zusammenhängt. Die Unterbrechung der Leisten ist aber auch symptomatisch für einen schlechten Gesundheitszustand, wenn der Körper aus dem Gleichgewicht geraten ist und der Abwehrmechanismus zusammenbricht, zum Beispiel bei Aids.

3 Die Botschaft der Handlinien

Das allgemeine Erscheinungsbild der Linien in unseren Handflächen, ihr Zustand, Aufbau und ihre Ausprägung geben uns wertvolle Hinweise auf unser geistiges und körperliches Wohlbefinden.

Die Hauptlinien – *Lebens-, Herz-* und *Kopflinie* – sowie die Hautleistenmuster bzw. Fingerabdrücke bilden sich in den ersten Monaten der Fetalentwicklung. Manche Forscher glauben, daß alle ererbten oder chromosomalen Anomalien, die die Leistenmuster anzeigen, auf dieser Entwicklungsstufe auch den Aufbau der Hauptlinien beeinflussen. So wie die Fingerabdrücke von einer Generation zur nächsten weitergegeben werden, werden auch die Hauptlinien unserer Hände vom DNA-Paket beeinflußt, das wir von unseren Eltern und diese wiederum von ihren Eltern geerbt haben.

Aber obwohl die Linien schon so früh in unserer Entwicklung entstehen, können sie sich – entgegen landläufiger Meinung – im Laufe unseres Lebens verändern. Abhängig von unserer Lebensweise, den Umweltbedingungen, und unserem Gesundheitszustand können die Linien wachsen, sich vermehren, die Farbe verändern, sich verstärken, schwächen, verblassen und in manchen Fällen sogar ganz verschwinden. Manche Veränderungen brauchen Jahre, während andere – wie die Streßlinien über den Fingerspitzen – innerhalb von Tagen auftauchen und wieder weichen können.

Denken Sie sich die Linien Ihrer Hände als Kanäle, durch die – ähnlich den Elektrokabeln in Ihrem Haus – Energie geleitet wird. Die Leitungen werden am Netz angeschlossen, durch die Sicherungskästen geführt und zweigen zwischen Wänden, Fußböden und Decken ab, um in jedem Zimmer an den Steckdosen zu enden. Wenn dieses Leitungssystem in Ordnung ist und die Versorgung Ihren Bedürfnissen genügt, können Sie jedes Gerät vertrauensvoll anschließen, worauf es für Sie plötzlich zum Leben erwacht. Drücken Sie eine Taste, und aus dem Stereogerät tönt Musik, drücken Sie eine andere Taste, und bewegliche Bilder huschen über den Fernseher. Drehen Sie an einem Schalter, und auf Ihren Befehl leuchten Lampen auf, oder es wird dunkel.

Kabel, die alt und brüchig sind, oder beschädigte Drähte haben zur Folge, daß Ihr Haartrockner oder Ihre Tischlampe nicht funktionieren, wenn Sie sie anschließen. Es kann passieren, daß eine Sicherung durchbrennt, wenn Sie das System überlasten, oder es fliegen Funken, es bricht ein Feuer aus, und das ganze Haus brennt ab. Abgenutzte Kabel signalisieren – wie die dünnen, ausgefransten oder brüchigen Linien – Gefahr und müssen sobald wie möglich repariert werden.

Die Handlinien können Sie sich also als Energieleiter – Ihr physisches Verdrahtungssystem – vorstellen. Eine ausgewogene Ernährung, ausreichend Bewegung und Schlaf und eine positive Lebenseinstellung halten die Kanäle gesund und in gutem Zustand.

Verschleißmerkmale, Anzeichen von Überlastung, Warnungen vor Anfälligkeiten für bestimmte Leiden oder angeborene Schwachpunkte im Körper sind in den Handlinien niedergelegt und von geübtem Auge leicht wahrnehmbar, und zwar lange vor Krankheitsausbruch.

Eine ausgefranste Linie warnt uns, mit unseren Kräften hauszuhalten, eine Insel macht auf Problembereiche aufmerksam, ein Strich, der eine Hauptlinie durchkreuzt, deutet auf ein mögliches geistiges oder körperliches Hindernis, das den Energiefluß beeinträchtigen und einen Rückschlag markieren kann. Man darf nicht vergessen, daß Krankheiten – wie das Leitungssystem, das erst nach Jahren zusammenbricht – nicht plötzlich über Nacht auftauchen, sondern sich manchmal viel Zeit lassen, um sich zu entwickeln und ihre charakteristischen Symptome zu produzieren. Die Wandelbarkeit der Linien ermöglicht uns frühzeitige Vorbeugungsmaßnahmen. Es liegt an uns zu entscheiden, ob wir unsere Gesundheit erhalten oder uns einer Krankheit unterwerfen wollen.

Aber wie lassen sich die Zeichen früh genug erkennen, und ist das Eingreifen immer erfolgreich?

Der erste Teil der Frage ist leichter zu beantworten als der zweite. Aber die zweite Antwort hängt sehr davon ab, ob die Linien früh genug entdeckt werden, ob die richtige Maßnahme getroffen wird, und sie hängt von der Art der Krankheit selbst ab.

Zunächst: Gesundheit ist eine Frage der Harmonie. Linien – so wie Berge und Nägel – müssen zur Hand passen, in der sie sich befinden. Ein Nichtzusammenpassen der Elemente in der Hand reflektiert die inneren Reibungen, die Ihre Gesundheit geistig und körperlich unterminieren, wenn die Spannungen unerkannt bleiben und nicht abgebaut werden.

Ein wichtiger Faktor beim Erkennen von Unausgewogenheiten im Körpersystem ist die Farbe der Linien. «Zu blaß» oder «zu dunkel» im Vergleich zur Haut der Handfläche zeigt an, daß etwas nicht in Ordnung ist.

Aber es ist der eigentliche Aufbau der Hauptlinien, zusammen mit eventuellen Mängeln oder unerwarteten Markierungen – ob sie dünn, brüchig, ausgefranst, unterbrochen, durchkreuzt, verkettet, mit Inseln versehen oder auf irgendeine Art beschädigt sind –, der uns die potentiellen Gefahrenpunkte aufspüren und Alarm schlagen läßt. Und wenn es auch nicht auf die Minute genau sein kann, so bietet die Handanalyse den Vorteil, daß die Markierungen durch Vermessen der Handfläche zeitlich bestimmt werden können. Es lassen sich also gewisse Voraussagen machen, so wie ein Arzt den möglichen Ausbruch einer Krankheit vorhersagen kann, wenn ihm bestimmte Warnsymptome beim Patienten auffallen.

Eine genaue Untersuchung Ihrer Linien wird den Handanalytiker auf die *Wahrscheinlichkeit* bestimmter Folgen Ihres derzeitigen Verhaltens, Ihrer Gewohnheiten und Ihres Lebensstils aufmerksam machen, und mittels Vermessung wird er ziemlich genau einschätzen können, wann Ihr System *wahrscheinlich* angegriffen werden und wann Ihre Gesundheit *möglicherweise* zusammenbrechen wird.

Bei der Handanalyse gibt es jedoch wie im Leben wenig absolute Aussagen. Deshalb darf auf keinen Fall vergessen werden, daß alle Markierungen der Hand immer nur auf *Potentielles,* auf *Tendenzen* und *Möglichkeiten* hinweisen. Ihr Vorhandensein allein bedeutet noch nicht, daß ein bestimmtes Ereignis eintreffen muß, daß eine Anfälligkeit für eine Krankheit mit hundertprozentiger Sicherheit zu ihrem Ausbruch führt. So wie der Arzt dem Kettenraucher erklären mag, daß sich seine Lunge – wenn der Schaden noch nicht zu groß ist – mit der Zeit wieder erholen wird, kann der Handanalytiker erklären, daß mit verändertem Verhalten, einer Umstellung des Lebensstils usw. die Chance besteht, daß negative Kennzeichnungen wieder verschwinden und sich die Linien während des Heilungsprozesses des Körpers selbst reparieren.

Die systematische Analyse von Linien, aus denen wertvolle Hinweise auf eine Disposition für Krankheiten hervorgehen, die uns aber auch zeigen, zu welchem Zeitpunkt ein Ausbruch zu erwarten ist, umfaßt folgende Checkpunkte:

- Volle/leere Hand
- Übereinstimmung von Linien und Handtyp
- Farbe der Linien
- Aufbau der Linien
- Spezifische Markierungen auf den Linien
- Zeitbestimmmung

Volle Hand / leere Hand

Das, was der Handanalytiker mit einer «vollen» oder «leeren» Hand bezeichnet, kann auf Anhieb Auskunft über den Gesundheits- und Geisteszustand eines Menschen geben. «Voll» und «leer» bezieht sich auf die Anzahl der Linien in der Handfläche. Eine volle Hand, wie in Abbildung 29a dargestellt, ist unverkennbar, da sie ein regelrechtes Spinnennetz von Linien enthält, die Handfläche und Finger durchkreuzen und der ganzen Hand ein ziemlich überfülltes und «konfuses» Aussehen verleihen. Die leere Hand dagegen (Abb. 29b) enthält nur wenig Linien, oft nur drei oder vier größere, was die Hand sehr «ordentlich» aussehen läßt.

Im wesentlichen weist die volle Hand auf einen Menschen hin, der sich über vieles Sorgen macht – eine überempfindliche Natur, jemand, der geistig ständig auf Hochtouren ist. Es ist, als ob die Verdrahtung außer Kontrolle geraten wäre, als ob ein Überschuß an Elektrizität in der Atmosphäre knisterte und viel zuviel Energie vergeudet würde. Als Faustregel gilt: Je mehr Linien in der Hand, desto empfindsamer der Mensch, und desto mehr nervöse Spannung wird erzeugt.

Weil die Anzahl der Linien in direktem Zusammenhang mit der Empfindsamkeit und nervösen Spannung eines Menschen steht, kann man sagen, daß die Neurosen proportional zu der Anzahl der Nebenlinien in der Handfläche zunehmen.

Wenn außerdem zur vollen Hand noch eine Handfläche kommt, die deutlich gewölbt ist und unterhalb des kleinen Fingers vorkragt, verfügt der Besitzer über einen unruhigen und äußerst dynamischen Geist, der sich nur schwer beruhigen und abschalten läßt (Abb. 30). Wenn Sie diese Merkmale an Ihrer Hand entdecken, können Yoga, Atemübungen oder Meditation Wunder wirken, um Ihre nervöse Erregung zu beruhigen und ein gesundes Gleichgewicht wiederherzustellen.

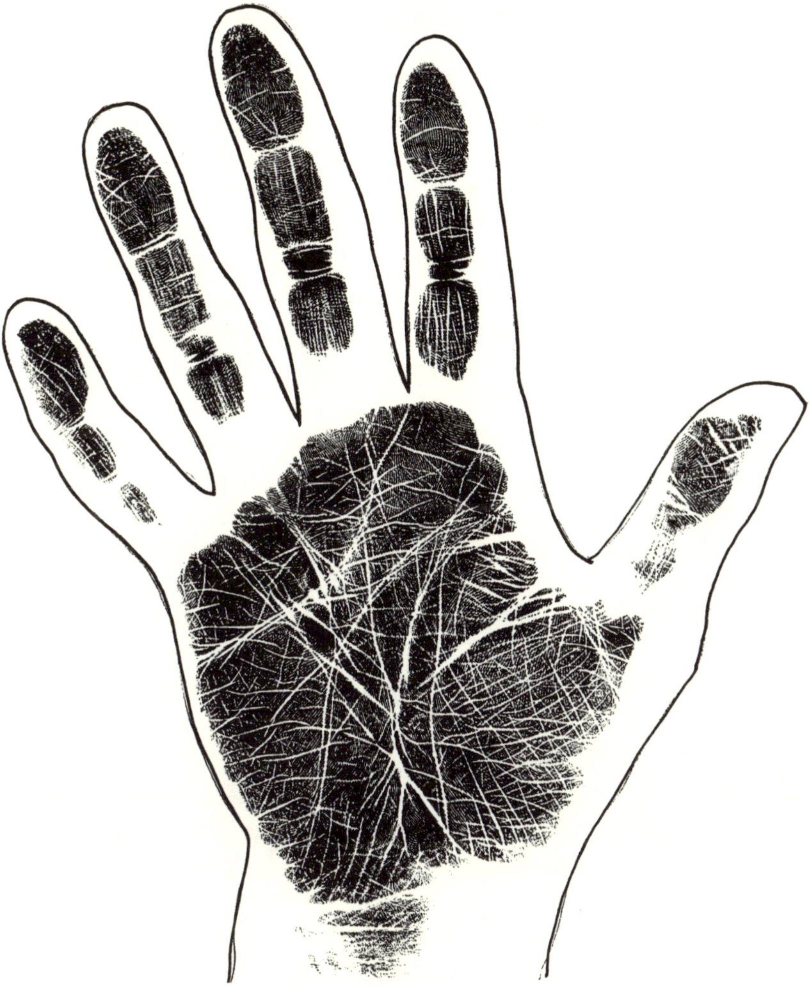

Abb. 29a

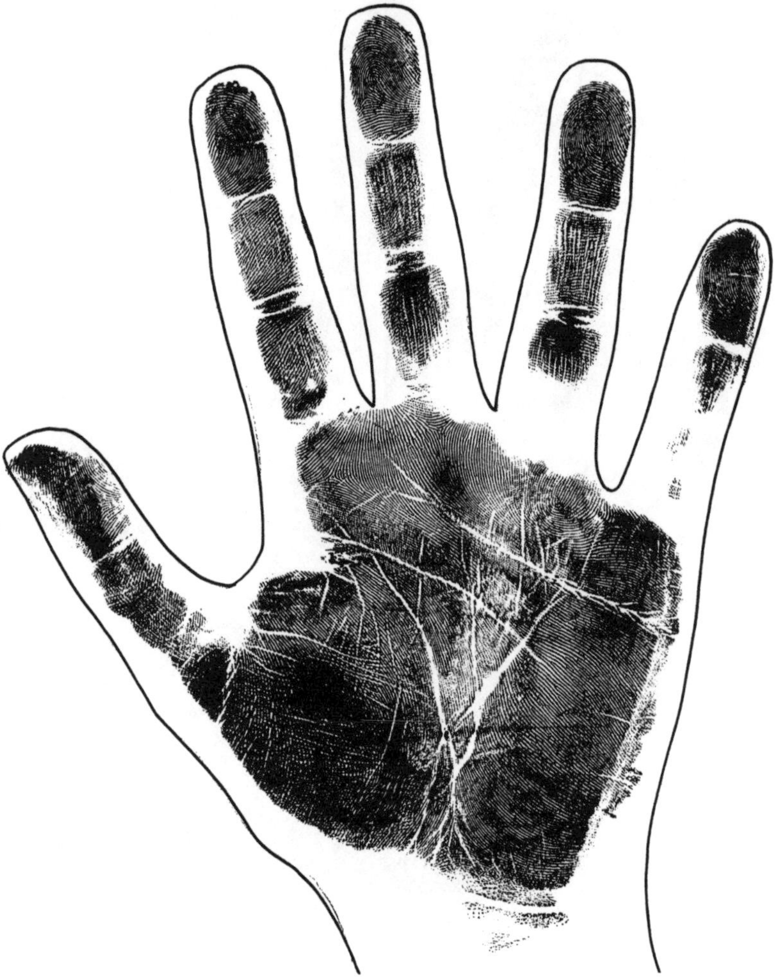

Abb. 29b

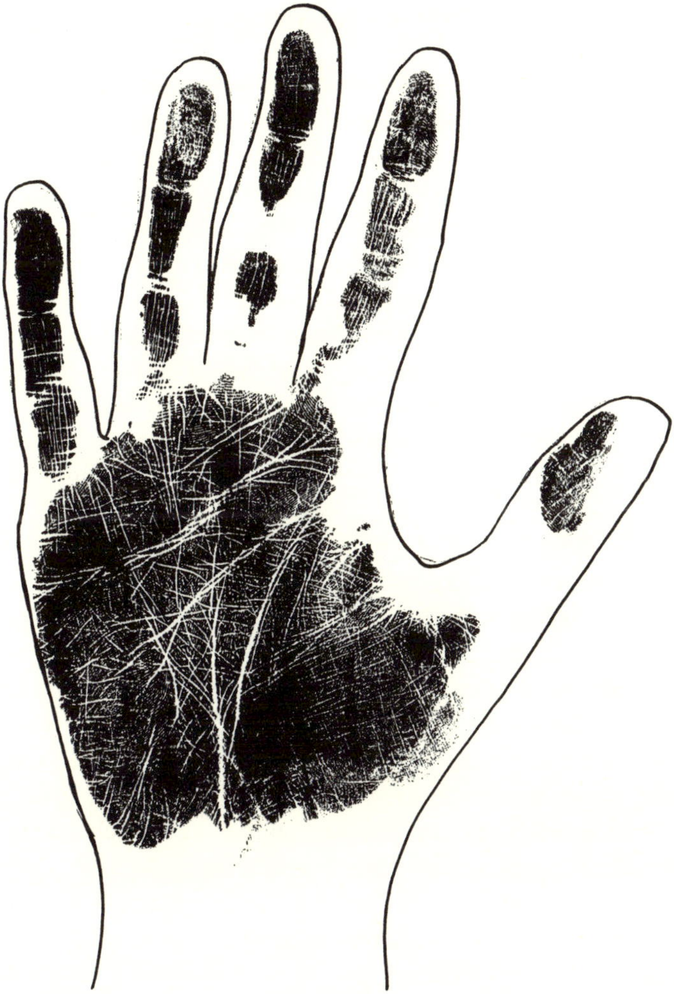

Abb. 30

Dagegen: Je klarer die Linien und je geringer ihre Anzahl, desto stabiler ist das Nervensystem, und desto ausgeglichener sind Empfindungen und Gefühle. Personen mit einem klaren, ordentlichen Hauptlinienmuster sind ihren Emotionen nicht in so hohem Maße ausgeliefert. Sie haben sie besser unter Kontrolle und können sich besser auf ihre Arbeit konzentrieren. Wenn keine widersprüchlichen Merkmale, wie zum Beispiel eine sehr steile Kopflinie, vorhanden sind, verschwenden diese Menschen keine Zeit mit unnützen Sorgen, denn sie gehören nicht zu den ängstlichen Naturen. Wenn Sie über eine solche Hand verfügen, sind Sie zwar in mancherlei Hinsicht stärker als jemand mit einer vollen Hand, aber der Abstand, den Sie zu Ihrem eigenen Nervenapparat halten, kann auch bedeuten, daß Ihnen manchmal ein gewisses Maß an Empfindsamkeit anderen gegenüber fehlt.

Was diese beiden Handtypen außerdem noch voneinander unterscheidet, ist, daß die Linien der vollen Hand oft fein und brüchig sind, was für die *nervöse* Energie und Aktivität charakteristisch ist; die leere Hand verfügt dagegen nur über wenige, aber kräftige Linien – und kräftige Linien deuten auf *physische* Robustheit hin. Interessanterweise machen diejenigen mit nervöser Energie physisch zwar einen zerbrechlicheren Eindruck, sind aber tatsächlich ziemlich zäh und widerstandsfähig und scheinen mit schwierigen Situationen und schmerzvollen Krankheiten auf die Dauer spielend fertig zu werden. Diejenigen mit den kräftigeren, dickeren Linien sind zwar körperlich stärker, scheinen aber ihre Energien in kurzen, scharfen Ausbrüchen zu verbrauchen. Wenn es also um die Gesundheit geht, so sind es oft die drahtigen, nervösen Menschen, die besser gerüstet sind, Schmerzen zu ertragen, und eine Krankheit erstaunlicherweise besser durchstehen als ihre Mitmenschen mit den leeren Händen, die nur allzu schnell aufgeben, nachdem der erste Energieschub sich verflüchtigt und ihre Vitalität sich verzehrt hat.

Ob Sie nun ein paar Linien oder ein regelrechtes Spinnennetz in der Hand haben – wichtig für Ihre Gesundheit und Ihr Wohlbefinden ist vor allem, daß die Linien in Ihrer Handfläche zu Ihrer Handform passen. Denken Sie wieder an den Vergleich mit den Elektroleitungen: Wenn die Verdrahtung in Ihrem Haus die richtige Stärke hat und Ihren Bedürfnissen entsprechend genügend Energie zuführt, dann arbeiten alle Geräte zufriedenstellend. Versuchen Sie jedoch, aus einem System mehr herauszuholen, als an Kapazität vorhanden ist, dann brennen die Sicherungen durch.

Übereinstimmung von Linien und Handtyp

Die vier Handkategorien – *Erde, Luft, Feuer* und *Wasser* – gehen mit bestimmten Linienarten und einer bestimmten Beschaffenheit und Formation der Linien einher. Wie bei einem gutsitzenden Paar Schuhe passen in einer harmonischen Beziehung zwischen Geist, Körper und Seele auch die Linien zur Hand. Und wie bei einem schlechtsitzenden Paar Schuhe, die kneifen und scheuern, kann diese Beziehung, wenn die Linien nicht zusammenpassen, Probleme ankündigen.

Zum Beispiel würden zu viele feine und fedrige Linien zu einer Erdhand so schlecht wie zu wenig kräftige Linien zu einer Wasserhand passen. Beide würden eine komplexe Situation darstellen, wo die Leistungs- und Energiebedürfnisse nicht den Erfordernissen ihrer Besitzer entsprechen.

Die *Erdhand*, die einen soliden, nüchternen, praktischen und fleißigen Menschen repräsentiert, enthält charakteristischerweise wenig Linien, die aber ungewöhnlich kräftig und deutlich geprägt sind (Abb. 31).

- Wenn die Erdhand sehr wenig, aber erstaunlich kräftige und dicke Linien enthält, zeigt ihr Besitzer körperliche Stärke, die aber – wenn sie nicht in die richtigen Bahnen gelenkt wird – außer Kontrolle geraten kann. Solche Menschen legen eine Menge Energie an den Tag, verausgaben sich aber schnell und fühlen sich dann leer und erschöpft.
- Schwache, unterbrochene Linien verweisen bei diesem Handtyp auf einen Mangel an physischer Robustheit, und obwohl ein solcher Mensch von früh bis spät arbeiten möchte, fehlen ihm die nötige Energie und Erholungsfähigkeit.
- Ebenso spiegelt ein Spinnennetz feiner Linien in dieser Handfläche ein hochempfindliches Naturell wider, das mit dem typischen gesunden Menschenverstand und der pragmatischen Lebensphilosophie der Erdhänder nicht übereinstimmt. Menschen, die eine Erdhand besitzen, lassen sich als nach außen gerichtete Wesen beschreiben. Ihre Gedankenprozesse, ihre Emotionen, ihre zwischenmenschlichen Beziehungen, die Art, wie sie mit bestimmten Situationen umgehen – alles erfolgt nach außen hin. Es gibt keine in der Tiefe versteckten Nischen. Eine Vielzahl von Linien in dieser Hand weist jedoch auf einen Hang zur Verinnerlichung hin, was der Natur dieser Gruppe eigentlich fremd ist. Die daraus resultierende Empfindsamkeit ist für ein hohes Maß an innerer Spannung verantwortlich.
- Die Erdhand wird zwar im allgemeinen mit dem Handarbeiter in Verbindung gebracht, enthält sie aber viele Linien, weist dies auf eine Mentalität hin, die intellektuelle und kreative Gedanken miteinander verbinden kann, wobei der Besitzer dieser Hand nicht nur schöpferisch denken, sondern diese Ideen auch in die Wirklichkeit umsetzen kann.

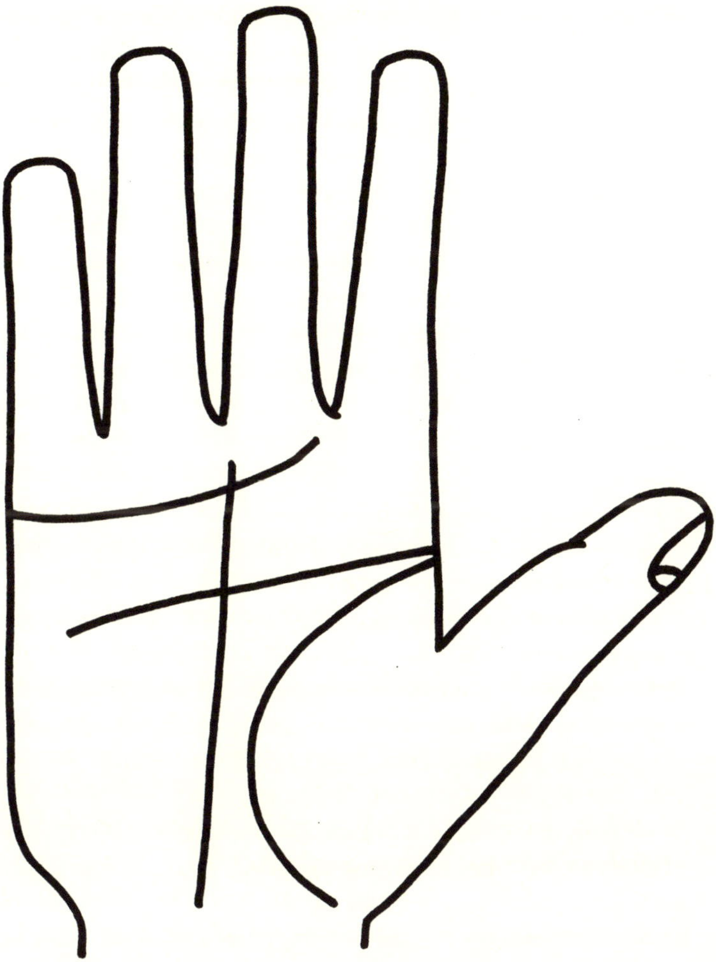

Abb. 31
Die Erdhand

Die *Lufthand* repräsentiert eine lebhafte, temperamentvolle und energische Persönlichkeit. Kommunikation und intellektuelle Betätigungen werden bevorzugt. Für diese Kategorie sind klare, gutgeformte Linien (Abb. 32) charakteristisch. Natürlich wird man hier viel mehr Linien als bei der durchschnittlichen Erdhand erwarten, sie müssen aber deutlich und «ordentlich» sein.

- Zu wenig Linien verweisen hier auf einen Mangel an Empfindsamkeit, was zu Lasten von Kreativität, intellektuellem Verständnis und Erfindergeist geht.
- Zu viele Linien, vor allem wenn sie schlecht geformt sind, bringen manchmal die neurotische Seite dieses Charakters zum Vorschein.

Die *Feuerhand* gehört einem Energiebündel – überschwenglich, extrovertiert, optimistisch und enthusiastisch. Menschen, die diese Hand besitzen, verbrauchen riesige Mengen an Energie, weil sie alles, was sie tun, mit Leib und Seele machen. Typischerweise enthält die Feuerhand viele Linien, und obwohl die Hauptlinien im allgemeinen kräftig sind, können sie von mehreren Nebenlinien durchzogen sein, die oft ein etwas brüchiges und fragmentiertes Aussehen haben (Abb. 33).

- Je stärker die Linien in dieser Hand, desto mehr ist der Besitzer in der Lage, sich zu konzentrieren und seine Energien nicht einfach zu verschleudern. Kräftige, gutgeformte Linien bescheinigen dem Feuerhänder ausreichende geistige und körperliche Kräfte, um seine Ideen zu verwirklichen.
- Zu viele feine Linien, insbesondere wenn sie unterbrochen und schlecht geformt sind, sind für diesen Charakter, der sich im Leben ohnehin schon austobt, ein Warnsignal. Eine solche Linienvielfalt verweist auf übermäßige Reizbarkeit, Überempfindlichkeit, Impulsivität, mangelnde Kontrolle über Gefühle, beeinträchtigtes Urteilsvermögen und leichte

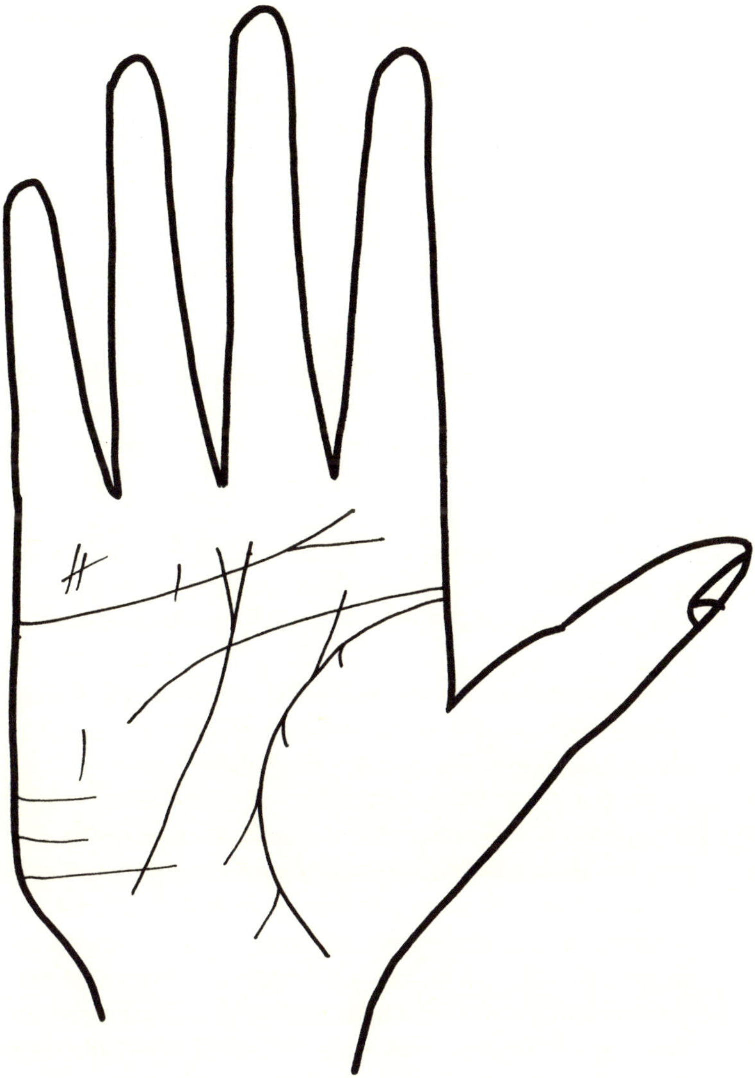

Abb. 32
Die Lufthand

Beeindruckbarkeit. Die physischen Sicherungen können durchbrennen.

Die *Wasserhand* ist wegen ihrer Linienfülle unverkennbar. Im allgemeinen sind die Hauptlinien wohlgeformt und werden von vielen Nebenlinien, die meist dünn, brüchig und unvollständig sind, durchzogen (Abb. 34). Überempfindlichkeit ist die Haupteigenschaft jener, die diesen Handtyp besitzen, denn es sind Leute, die sich ganz auf ihre Gefühle verlassen und die auch auf die Launen und Gefühle anderer eingehen. Im Gegensatz zu den Erdhändern sind sie nach innen gerichtete Wesen: Sie erleben die Welt von innen heraus. Sie besitzen verborgene Tiefen und labyrinthische Gänge, die für manche – selbst für sie selbst – zu verschlungen und zu kompliziert sind, um sie zu ergründen.

- Je mehr Linien sich in dieser Hand befinden, desto empfindlicher ist die Person. Sie ist anfällig für Depressionen und alle möglichen seelischen Probleme. Sie neigt dazu, sich über die geringsten Kleinigkeiten Sorgen zu machen, und legt als Folge davon oft ein neurotisches Verhalten an den Tag. Zwar sind Wasserhänder in der Regel äußert kreative Menschen, zu viele Linien deuten aber darauf hin, daß auch bei einer Fülle von Talenten Aufmerksamkeit und Konzentration zu wünschen übriglassen. Infolgedessen werden geniale Pläne vielleicht nie ausgeführt und glänzende Ideen nie verwirklicht.
- Sollte der unwahrscheinliche Fall gegeben sein, daß eine Wasserhand nur wenig Linien enthält, wird der Besitzer mit mehr Entschlossenheit, ja sogar mit einer gewissen Rücksichtslosigkeit versuchen, seine Ziele zu erreichen.

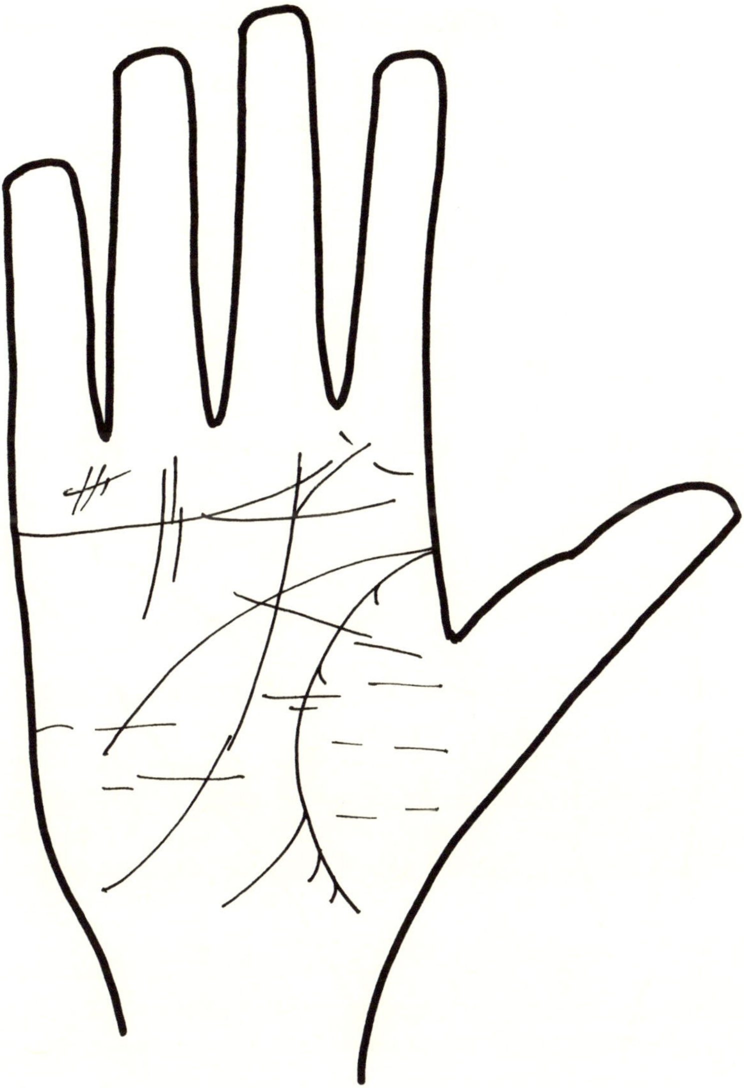

Abb. 33
Die Feuerhand

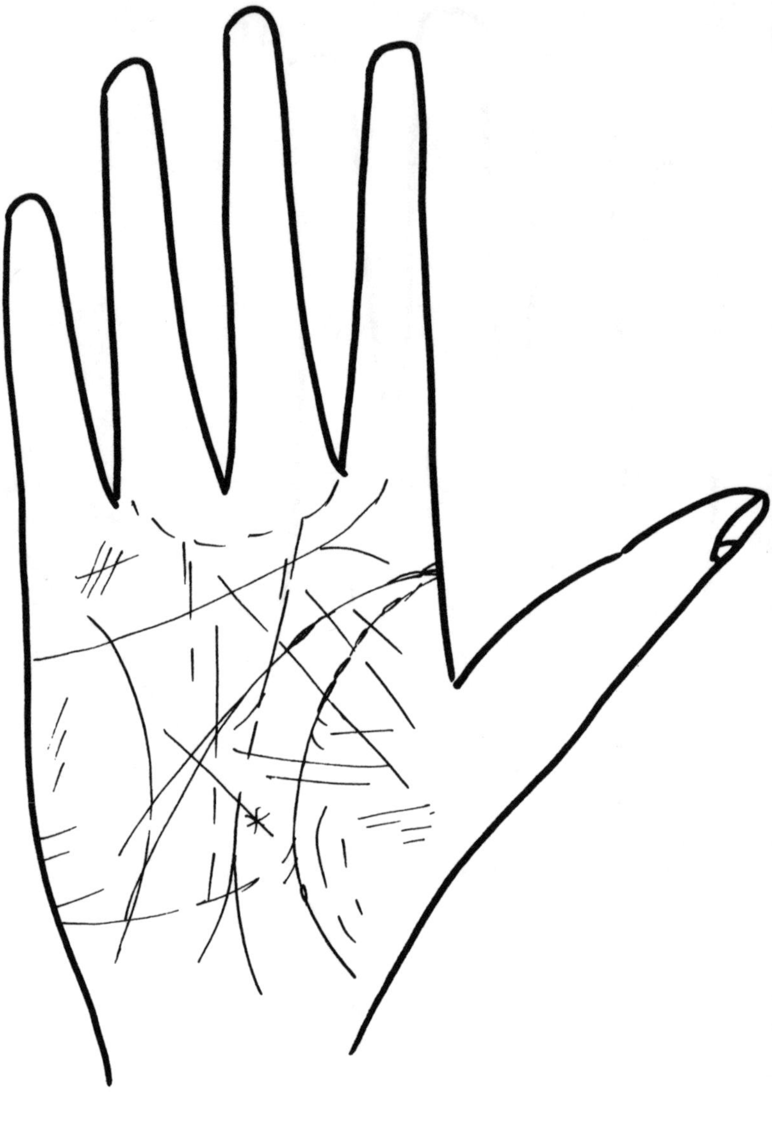

Abb. 34
Die Wasserhand

Farbe der Linien

Die Linien sollten etwas dunkler als die übrige Haut sein, jedoch zum allgemeinen Farbton passen. Im Idealfall sind die Linien der europäischen Hände dunkelrosa. Schwarze und asiatische Hände zieren bräunlichbeige Linien in rosabeigen Handflächen. Bei der Beurteilung der Linienfarbe muß jedoch nicht nur die Rasse, sondern auch die Umgebungstemperatur und – was genauso wichtig ist – die Tätigkeit kurz vor der Analyse berücksichtigt werden. Wenn Sie sich zum Beispiel gerade in einem Fitneßstudio ausgetobt haben, können Sie damit rechnen, daß Ihre Linien und die Farbe der ganzen Hand ein viel kräftigeres Rosa aufweisen, als wenn Sie in den letzten beiden Stunden Ihre Kühltruhe vom Eis befreit haben. Benutzen Sie also bei der Beurteilung Ihren gesunden Menschenverstand!

- Wenn die Linien sehr rot sind, ist dies – unabhängig von Rasse oder Aktivität – nicht nur das Zeichen eines feurigen Temperaments, sondern es deutet auch auf Fieberzustände oder Herz-Kreislauf-Probleme hin.
- Gelbliche Linien in einer europäischen Hand können auf Leberprobleme und insbesondere Gelbsucht verweisen.
- Linien, die blaß erscheinen oder weiß werden, wenn die Finger zurückgebogen werden und die Haut über der Handfläche gedehnt wird, können Eisenmangel anzeigen. Viele Frauen stellen fest, daß ihre Linien während und wenige Tage nach der Menstruation an Farbe verlieren. Dies ist eine Folge des Eisenverlusts. Eine erhöhte Einnahme von Eisen reicht in manchen Fällen nicht aus, um das Gleichgewicht wiederherzustellen. Wenn die Linien weiß bleiben, kann auch ein Magnesium- und Vitamin-B_6-Mangel vorliegen. Vitamine, die zum B-Komplex gehören, Vitamin C und E

unterstützen die Wiederherstellung der Ausgewogenheit. Auch Folsäure, die Schwangeren oft in Verbindung mit Eisentabletten verabreicht wird, unterstützt die Absorption dieses wichtigen Mineralstoffs.

- Blasse Linien bedeuten allgemein, daß es an Vitalität und physischer Kraft fehlt. Ruhe und eine verbesserte Ernährung mit einem ausgewogenen Vitamin- und Mineralstoffgehalt geben den Linien ihre normale Farbe zurück.
- Bei bestimmten tödlichen Krankheiten können die Linien auch ganz verschwinden. Dies ist aber auch bei schwerem Kupfermangel der Fall, der jedoch in den entwickelten Ländern und bei westlicher Ernährungsweise selten auftritt.
- In seltenen Fällen verschwinden die Linien nach Gehirnverletzungen, tauchen nach der Heilung aber wieder auf. Die Hände von mumifizierten Menschen, die seit Tausenden von Jahren tot sind, lassen erstaunlicherweise immer noch die Hauptlinien erkennen. Als Beispiel ist in Abbildung 35 der Handabdruck einer Frau, sechs Tage nach ihrem Tod, dargestellt.

Rechts- und Linkshändigkeit

Viele Menschen wissen nicht so recht, was sie von Rechts- und Linkshändigkeit halten sollen – kein Wunder bei der Fülle von Mythen und Ammenmärchen, die im Umlauf sind. «Die Linke zeigt, womit du geboren bist, und die Rechte, was du aus deinem Leben machst» ist typisch für die Sprüche rund um die Händigkeit. Und die Tatsache, daß das Wort «links» *(sinister)* im Lateinischen gleichzeitig «unheilvoll», «ungünstig» bedeutet, hat Linkshänder jahrhundertelang zu bösen, unzuverlässigen, schurkischen Menschen gestempelt.

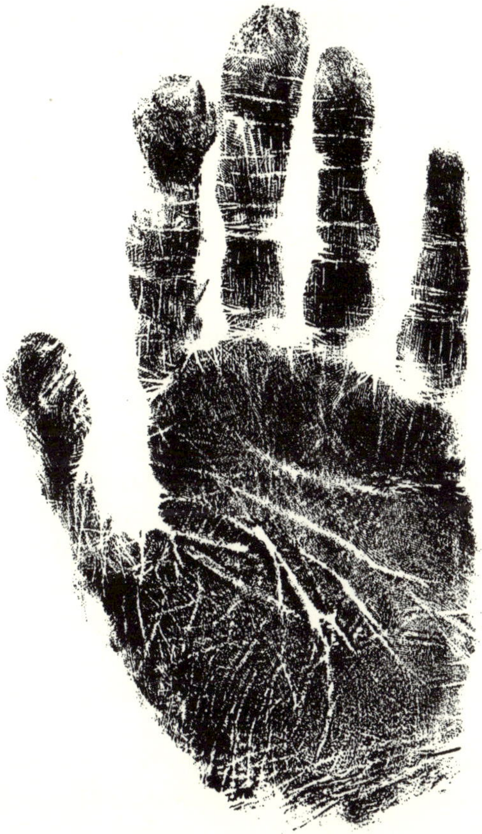

Abb. 35

Zum Glück hat die moderne Wissenschaft mit den Vorurteilen aufgeräumt und die leidgeprüften Linkshänder vollständig rehabilitiert.

Grob geschätzt sind zwischen 12 und 13 Prozent der Menschheit in der westlichen Welt linkshändig; unter diesen Linkshändern überwiegen jene männlichen Geschlechts. Außerdem hat die Hirnforschung ergeben, daß bei Links- im Vergleich zu Rechtshändern ganz einfach die Aufgaben der beiden Hirnhälften vertauscht sind. Normalerweise steuert nämlich die linke Seite die logischen und rationalen Prozesse, zum Beispiel Lesen, Schreiben und Rechnen. Die rechte Hälfte ist dagegen für Intuition und Emotionen verantwortlich, für die Kreativität in Kunst, Musik usw. Die Befehle von diesen beiden Seiten unseres Gehirns überkreuzen sich und steuern die Gegenseiten des Körpers, so daß die linke Hälfte unser rechtes Auge, das rechte Ohr, den rechten Arm, die rechte Hand, das rechte Bein, den rechten Fuß usw. steuert, während die rechte Gehirnhälfte für unsere linke Seite zuständig ist. Deshalb schreiben die meisten von uns mit der rechten Hand, sehen besser auf dem rechten Auge, kicken den Fußball mit dem rechten Fuß usw. Unsere rechte Hand ist demnach die dominante oder aktive Hand, die linke die passive. Bei Linkshändern liegt der ganze Unterschied darin, daß bei ihnen die linken Hände die dominanten sind. So einfach ist das. Nichts Boshaftes oder Dämonisches – nur eine geographische Umkehrung der Rollen im Gehirn.

Diese Fakten klären auch das Bild für die Handanalytiker und bestätigen, was diese schon lange über die Unterschiede zwischen den beiden Händen wissen. Erstens enthält jede Hand spezifische Informationen – die passive (gesteuert von der intuitiven, emotionalen Hirnhälfte) erzählt uns etwas über unsere instinktiven Reaktionen, unsere Schaffenskraft, unsere geheimen Gedanken und Gefühle oder was man unsere *Seele* nennen könnte. Die aktive oder dominante Hand (gesteuert von der logischen, rationalen Hälfte) erzählt uns etwas über unser «öffentliches» Ich, unsere *Persönlichkeit,* egal ob wir unsere Schaffenskraft ausschöpfen oder nicht. Die Informationen aus der einen und der anderen Hand unterscheiden sich also nicht nur, sie können manchmal auch kollidieren.

Bei der Analyse der Markierungen, die speziell unsere Gesundheit betreffen, ist es deshalb wichtig, die Unterschiede zwischen den beiden Händen zu erfassen, damit zwischen den beiden Befunden differenziert werden kann. Die Markierungen in den passiven Händen berichten von ererbten Anlagen, sozusagen von Schwachstellen. Sie zeigen, was passieren könnte, wenn wir Körper und Geist mißbrauchen. Die Kennzeichnungen in unserer aktiven oder dominanten Hand weisen auf die wahrscheinlichen Krankheiten hin.

Beide Hände müssen jedoch zusammen betrachtet werden, denn es können sich gut positive Markierungen in der passiven Hand befinden, die alle negativen Informationen in der aktiven ausgleichen. Wenn beide Hände an entsprechender Stelle die gleiche negative Markierung aufweisen, ist die Chance größer, daß sich eine Krankheit oder ein physischer Zusammenbruch einstellen.

Aber selbst dann können wir nicht hundertprozentig sicher sein, daß das Ereignis eintritt, denn wir dürfen nicht vergessen, daß sich Linien verändern. Und um noch einem Ammenmärchen den Garaus zu machen: Die Linien verändern sich an *beiden* Händen – links und rechts –, an der passiven Hand allerdings langsamer.

Aufbau der Linien

Im Idealfall sind die Linien, sei es die Lebens-, Kopf-, Herz- oder Schicksalslinie, klar gezeichnet, nicht zu dick und nicht zu dünn und frei von allen Behinderungen oder Störungen, wie Inseln oder Querstrichen.

- Dicke und tief eingemeißelte Linien weisen auf eine robuste physische Konstitution, viel Kraft und Energie hin. Sie lassen jedoch auch auf einen Mangel an Kontrolle über die eigene Stärke schließen; wenn es zu den typischen Vitalitätsausbrüchen kommt, verbraucht sich die Kraft schnell, und der Besitzer dieser Linien ist nicht in der Lage, seinen Schwung und seine Antriebskraft über längere Zeit aufrechtzuerhalten. Solche Personen müssen lernen, ihr Tempo zu mäßigen, nicht alle Reserven in das unmittelbar vorliegende Problem zu investieren, sondern mit ihren Energien hauszuhalten, um sich nicht gleich vollständig zu verausgaben.
- Sehr dünne, feine Linien lassen auf Zerbrechlichkeit schließen und weisen – wie bei einem dünnen Elektrokabel – darauf hin, daß bei Bedarf keine größeren Energiemengen aktiviert werden können. Besitzern derartiger Linien stehen oft nicht genügend physische oder geistige Kräfte zur Verfügung, so daß sie bei besonderen Beanspruchungen, wie in Zeiten emotionaler Krisen, unter den Belastungen zusammenklappen.
- Linien, die faserig oder verschwommen aussehen, zeigen oft mangelnde Konzentration an (Abb. 36). Menschen mit solchen Linien können ihre Energien nicht konzentrieren und neigen dazu, ihre Fähigkeiten und Kräfte zu verzetteln.

Markierungen auf den Linien

Jeder Fehler bzw. jede Markierung an der Linie, sei es eine Insel, ein Querstrich oder was auch immer, repräsentiert ein Hindernis im normalerweise glatten Energiefluß. Eine Insel in

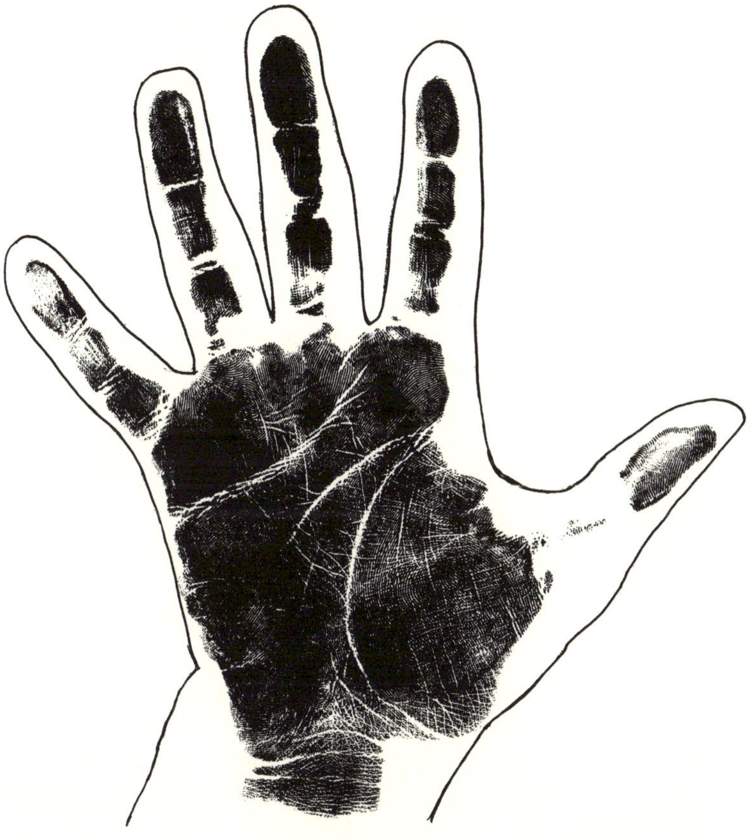

Abb. 36

der Lebenslinie kann zum Beispiel auf einen Zeitraum verweisen, da die Körperkonstitution angeschlagen ist; eine Insel in der Kopflinie bezeichnet dagegen andauernde Spannung, Sorge, Angst und Unruhe.

- *Querstriche* (siehe *a* in Abb. 37) repräsentieren in der Regel äußere Widerstände oder Hindernisse. Ein kurzer Querstrich, der eine Hauptlinie schneidet, wirkt wie ein Staudamm und stoppt den Energiefluß. Stärke, Länge und Dicke des Querstrichs sind maßgeblich für die Wirkung, die das Ereignis auf den Besitzer ausübt. Ein langer, kräftiger Strich weist auf erheblich größere Beeinträchtigung hin als ein kurzer und feiner. Der Zustand der Linie unter dem Querstrich muß genau untersucht werden, um festzustellen, ob die Behinderung einen langfristigen Schaden hinterlassen hat oder nicht. Wenn die Hauptlinie ihren Verlauf gleich hinter dem Querstrich mit gleicher Stärke und Kraft wie zuvor wiederaufnimmt, wird sich der Betreffende ziemlich schnell von negativen Auswirkungen erholen. Sollte die Hauptlinie jedoch gleich hinter der Markierung brechen, ausfransen oder eine Insel bilden, kann davon ausgegangen werden, daß die Konsequenzen die Gesundheit des Besitzers stark beeinträchtigen. Die Art der Behinderung, die der Querstrich repräsentiert, und ihre Wirkung auf den Menschen können erstens daran erkannt werden, an welcher Hauptlinie der Strich auftaucht, zweitens an seiner Stärke und drittens durch Beobachten der anderen Hauptlinien, um zu sehen, ob auch an diesen etwa um dieselbe Zeit irgendwelche Behinderungen auftauchen.
- Eine winzige Gruppe von Querstrichen, die die Linie an derselben Stelle schneiden, so daß sie wie ein *Stern* aussehen (siehe *b* in Abb. 37), weist auf einen Schock hin; die Art des Schocks hängt davon ab, an welcher Linie sich der Stern befindet. In manchen Händen sieht man Sterne frei auf einem Berg, d. h. völlig unabhängig von irgendwelchen Linien; dies sind im allgemeinen positive Merkmale, die eher etwas mit dem Charakter zu tun haben und keine eigentlichen Gesundheitsinformationen darstellen.
- *Inseln* in der Linie bezeichnen einen Energieschwund (siehe

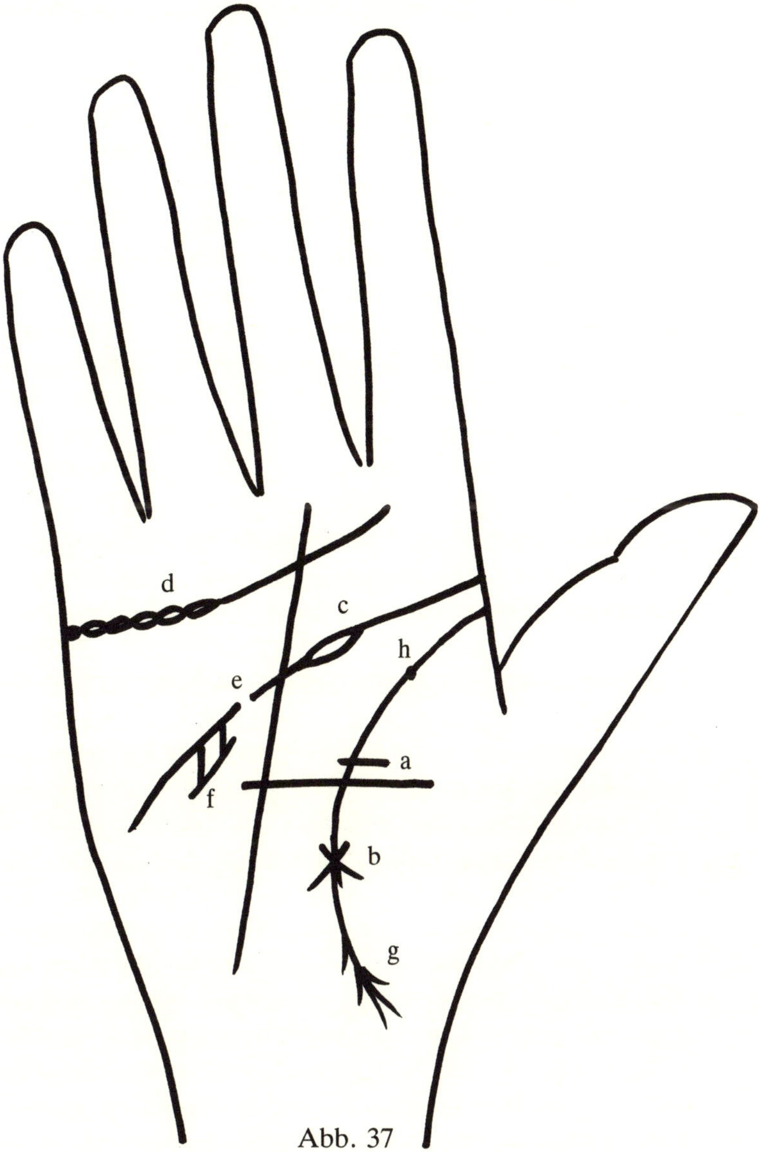

Abb. 37

c in Abb. 37). Die Gabelung des Kanals halbiert die Energie und schwächt die Hauptantriebs- und Schubkraft. Während einer Inselbildung sind Vitalität und Widerstandskraft gering, und der Mensch wird krankheitsanfällig. Die verminderte Energie beeinträchtigt intellektuelle Leistung, Gesundheit oder seelisches Wohlbefinden – je nachdem, in welcher Linie die Insel anzutreffen ist. Durch Vermessung der Insel kann man errechnen, wann die herabgesetzte Widerstandskraft voraussichtlich Folgen zeitigt und wie lang dieser Zustand vermutlich anhalten wird. Wenn auf einer Ihrer Linien eine Insel auftritt, lohnt es sich, eine Strategie der Vorbeugung zu entwickeln. Wenn Sie die Insel in Ihrer Kopflinie entdecken, läßt sich mit Hilfe von Yoga oder irgendeiner Art von Meditation der Aufbau von Streß vermeiden. Wenn Sie eine Insel in der Lebenslinie bemerken, sollten Sie vielleicht Ihre Ernährungsweise überdenken, Ihren Lebensstil radikal ändern oder sich von Ihrem Arzt einmal gründlich untersuchen lassen. Mit solchen Strategien ist es möglich, zukünftige Schwierigkeiten zu umgehen. Vielleicht werden Sie sogar feststellen, daß die Insel wieder verschwindet.

- Eine *Kette* in einer Linie ist im Grunde eine Inselreihe und weist auf eine geschwächte Lebenskraft hin (siehe *d* in Abb. 37). Kettenformationen innerhalb der Hauptlinien sind oft ein Zeichen von Mineralstoffmangel.
- *Brüche* in der Linie bedeuten Veränderungen (siehe *e* in Abb. 37). Im wesentlichen bezeichnet eine unterbrochene Linie das Ende einer Phase im Leben eines Menschen und den Anfang einer neuen. Wenn man die Stärke und Richtung des neuen Abschnitts nach dem Bruch untersucht, erfährt man, ob sich die Umstände verbessern, gleichbleiben oder ob mit Einschränkungen zu rechnen ist. Obwohl ein Bruch meist persönliche oder psychische Veränderungen anzeigt, gibt es auch Fälle, wie zum Beispiel ein Bruch

in der Herzlinie oder eine spezielle Bruchart in der Lebenslinie, wo diese Markierung den Besitzer vor der Möglichkeit eines schwerwiegenden Gesundheitsproblems warnt.

- Vier kleine Linien, die sich zu einem Viereck zusammenfügen und sich entweder direkt auf der Linie befinden oder sich mit einer Seite an die Linie anschließen, sind meist Schutzzeichen (siehe *f* in Abb. 37). Sollte sich das Viereck über einem Bruch oder einem Stern befinden, bedeutet dies, daß irgendein Glücksfall oder ein rettender Umstand die nachteiligen Auswirkungen, die durch diese Markierungen gekennzeichnet sind, mildern können. Wenn Sie sehen, daß an einer Ihrer Linien ein Viereck angefügt ist, werden Sie wahrscheinlich feststellen, daß das Leben für die Dauer dieser Markierung, zum Beispiel aufgrund größerer Arbeitsbelastung, ziemlich hart sein kann. Das Viereck symbolisiert eine Kiste oder gar Zelle und weist damit auf das Gefühl der Enge, der Beschränkung hin. Es ist jedoch nicht alles trübe und grau, weil diese Markierung ein Ende der Krise oder Belastung in Aussicht stellt. Die Vermessung der Linie, auf der sich das Viereck zeigt, gibt Auskunft über den Beginn und die Dauer der schlimmen Periode.
- *Fransen* oder *Quasten* entstehen meist am Ende einer Hauptlinie und lassen sie wie eine Feder aussehen (siehe *g* in Abb. 37). Die Feder weist auf eine Zerstreuung der Energien, eine Verzettelung, hin. Die Vitalität ist dann offensichtlich niedrig, da die körperliche und geistige Kraft nicht richtig genutzt oder in falsche Bahnen gelenkt werden. Wenn diese Markierungen auftreten, sollten Sie Ihre Kräfte sammeln, bis der normale Energiepegel wieder erreicht ist.
- *Flecken, Punkte* oder winzige, nadelstichartige *Einbuchtungen* in der Linie weisen auf eine begrenzte Periode innerer Spannung oder seelischen Stresses hin (siehe *h* in Abb. 37). Wie diese die Gesundheit beeinflußt, hängt von der Linie ab, in der die Markierungen sich befinden.

Zeitbestimmung

Die zeitliche Bestimmung von Ereignissen anhand der Linien kann eine ziemlich komplizierte Angelegenheit sein, weil es Hände in allen möglichen Formen und Größen gibt. Deshalb ist es nicht möglich, für jede Person die gleiche Skala anzuwenden, weil die Schicksalslinie einer langen Handfläche auf 150 Jahre käme, während jemand mit einer kurzen Handfläche im Vergleich dazu nur knappe 40 erreichen würde.

Um die Größe also mit zu berücksichtigen, muß die Skala für jede Hand individuell erstellt werden, d. h., sie muß komprimiert werden, um in eine kleine Handfläche zu passen, und gestreckt, um der längeren Handfläche zu entsprechen.

Dieser Aspekt der Handanalyse kann am Anfang natürlich Schwierigkeiten bereiten, es gibt jedoch ein paar Tricks oder Faustregeln, die dem Anfänger helfen werden.

Narrensicher ist folgende Methode: Halten Sie Ausschau nach einer auffälligen Markierung, die auf etwas in der Vergangenheit Geschehenes verweist, bestimmen Sie es zeitlich durch Vermessung und bitten Sie dann die betreffende Person um Bestätigung. Wenn Sie um ein oder zwei Jahre danebenliegen, justieren Sie die Skala entsprechend und legen Sie sie bei einer anderen größeren Markierung erneut an. Es dauert nicht lange, bis man den richtigen Blick dafür hat und in relativ kurzer Zeit ins Schwarze trifft.

Zukünftige Ereignisse zeitlich genau bestimmen zu können, ist vorteilhaft für die Gesundheit. Nützlich ist vor allem, daß man voraussagen kann, wann die Widerstandskraft geschwächt ist, so daß Vorkehrungen getroffen werden können.

Nicht alle Linien eignen sich zur Zeitbestimmung. Die Herzlinie zum Beispiel ist nicht zuverlässig. Auch Nebenlinien eignen sich weniger. Die besten Resultate erhält man, wenn man die Hauptlinien – Lebens-, Kopf- und Schicksalslinie – mißt.

Obwohl es möglich ist, die Linien in der lebenden Hand zu messen, ist es ratsamer, einen Abdruck anzufertigen und damit zu arbeiten. Anleitungen, wie man klar erkennbare Handabdrücke herstellt, werden im Anhang gegeben.

- Abbildung 38 illustriert, wie Ereignisse auf der *Lebenslinie* gemessen werden. Vom Innenrand des Zeigefingers bis zur Lebenslinie wird eine senkrechte Linie gezogen. Der Schnittpunkt entspricht einem Alter von ungefähr 20 Jahren. Ein Millimeter auf der Linie entspricht etwa einem Lebensjahr – obwohl dies natürlich sehr von der Handgröße abhängt. Wenn die Hand groß ist, sollte der Millimeter großzügiger bemessen sein, während das Maß bei einer klei-

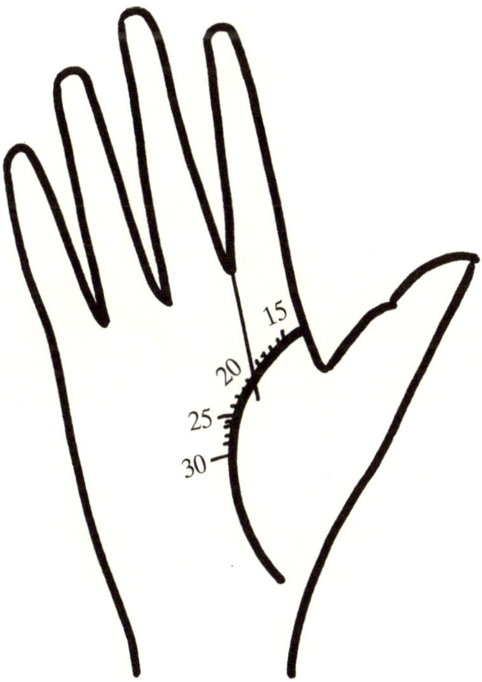

Abb. 38

neren Hand auf etwas weniger als einen Millimeter komprimiert werden sollte. Allgemein gilt: ein Millimeter ≈ zwölf Monate. Wenn man also von dem Punkt, der das 20. Lebensjahr kennzeichnet, ausgeht, entspricht ein Millimeter in Richtung Daumen dem 19. und ein weiterer Millimeter davor dem 18. Lebensjahr, bis zum Rand der Handfläche. Vom 20-Jahr-Punkt bis zum Handgelenk gerechnet, bedeutet jeder Millimeter ein weiteres Lebensjahr.

- Die *Kopflinie* wird auf dieselbe Weise unterteilt (Abb. 39). Die senkrechte Linie verläuft wiederum vom Innenrand des

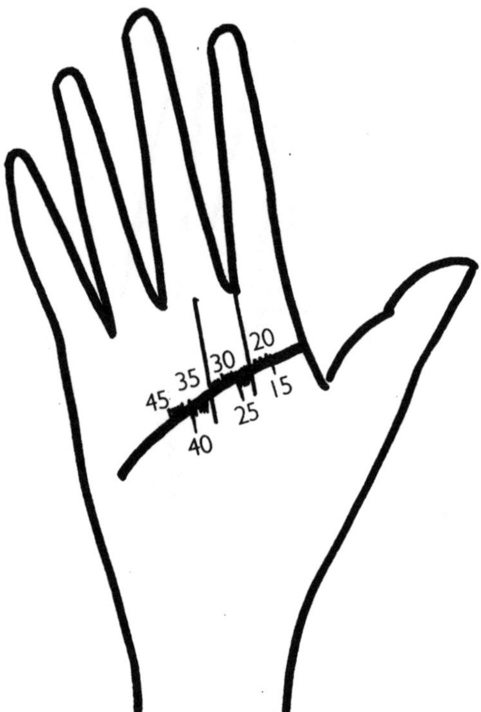

Abb. 39

Zeigefingers bis zum Schnittpunkt mit der Kopflinie, der das 20. Lebensjahr bezeichnet. Auch hier wird die gleiche Regel angewendet wie bei der Lebenslinie, d. h. ein Millimeter entspricht einem Lebensjahr – rückwärts gerechnet zur Daumenseite hin und vorwärts gerechnet über die Handfläche. Ob die Skala korrekt ist, prüft man, indem man von der Mitte des Mittelfingers eine senkrechte Linie zur Kopflinie zieht; der Schnittpunkt sollte bei etwa 35 Jahren liegen.

- Die *Schicksalslinie* wird etwas anders gehandhabt. Hier wird die Handfläche selbst vermessen, danach werden die Messungen auf die Linie übertragen. Es ist etwas komplizierter als bei den anderen beiden Hauptlinien, vor allem weil die Schicksalslinie so viele unterschiedliche Ausgangspunkte

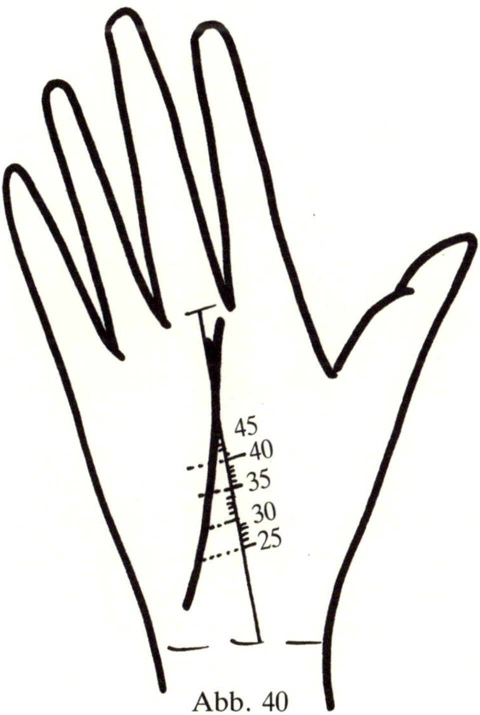

Abb. 40

hat. Bei manchen Händen beginnt sie an der Lebenslinie, bei anderen entspringt sie auf dem Mondberg. Manchmal beginnt sie fast am Handgelenk, während sie bei anderen erst nach der Kopflinie erscheint. Wegen dieser Vielfalt an Startpunkten dient die Handfläche als Konstante; die Schicksalslinie wird an die daraus resultierende Skala angepaßt. Die Handfläche wird gemessen, indem man von der oberen Hautrunzelung am Handgelenk eine senkrechte Linie bis zur Basis des Mittelfingers zieht. Die Mitte der Linie entspricht 35 Jahren. Die ganze Linie teilt man danach millimeterweise vom Handgelenk in Richtung Mittelfinger nach Lebensjahren auf. Allerdings sollte man sich dabei etwas Freiheit erlauben, weil jeder Millimeter zwischen 0 und 35 großzügig bemessen wird, die Skala von 35 aufwärts aber komprimiert werden muß, so daß jedes Jahr vom Mittelpunkt aufwärts etwas weniger als einem Millimeter entspricht. Nachdem die Jahre auf der senkrechten Linie markiert sind, überträgt man sie mit Hilfe waagrechter Linien auf die Schicksalslinie.

Gesundheitsmuster in den Hauptlinien

Die Hauptlinien sind als Lebens-, Herz- und Kopflinien bekannt, und in dieser Reihenfolge bilden sie sich auch um den vierten Monat der Fetalentwicklung. Die Schicksalslinie, die ebenfalls als Hauptlinie angesehen wird, entwickelt sich erst später. Viele Babys kommen sogar ohne Schicksalslinie auf die Welt. Sie entsteht dann erst in den Jahren nach der Geburt. Ebenso viele Babys werden mit einem kompletten Satz Hauptlinien und Nebenlinien geboren. Abbildung 41 zeigt die vier Hauptlinien.

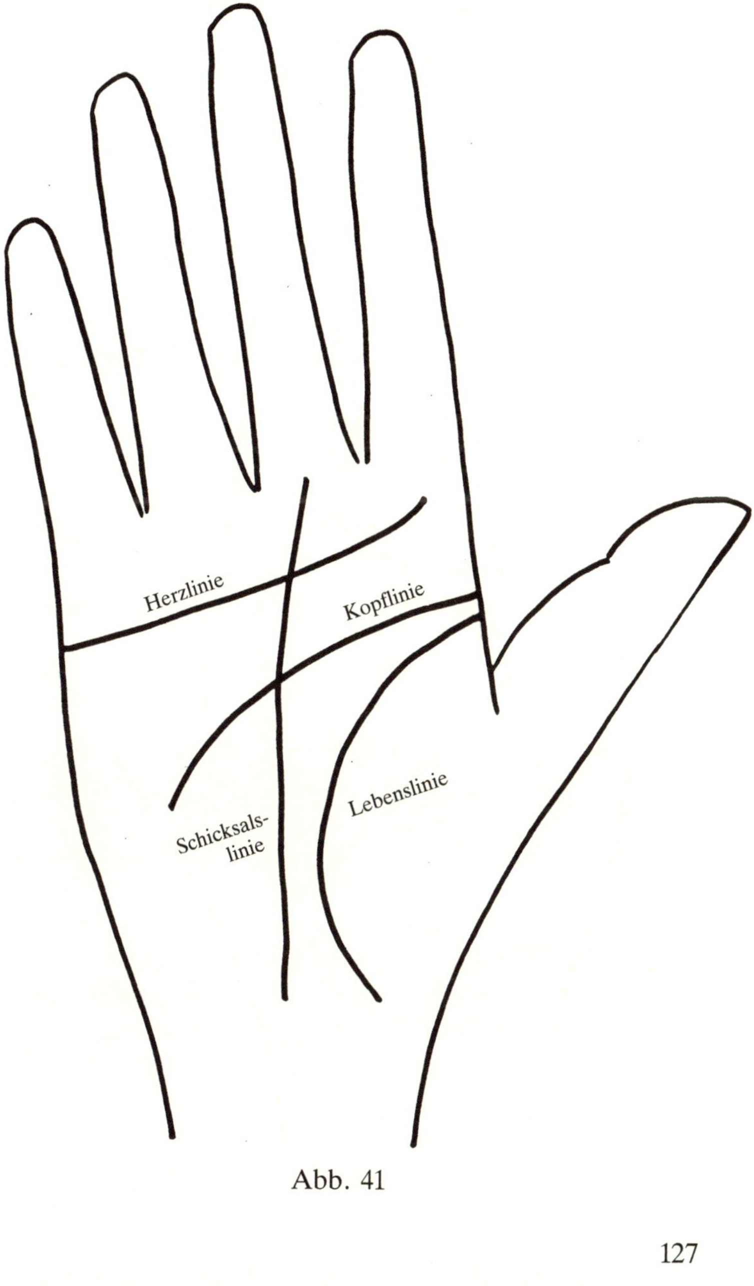

Abb. 41

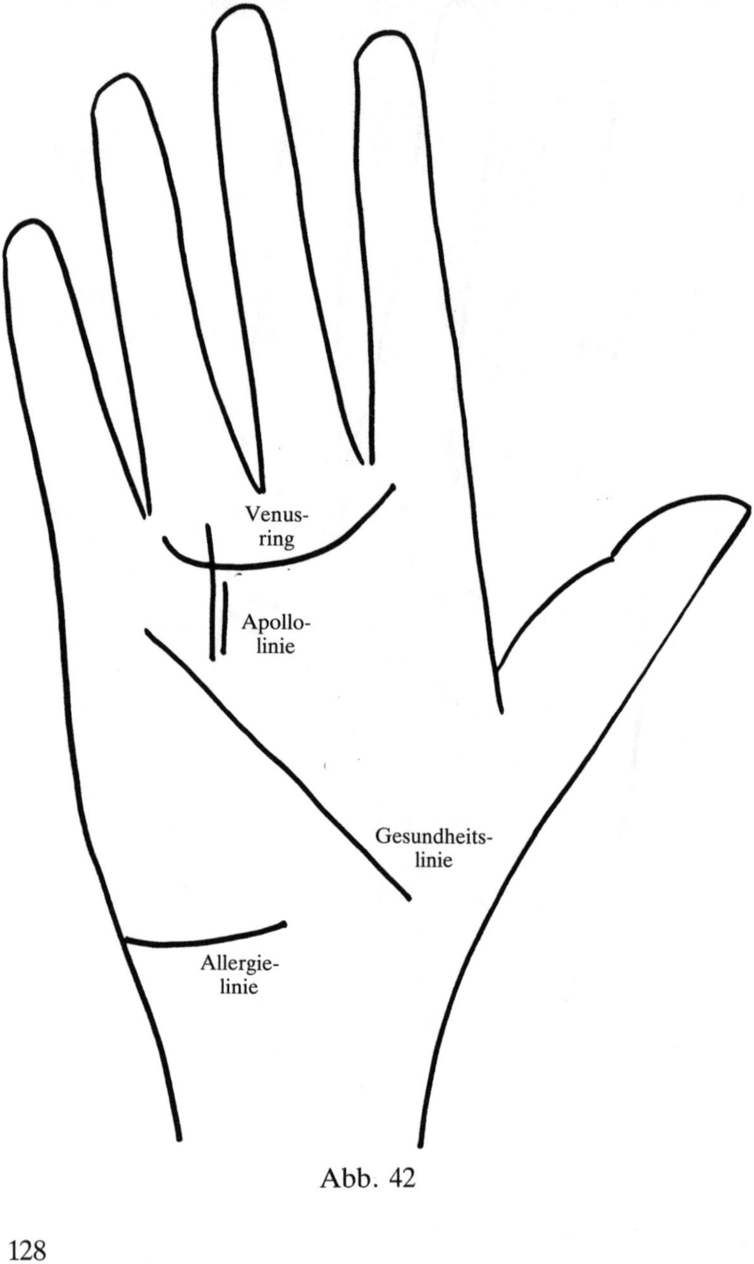

Abb. 42

Von den Nebenlinien ist es die Hepatica, auch Leberlinie genannt und als Gesundheitslinie wohl am bekanntesten, die uns eine Menge über unsere Gesundheit verrät. Es muß jedoch immer wieder betont werden, daß *alle* Linien wichtig sind und ihre Aufgabe haben. Jede trägt zum Muster unserer Gesundheit und unseres Wohlbefindens bei. Nebenlinien wie der Venusring oder die Via Lascivia sind Puzzleteile, die interpretiert werden müssen, um vom Ganzen ein klares Bild zu bekommen. Abbildung 42 zeigt die Nebenlinien der Hand.

Linienmerkmale

Der Vergleich der Hauptlinien liefert ergiebige Informationen über Energiereserven und darüber, in welchem Lebensbereich wir am meisten Energien einsetzen. Bei manchen Leuten sind die Hauptlinien alle gleichmäßig stark. Bei anderen stellt man mit Erstaunen fest, wie sehr sich eine Linie von den übrigen abhebt, weil sie kräftiger, robuster, tiefer und breiter als der Rest ist oder vielleicht eine etwas andere Farbe hat.

Wenn eine Linie besonders auffallend ist, zeigt sie an, wo das Schwergewicht liegt. Eine besonders kräftige Lebenslinie weist auf physische Stärke und Ausdauer hin (Abb. 43). Man würde sie bei einem Athleten oder besonders sportlichen Menschen erwarten.

Wenn die Kopflinie am kräftigsten ist – wie Abbildung 44 zeigt –, sind geistige Energien die treibende Kraft.

Menschen mit markanten Kopflinien denken, arbeiten geistig und fordern ihren Verstand ständig. Die körperliche Widerstandskraft kann mit dem geistigen Antrieb meist nicht Schritt halten, so daß viel Ruhe und Entspannung nötig sind.

Wenn die Herzlinie außergewöhnlich stark betont ist, kann dies bedeuten, daß der Besitzer der Hand sich eher von seinem Herz als vom Verstand leiten läßt (Abb. 45). Erregtheit, Im-

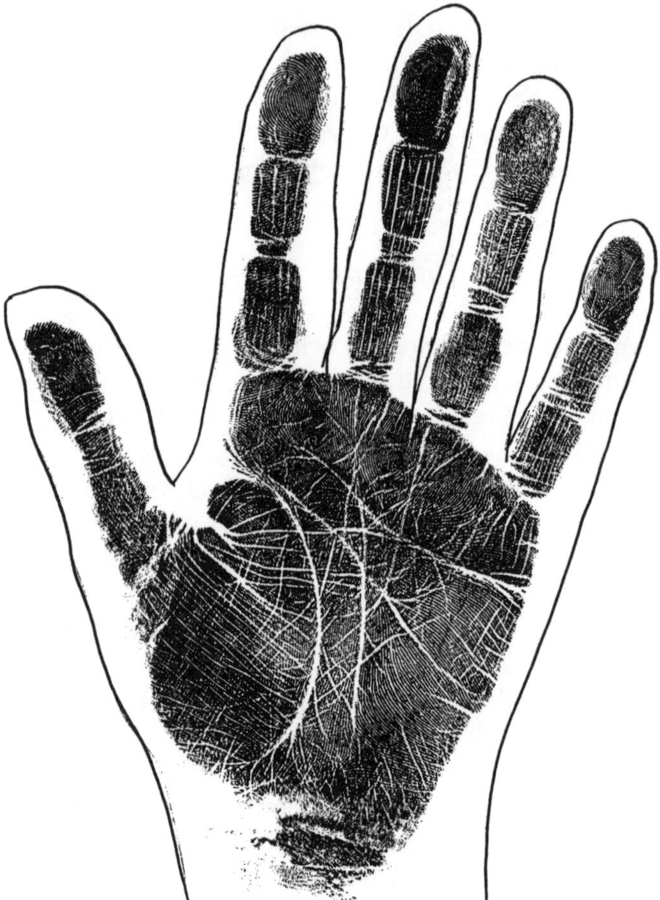

Abb. 43

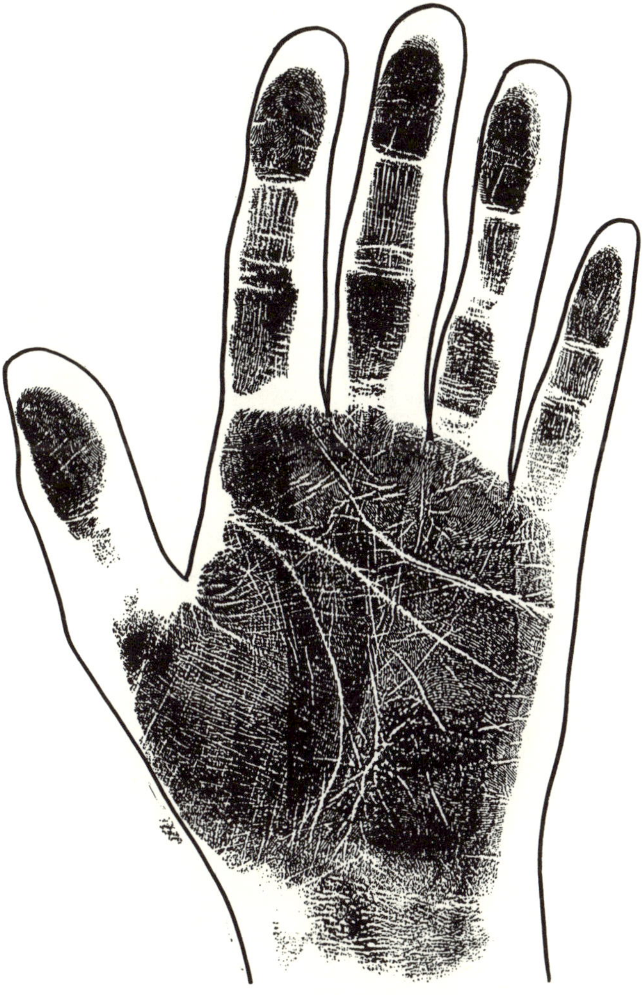

Abb. 44

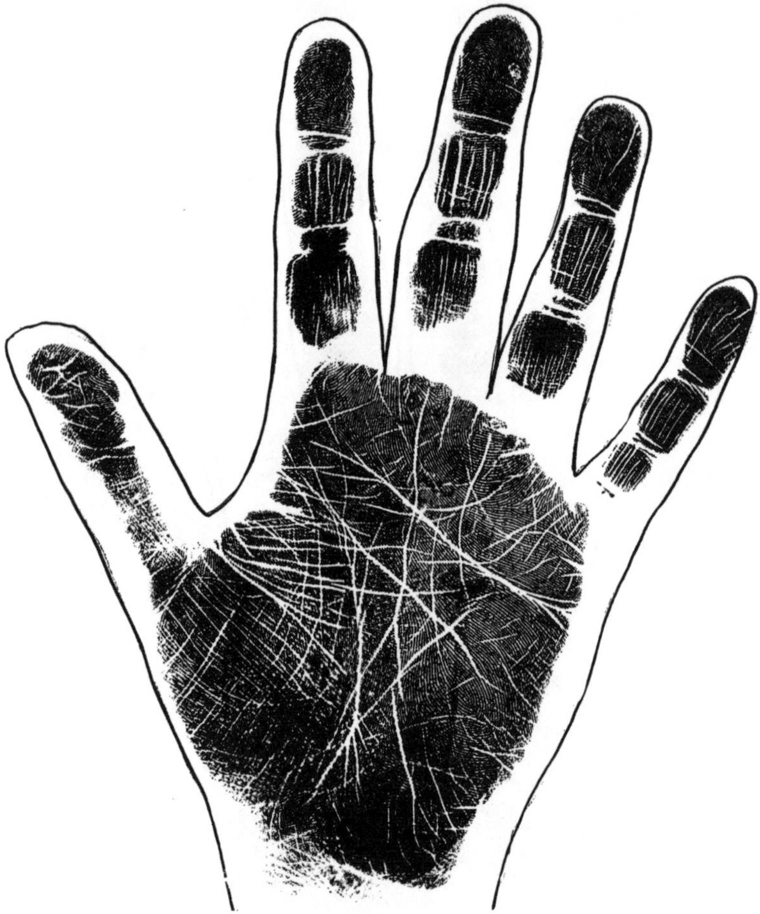

Abb. 45

pulsivität und Enthusiasmus sind für Menschen mit diesem Merkmal charakteristisch; sich vollkommen – mit Herz und Seele – in alles zu stürzen, was man gerade tut, kann zu geistiger und körperlicher Erschöpfung führen und Unfälle und Verletzungen nach sich ziehen.

Die Lebenslinie

Die Lebenslinie markiert die Qualität und den Tenor unseres Lebens. Sie widerspiegelt Veranlagung, Körperkraft und allgemeinen Gesundheitszustand. Alles, was Widerstandskraft, Wachstum und Entwicklung stört, alle physischen, emotionalen oder psychischen Beeinträchtigungen werden in dieser Linie mit spezifischen negativen Markierungen vermerkt.

Daß die Lebenslinie Langlebigkeit voraussagt, ist ein Ammenmärchen. Doch repräsentieren Aufbau und Komposition der Linie die physischen Kräfte. Kurz gesagt: Die Stärke der Lebenslinie entspricht der Stärke der Konstitution, die wiederum das Ausmaß von Ausdauer und Vitalität repräsentiert. Eine schlechtgeformte Lebenslinie mit Ketten, Inseln und Querstrichen beschreibt jemanden, dessen Lebenskraft gering ist und der somit für alle möglichen Krankheiten und Leiden anfällig ist. Eine kräftige, gesunde Lebenslinie stellt das Sprungbrett in ein aktives Leben dar.

Lage: Die Lebenslinie zieht einen Halbkreis um den Daumen. Bei manchen Händen wölbt sie sich eng um die Daumenwurzel, während sie bei anderen einen großen Bogen bis zur Handmitte beschreibt. Sie beginnt am Rand irgendwo zwischen Daumen und Zeigefinger und zieht sich über die Handfläche bis hinunter in Handgelenknähe.

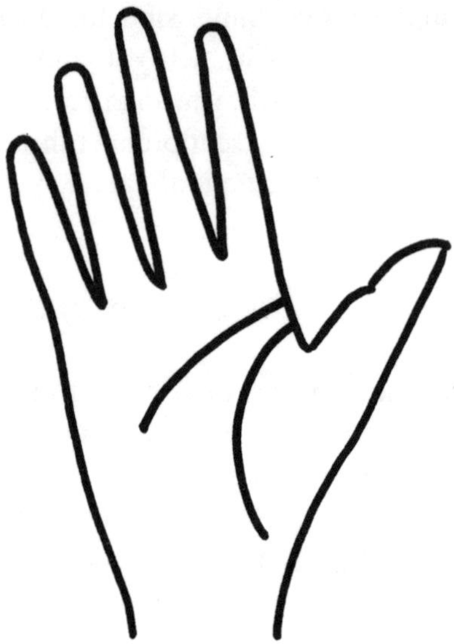

Abb. 46a

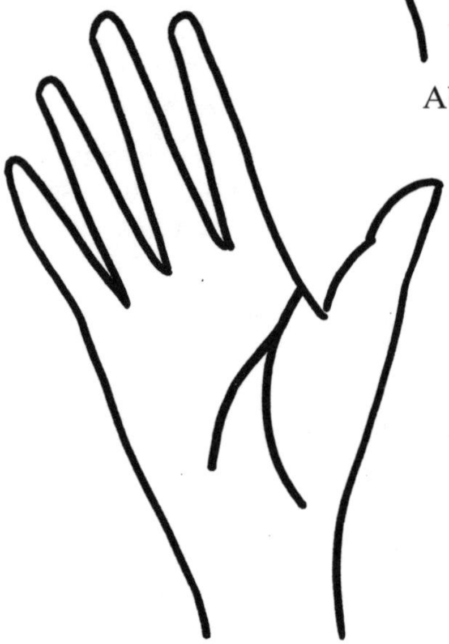

Abb. 46b

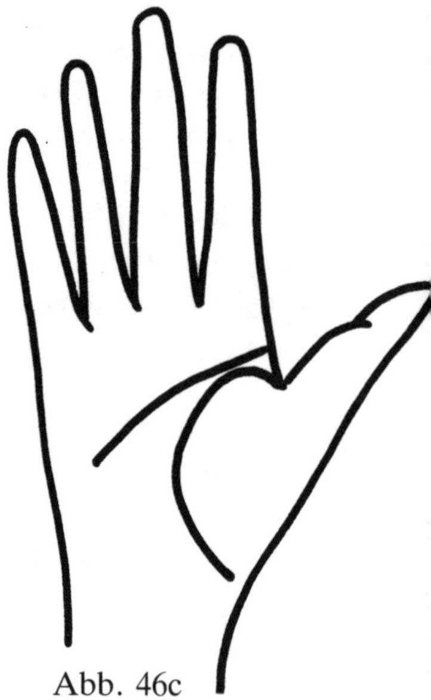

Abb. 46c

Psychologische Indikationen: Eine Lebenslinie, die in großem Abstand von der Kopflinie beginnt (Abb. 46a), weist auf eine unbekümmerte und impulsive Natur hin, also eine, die zu Unfällen und Verletzungen neigt. Eine Lebenslinie, die über eine gewisse Strecke mit der Kopflinie verbunden ist, bedeutet Empfindsamkeit und Verschwiegenheit (Abb. 46b). Bei dieser Formation kann Schüchternheit oder mangelndes Selbstvertrauen zu Zurückgezogenheit führen und die emotionale Entwicklung beeinträchtigen, das intellektuelle Potential frustrieren und manchmal sogar die Chance, ein wirklich unabhängiges Leben zu führen, vereiteln. Eine ganz andere Sache ist die Lebenslinie, die nah an der Basis des Daumens auf dem Marsberg beginnt (Abb. 46c) und sich dann nach oben wölbt, bevor sie den Daumenballen weiter umkreist. In diesem Fall ist mit Hitzköpfigkeit und Wutanfällen des Besitzers zu rechnen.

Physiologische Indikationen: Die Stärke der Linie entspricht der Stärke unserer physischen Konstitution. Eine starke, gut entwickelte Lebenslinie weist auf eine robuste Gesundheit, Vitalität und physische Energie hin. Wenn sie schwach und schlecht geformt ist und von Inseln und Brüchen unterbrochen wird, ist an eine geringe Vitalität und einen grundsätzlichen Mangel an Lebensfreude zu denken, die sich in einer geschwächten Konstitution und Krankheitsanfälligkeit äußern. Eine Linie, die durchweg uneben ist (Abb. 47), manchmal kräftig und tief aussieht und dann wieder dünn und schwach, deutet auf eine ungleichmäßige Gesundheit hin, d. h. Zeiten, in denen der Besitzer sich stark und robust fühlt, wechseln sich mit Zeiten ab, in denen es an Energie und Widerstandskraft mangelt. Dieses Hin und Her in der Lebenslinie sollte als Warnung verstanden werden: In «starken» Zeiten besteht Gefahr, sich zu viel aufzubürden und damit die Energien zu erschöpfen, wie die «geschwächten» Abschnitte

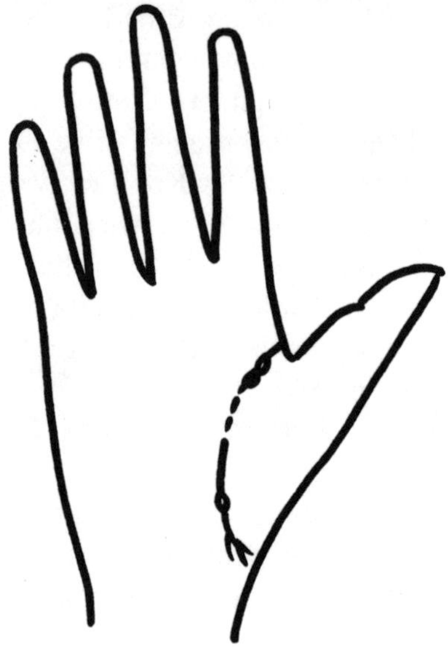
Abb. 47

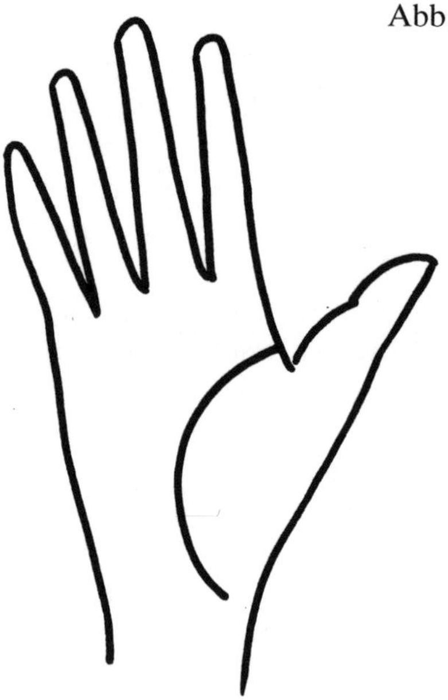
Abb. 48a

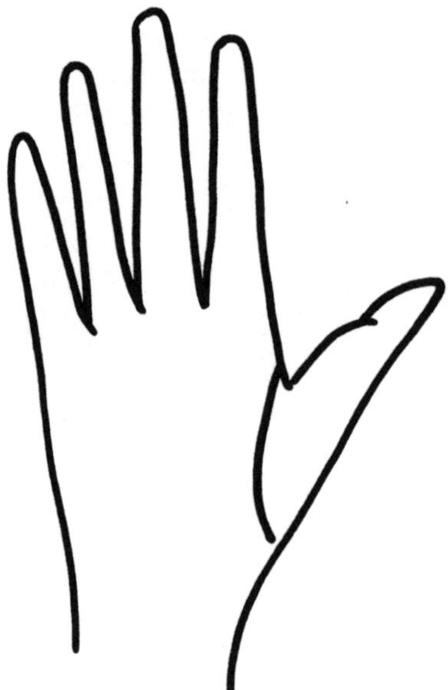
Abb. 48b

der Linie deutlich machen. Die richtige Gangart muß gefunden und für ein Ausgleich in Arbeits- und Lebensweise gesorgt werden.

Neben der Form der Linie verrät auch ihr Verlauf um den Daumenballen herum, wieviel physische Kraft vorhanden ist. Ein großer Bogen, bei dem sich die Linie bis zur Mitte der Handfläche wölbt, umkreist auch den Venusberg (Abb. 48a). Da dieser Bereich den Energiespeicher repräsentiert, verweist dieser Verlauf auf große Reserven, Widerstandskraft und eine ausgezeichnete Regenerationsfähigkeit. Wenn die Lebenslinie dagegen eng um die Daumenwurzel herumläuft, ist auch der Venusberg dünn und schwach und das Energielager somit nicht sehr groß (Abb. 48b). Eine eng verlaufende Lebenslinie deutet auf einen nicht sehr ausgeprägten Geschlechtstrieb hin. Außerdem lassen sich Empfängnisschwierigkeiten und in extremen Fällen Frigidität und Impotenz vermuten.

Länge: Viele besorgte Fragen drehen sich um die Länge der Lebenslinie, insbesondere weil eine kurze Linie angeblich auf ein kurzes Leben verweist. Die Länge der Lebenslinie entspricht in keiner Weise der Länge des Lebens. Es gibt viele alte Menschen mit kurzen Lebenslinien, während andere mit langen Lebenslinien frühzeitig sterben.

Es gibt tatsächlich nur sehr selten wirklich kurze Lebenslinien. In den meisten Fällen stellt sich bei näherer Untersuchung heraus, daß eine scheinbar kurze Linie durch eine feine Haarlinie mit einem neuen Lebenslinienabschnitt verbunden ist, und zwar entweder weiter zur Mitte der Handfläche hin oder überlappend auf der Innenseite, näher am Daumen. Es handelt sich also nicht um eine kurze Linie, sondern um einen Bruch. Psychologisch gesehen bedeutet eine unterbrochene Lebenslinie einen Richtungswechsel, eine Veränderung der Umstände im Leben der betreffenden Person. Physiologisch könnte ein Bruch auf ein ernstes Gesundheitsproblem verweisen, möglicherweise auf eine Verletzung oder eine lebensbedrohliche Krankheit. Doch ist an dieser Stelle erneut daran zu erinnern, daß sich Linien verändern, was bedeutet, daß sie auch wachsen können. Manche Babys weisen kurze Lebenslinien auf, die mit zunehmendem Alter und mit der Entwicklung des Kindes länger werden und sich festigen und kräftigen können. Handabdrücke, die in regelmäßigen Abständen von der Kindheit bis zum Erwachsenenalter untersucht wurden, beweisen, daß anfänglich schwache, inselübersäte Linien sich mit der Zeit zu kräftigen, gesunden, robusten Linien entwickeln.

Spezifische Markierungen

Alle Markierungen der Lebenslinie, die sich auf die Gesundheit beziehen, können mit ziemlicher Genauigkeit zeitlich bestimmt werden, so daß bei rechtzeitiger Entdeckung Vorkehrungen getroffen werden können, eine frühzeitige Diagnose gestellt und die Gesundheit ganz allgemein verbessert werden kann, um krankmachenden Belastungen und Strapazen vorzubeugen.

Markierungen sind meist klar eingeprägt. Bei der Analyse ihrer Bedeutung müssen jedoch alle Hauptlinien zum entsprechenden Zeitpunkt miteinander verglichen werden. Außerdem muß das Erscheinungsbild der Linie gleich nach einer unheilversprechenden Markierung überprüft werden. Wenn die Linie danach kräftig und klar ist, ist eine andauernde negative Auswirkung unwahrscheinlich. Wenn die anderen Hauptlinien ähnliche Kennzeichnungen aufweisen und die Lebenslinie nach der Markierung geschwächt oder verschwommen ist, kann die Botschaft nur heißen, daß Schritte zur Abwendung der Gefahr unternommen werden müssen. Häufig bewirkt schon eine Umstellung der Ernährung oder ein anderer Lebensstil, daß sich die Linien in der Hand dramatisch ändern. Bei solch positivem Einsatz können negative Markierungen verschwinden und die Hauptlinien wiederhergestellt werden.

Inseln kommen häufig in der Lebenslinie vor und weisen auf eine Schwächung der Konstitution hin. Je nach Position macht eine Insel auf spezifische Bereiche aufmerksam und zeigt entweder einen vorübergehenden Zustand an, der nur für die Dauer der Insel anhält, oder eine allgemeine Anfälligkeit für eine bestimmte Krankheit.

Viele Lebenslinien sind am Anfang mit der Kopflinie verbunden, und bei manchen Händen bilden sie da, wo sie sich verflechten, eine Reihe von kleinen Inseln oder einen Ketteneffekt (*a* in Abb. 49). Dieser frühe Abschnitt der Linie repräsentiert unsere Kindheit und frühen Lebensjahre, und für diese Inseln gelten zwei Interpretationen. Die erste besagt, daß Inseln auf einen Abschnitt voller Sorgen und Ängste, vielleicht eine gestörte Kindheit, verweisen – Probleme mit den Eltern, eine unglückliche Schulzeit, übermäßig viel Druck und Unsicherheit in bezug auf die Zukunft. All diese Dinge können uns als unüberwindbare Schwierigkeiten erscheinen, wenn wir jung und noch beeindruckbar sind. Die Folgen, die diese Inseln repräsentieren, können sich auch an anderer Stelle in der Hand widerspiegeln und bis ins Erwachsenendasein nachhallen.

Die zweite Interpretation hat mit der physischen Gesundheit zu tun und besagt, daß diejenigen, die an dieser Stelle Inseln aufweisen, sich mehr als üblich mit Kinderkrankheiten herumschlagen mußten. Diese Formation weist außerdem auf eine allgemeine Anfälligkeit für Bronchial- und Atemwegsprobleme hin, so daß Sie – wenn Sie am Anfang Ihrer Lebenslinie Inseln besitzen – mehr als andere zu Brustinfektionen und Krankheiten wie Asthma, Bronchitis, Sinusitis, Allergien, die die Atemwege beeinträchtigen, und alle möglichen Leiden, die mit der Lunge verbunden sind, neigen.

Inseln weiter unten auf der Linie (*b* in Abb. 49) weisen auf Rücken- und Bandscheibenprobleme hin. Wenn Sie zu den vielen Menschen gehören, die unter Rückenschmerzen lei-

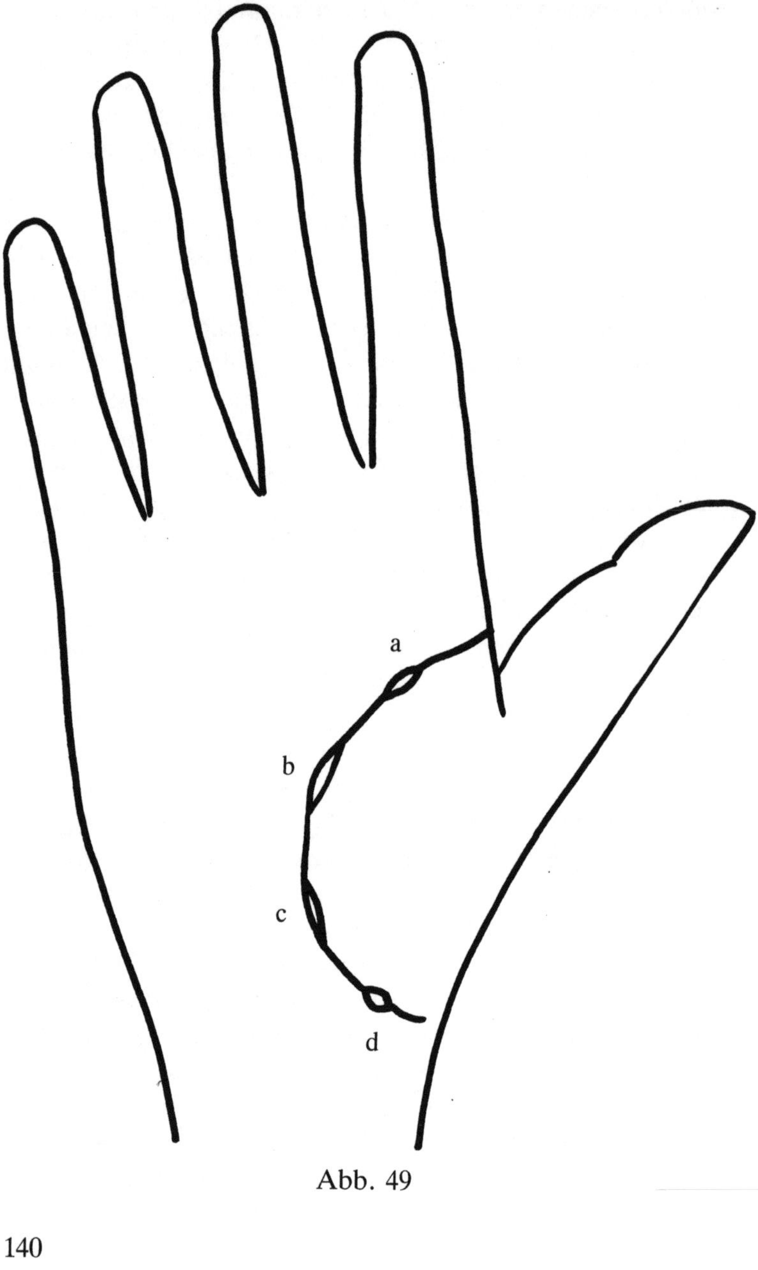

Abb. 49

den, ist wahrscheinlich in diesem Teil Ihrer Lebenslinie eine Insel vorhanden.

Noch weiter unten (*c* in Abb. 49) kann eine Insel in der Lebenslinie allgemeine Schwäche markieren, einen Zustand der Erschöpfung, der für viele Krankheiten der mittleren Jahrgänge anfällig macht. Urologische oder gynäkologische Probleme können sich auf diese Weise zeigen, aber auch Krankheiten, die den Magen-Darm-Bereich und das Kreislaufsystem beeinträchtigen.

Es wird vermutet, daß eine winzige, gutgeformte ovale Insel auf der Lebenslinie in der Nähe des Handgelenks (*d* in Abb. 49) auf eine Disposition für Krebs verweist. Diese Theorie ist jedoch nicht bewiesen und bedarf noch umfangreicher Forschung, bevor wir ihre Bedeutung bestätigen können. Wenn man jedoch erstens in Betracht zieht, daß eine Insel eine Spaltung unserer Energie reflektiert, die unsere Konstitution schwächt und uns krankheitsanfällig macht, zweitens, daß eine Insel so weit unten auf der Linie Alter repräsentiert, und drittens, daß Krebs eine Krankheit ist, die bei älteren Menschen etwas häufiger vorkommt, ist es durchaus denkbar, daß eine solche Markierung mit Krebs in Verbindung steht.

Eine Reihe von Inseln, besser als *Kette* bekannt, weist auf eine fortgesetzte Belastung der Konstitution hin, auf eine Gefährdung der Gesundheit. Ein feingegliedertes Flechtwerk, das die Linie auf halber Strecke unterbricht, kann auf Zinkmangel zurückzuführen sein.

Brüche in der Lebenslinie müssen sorgfältig untersucht werden. Manchmal ist, was wie ein Bruch aussieht, nur die Entwicklung eines neuen Linienabschnitts, der sich mehr zur Handflächenmitte hin erstreckt (Abb. 50a). In diesem Fall verweist die Markierung auf den Beginn eines neuen Lebensabschnitts, der einem neuen, breiteren Horizont entgegenführt.

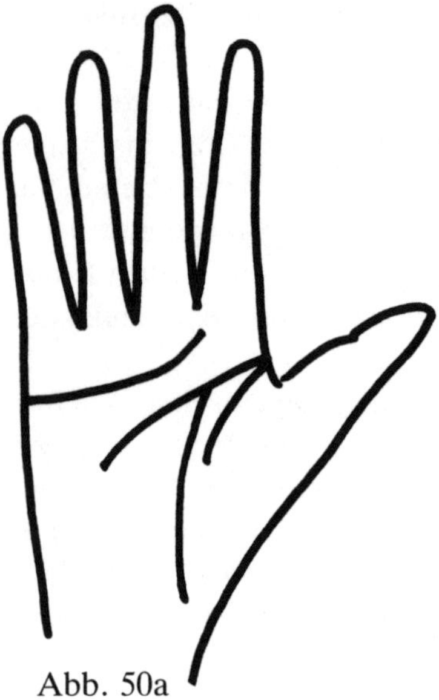

Abb. 50a

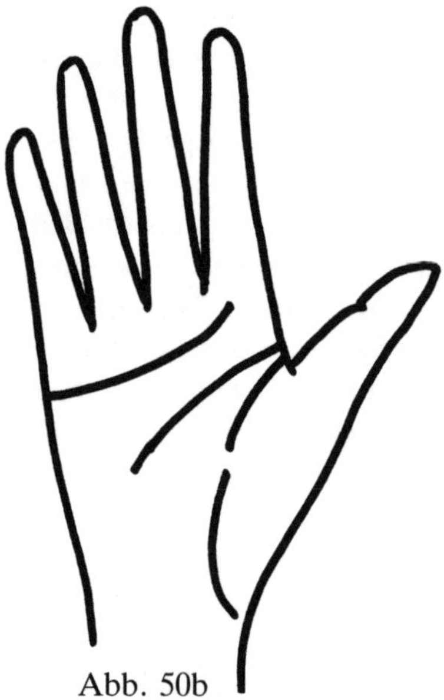

Abb. 50b

Bei einem echten Bruch, der oft auf eine Verletzung oder eine lebensbedrohliche Krankheit verweist, wird die Lebenslinie durch einen richtigen Spalt getrennt (Abb. 50b). Die frühzeitige Entdeckung dieses Bruchs und die entsprechenden Maßnahmen können bewirken, daß sich die Linie selbst repariert, bevor es zu einer ernsten Gefahr für die Gesundheit kommt.

Es ist ein großer Unterschied, ob man eine unterbrochene Linie in der dominanten oder in der passiven Hand vorfindet. In der passiven Hand weist eine Unterbrechung darauf hin, daß *möglicherweise* ein größeres Problem besteht. In der dominanten Hand hingegen bedeutet ein Bruch, daß die *Wahrscheinlichkeit*, einen schweren Unfall zu erleiden oder daß die Gesundheit in ernsthafte Gefahr gerät, *sehr hoch* ist. Noch ernster ist die Situation, wenn die Linie in beiden Händen an der gleichen Stelle unterbrochen ist. Dann ist die Botschaft klar und deutlich: Ein Zuammenbruch steht mit an Sicherheit grenzender Wahrscheinlichkeit bevor. Es sollten so bald wie möglich Maßnahmen zur Abwendung der Gefahr ergriffen werden.

Als weiterer Faktor ist zu berücksichtigen, ob eine unterbrochene Lebenslinie sich verschoben fortsetzt, wobei eine feine Haarlinie die beiden Teile häufig miteinander verbindet (Abb. 51a). Versetzte Linien sind nicht so schwerwiegend wie die reinen Brüche, verweisen jedoch auf eine Unterbrechung der Kontinuität und stellen eine größere Veränderung in der Lebensweise dar. Wichtig ist bei einer solchen Lebenslinie, daß Position und Zustand des neuen, versetzten Lebensabschnitts geprüft werden.

Wenn der neue Abschnitt kräftig und wohlgeformt ist, kommen Sie wahrscheinlich mit den neuen Lebensumständen gut zurecht und finden Ihr neues Leben vielleicht sogar besser als das alte. Wenn die Linie aber Inseln oder andere negative Markierungen enthält, könnte dies darauf hindeuten, daß Ihr neues Leben nicht ohne Schwierigkeiten verläuft. Die Veränderung kann sich also nachteilig auf Ihre Gesundheit auswirken.

Auch die Position des neuen Abschnitts gibt wichtige Hinweise auf das neue Kapitel in Ihrem Leben. Wenn sich der neue Abschnitt zur Handflächenmitte hin wölbt, weist dies auf einen großzügigeren, aktiveren und offeneren Lebensstil hin. Sollte er sich aber auf der Daumenseite befinden, so weist dies darauf

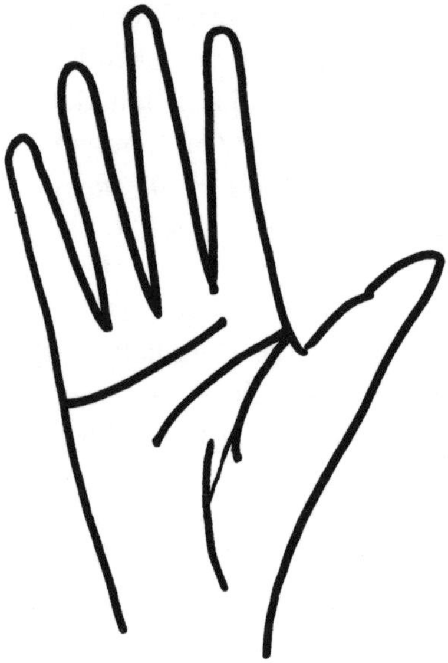

Abb. 51a

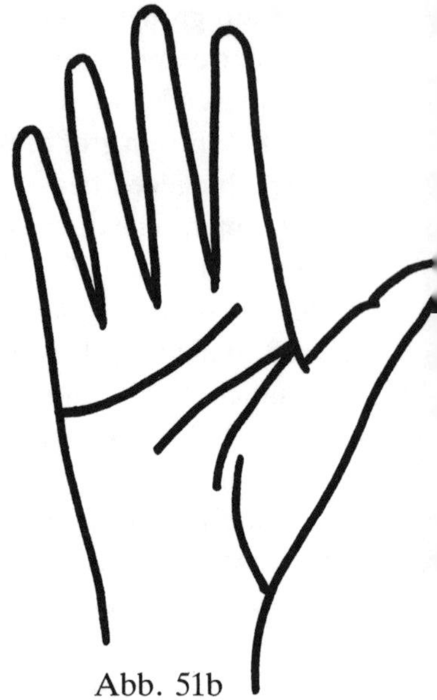

Abb. 51b

hin, daß das neue Leben physisch und/oder psychisch Einschränkungen und beengtere Lebensumstände mit sich bringt (Abb. 51b).

Wenn sich in der Lebenslinie ein Bruch, eine Versetzung oder irgendeine andere negative Markierung zeigt, muß die Linie sorgfältig untersucht werden, da möglicherweise mildernde Faktoren vorhanden sind. Dazu gehört die Formation eines *Vierecks*, das sich aus vier feinen Linien zusammensetzt und sich direkt *über* dem Bruch befinden kann (*a* in Abb. 52). Es ist ein Schutzzeichen und deutet an, daß sich der Betreffende trotz der schwierigen Umstände wieder vollständig erholen wird.

Eine weitere Schutzmarkierung, die gelegentlich vorkommt, ist die *Marslinie* (*b* in Abb. 52). Sie befindet sich auf der Innenseite

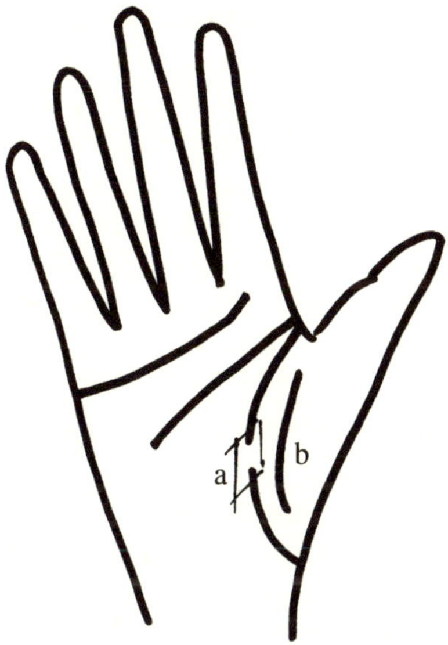

Abb. 52

(d. h. auf der Daumenseite) der Lebenslinie und verläuft, wie ein Schatten, parallel dazu. Zieht sie die ganze Strecke der Lebenslinie nach, stellt sie eine Verstärkung von Ausdauer und Lebenskraft dar, so daß sie – wenn sie neben einem Bruch in der Lebenslinie oder irgendeiner anderen negativen Markierung erscheint – als zusätzliche Unterstützung und Kräftigung der geschwächten Konstitution wirkt und die Reserven absichert. Im Hinblick auf die Gesundheitsaspekte Ihrer Hand sollten Sie diese Linie als Nachhut oder als Reservefallschirm betrachten.

Horizontale Linien, die die Lebenslinie schneiden, sind als *Traumalinien* bekannt und kennzeichnen – je nach Länge und Stärke der Linie – eine Zeit voller Streß oder emotionalen Aufruhrs (*a* in Abb. 53). Je stärker und tiefer die Querlinie, desto spürbarer ist die Wirkung. Je länger die Linie – manchmal schneidet sie sogar noch Schicksals-, Kopf- und Herzlinie –, desto stärker die Erschütterung. Kürzere, flachere Querstriche bedeuten, daß die Störung nur vorübergehend ist, und wenn auf der Hauptlinie keine negativen Markierungen folgen, sollten die Ereignisse keine langfristigen nachteiligen Folgen haben. Mehrere eng nebeneinanderliegende feine Linien sind nicht mit Traumalinien zu verwechseln; sie verweisen auf eine allgemeine Überempfindlichkeit und ein ängstliches, übersensibles und nervöses Wesen und kennzeichnen kein traumatisches Ereignis.

Wenn sich zwei kurze Striche über der Lebenslinie zu einem *Kreuz* verbinden, verweist dies auf eine Zeit physischer Gefahr, in der die Energiereserven angezapft und in gefährlichem Umfang verbraucht werden. Manche Handanalytiker sehen diese Markierung mit ihrer Schwesterformation, dem *Stern*, als ein Warnzeichen an, das auf eine Krankheit hindeutet, die einen Krankenhausaufenthalt und möglicherweise sogar eine Opera-

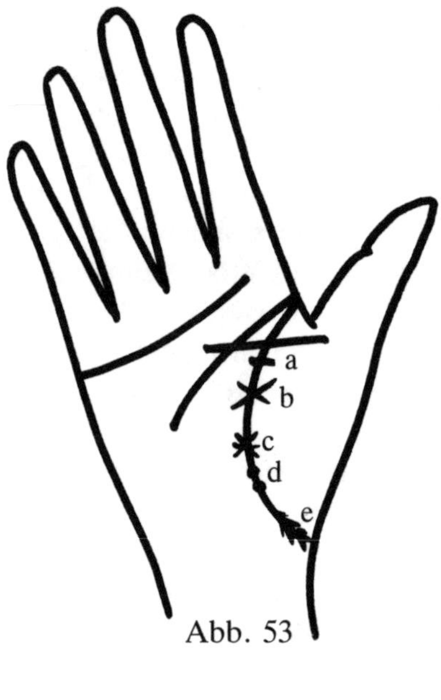

Abb. 53

tion erforderlich macht. Das Kreuz und der Stern sind in Abbildung 53 als *b* und *c* dargestellt.

Eine winzige Einbuchtung oder ein *Punkt* in der Lebenslinie kennzeichnet eine vorübergehende Schockeinwirkung (*d* in Abb. 53). Eine Krankheit, die schnell auf eine Behandlung reagiert, kann auf diese Weise markiert sein; eine Reihe von Einbuchtungen jedoch, die wie Nadelstiche aussehen, kann darauf hinweisen, daß die Nerven im Rücken und Rückenmark beeinträchtigt sind. Eine Rot- oder Blaufärbung der Nägel, der Haut oder der Linien macht den Analytiker auf Kreislaufprobleme aufmerksam, und ein Punkt, der auffallend rot oder blau erscheint, signalisiert die Möglichkeit einer organischen Erkrankung zum auf der Linie gekennzeichneten Zeitpunkt.

Wenn die Lebenslinie *ausgefranst* wirkt, weist dies auf ein Nachlassen der Energie hin, was wiederum die Widerstandskraft verringert (*e* in Abb. 53). Diese Fransen dürfen nicht mit einzelnen stärkeren, nach unten verlaufenden Verästelungen verwechselt werden, die Bewegung und Reisen bedeuten.

Die Kopflinie

Daß von unseren Gedanken eine enorme Kraft ausgeht, ist bekannt. Und wir alle wissen, wie leicht man sich einreden kann, daß es einem viel schlechter geht, als es der Wirklichkeit entspricht. Natürlich können wir uns auch selber aufmuntern, wenn wir krank sind, und uns dann viel schneller erholen. Angst und Streßerlebnisse verstärken oder schwächen sich durch Erwartungen ab.

Auch die Schmerzempfindlichkeit ist beeinflußbar. Ein Fakir zum Beispiel kann auf einem Nagelbett liegen und sich völlig unversehrt davon erheben, während Sie und ich vielleicht schon aufschreien und nach dem Erste-Hilfe-Kasten greifen, wenn wir uns mit der Nähnadel in den Finger stechen.

Unsere Gedanken – *wie* wir denken und *worüber* wir nachdenken – können chemische Stoffe und Hormone freisetzen, die für bestimmte physische Reaktionen im Körper verantwortlich sind. An der Wirkung dieser chemischen Stoffe und Hormone liegt es, wie wohl oder wie elend wir uns fühlen.

Erotische Gedanken stimulieren zum Beispiel die Freisetzung des Hormons Adrenalin, das unter anderem die Pupillen erweitert, den Herzschlag beschleunigt und das Blut durch die Adern pulsieren läßt. Endorphine – chemische Stoffe, die auf natürliche Weise im Gehirn produziert werden – werden freigesetzt, wenn wir uns verletzen. Sie mildern den Schmerz ähnlich wie eine Morphiumspritze.

Mit positiver Einstellung können wir unserem Körper helfen, sich selbst zu heilen. Mit negativen Gedanken schwächen wir unsere Verteidigungsanlagen und machen uns anfällig für jede Krankheit, die im Umlauf ist. Weil wir die geistige Fähigkeit haben, unsere Körperchemie zu steuern – die wiederum für wechselnde Stimmungslagen verantwortlich ist –, sind mentale Vorgänge so entscheidend für unser Wohlbefinden. Und diese geistigen Prozesse werden in den kleinsten Einzelheiten unserer Kopflinie registriert.

Das ist aber noch nicht alles, weil die eigentliche Konstruktion und Komposition dieser so außerordentlich wichtigen Linie auch wesentliche Informationen über die geistige Gesundheit, den physischen Zustand von Kopf und Gehirn sowie alle relevanten Einzelheiten über genetische Defekte enthält.

Wie bei allen anderen Hauptlinien, sollte die Struktur der Kopflinie mit dem Handtyp übereinstimmen. Eine Diskrepanz zeigt eine Reihe von Spannungen an, die für streßbedingte Krankheiten verantwortlich sein können. Bei einer Erdhand würde man also eine kräftige und ziemlich gerade Linie und bei der Luft- und Feuerhand eine klare und deutliche Linie mit schwungvoller Kurve erwarten. Für die Wasserhand ist dagegen eine viel feinere und stärker gewölbte Kopflinie passend.

Im allgemeinen sollte die ideale Kopflinie klar und deutlich gezeichnet, weder zu tief noch zu flach sein, und natürlich ist es am besten, wenn sie keine Mängel oder negative Markierungen wie Inseln, Brüche und Querstriche enthält. Eine klare, unversehrte Linie reflektiert ein ausgeglichenes Temperament, eine Person, die mit den Anforderungen des modernen Lebens, den Belastungen zu Hause und bei der Arbeit fertig wird und Schwierigkeiten mühelos bewältigt.

Eine breite und flache Linie spiegelt die diffuse Art, mit der das Auf und Ab des Lebens bewältigt wird. Mit einer solchen Kopflinie fällt es schwer, Energien gezielt einzusetzen. Unentschlossenheit und Konzentrationsmangel sind für diesen Linientyp charakteristisch.

Eine zarte, dünne Linie, die wie ein feiner Faden aussieht, reißt allzu leicht. Wenn Sie diesen Kopflinientyp besitzen, sollten Sie übergroßen Druck vermeiden, weil Sie unter Anspannung leicht zusammenklappen könnten. Seelische Erschöpfung ist bei einer fragilen Kopflinie immer eine Gefahr.

Typ, Ausprägung und Zustand der Kopflinie spiegeln wider, was man von sich selbst hält. Sie reflektieren das Temperament und die geistige Gesundheit. Sie decken die psychologische Seite auf und verdeutlichen die unterschiedlichen Stimmungen und Geisteszustände. Gleichzeitig wird auf den physischen Zustand aufmerksam gemacht und auf Krankheiten oder Verletzungen hingewiesen, die Kopf und Gehirn beeinträchtigen können.

Deshalb ist die Kopflinie bei der Erstellung eines Gesundheitsprofils so wichtig. Indem man begreift, was einen treibt, Einstellungen und Vorurteile bewertet, Zeiten der Verwundbarkeit bewußtmacht, versetzt man sich in die Lage, auf gesundheitsgefährdende Situationen zu reagieren oder sie zu vermeiden.

Lage: Von den Fingern aus betrachtet ist die Kopflinie die zweite horizontale Furche, die sich über die Handfläche zieht. Bei manchen Händen verläuft sie gerade (Abb. 54a), fast so, als sei sie mit einem Lineal gezogen, während sie in anderen Händen eine leichte Kurve beschreibt (Abb. 54b). Sie kann sich auch scharf abwärts ziehen, so daß sie beinahe das Handgelenk auf der Außenseite erreicht (Abb. 54c). Manchmal ist die Linie am Anfang mit der Lebenslinie verbunden (Abb. 55a), oder sie beginnt am Marsberg (Abb. 55b) unterhalb der Lebenslinie. Sie kann aber auch weiter oben und völlig getrennt von der Lebenslinie beginnen; zwischen diesen beiden Linien befindet sich dann ein breiter Spalt (Abb. 55c).

Psychologische Indikationen: Im Idealfall beginnt die Kopflinie mit einer knappen Berührung der Lebenslinie oder in winzigem Abstand darüber. Dies kennzeichnet ein ausgeglichenes Wesen, ein gesundes Maß an Selbstvertrauen und die Fähigkeit, selbständig zu denken. Beginnt die Kopflinie dagegen unterhalb der Lebenslinie, so handelt es sich um eine Person, die sich gern an andere klammert und abhängig, vorsichtig, schüchtern, empfindlich und ängstlich ist und sich zurückzieht. Vorsicht, Abhängigkeit und Gehemmtheit sind Eigenschaften, die auch für die Kopflinie zutreffen, die über eine lange Strecke mit der Lebenslinie verbunden ist und sich erst unterhalb des Mittelfingers von ihr trennt. Menschen mit einer solchen Linie gelten als Spätentwickler. Beginnt die Kopflinie in großem Abstand von der Lebenslinie, weist dies auf Unabhängigkeit, Abenteuerlust und Draufgängertum in der Jugend, und Unbekümmertheit, wenn nicht gar Tollkühnheit, während des ganzen Lebens hin.

Aus dem Verlauf der Kopflinie über die Handfläche läßt sich herauslesen, wie wir denken und die Welt begreifen.

Eine Linie, die sich waagrecht über die Handfläche zieht, verweist auf einen positiven, logischen, analytischen, manch-

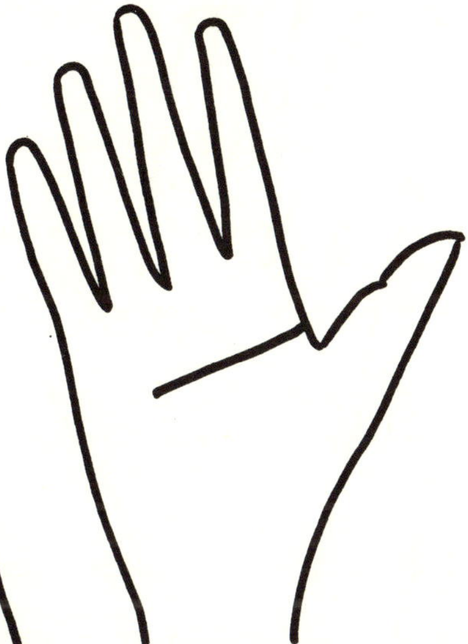

Abb. 54a

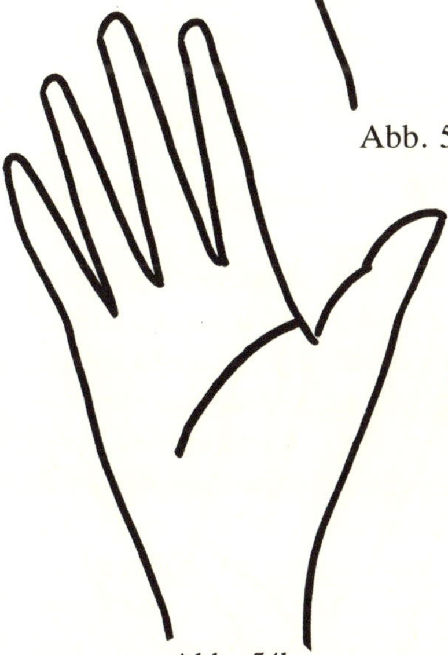

Abb. 54b

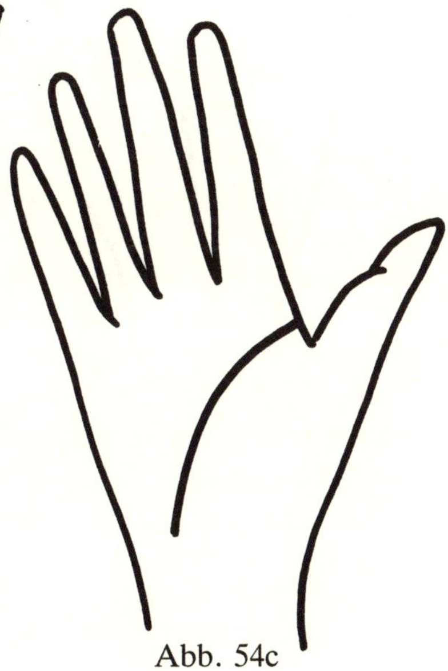

Abb. 54c

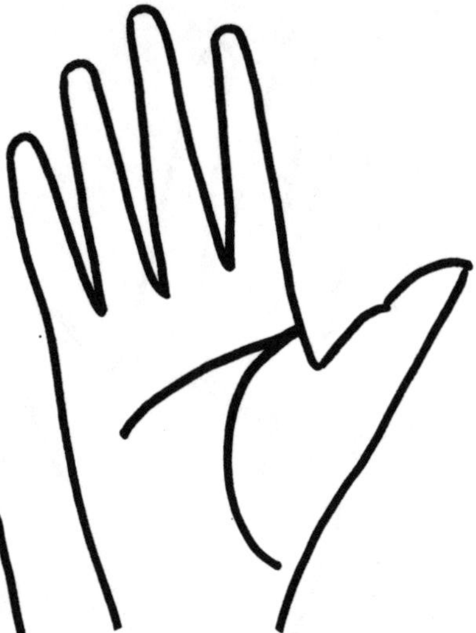

Abb. 55a

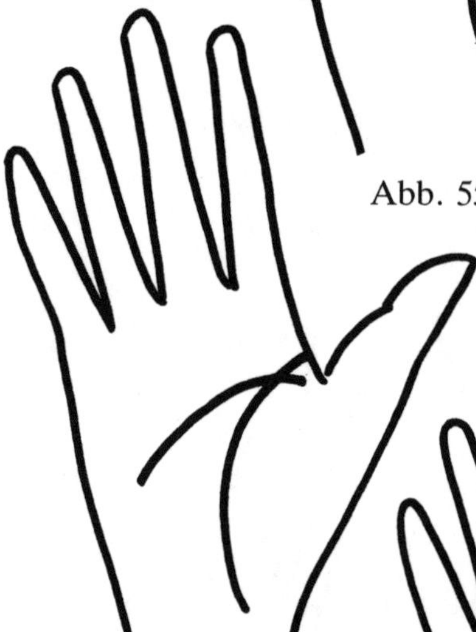

Abb. 55b

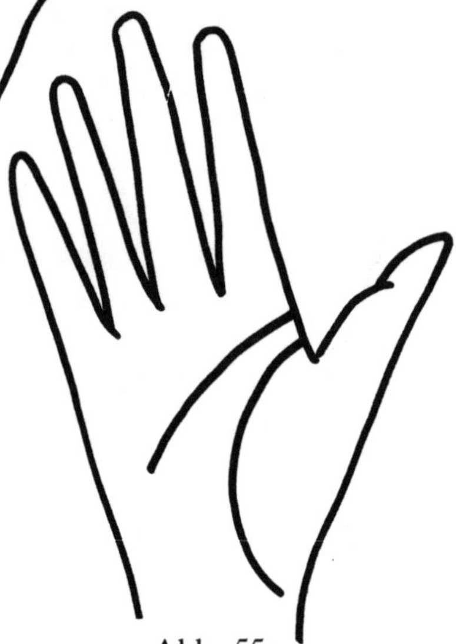

Abb. 55c

mal fanatischen Geist. Eine gerade kurze Linie wird mit einer praktischen, materialistischen und etwas einseitigen Persönlichkeit in Verbindung gebracht. Manchmal wird den Menschen, die zu dieser Kategorie gehören, auch Engstirnigkeit vorgeworfen. Es heißt, sie scheuten Veränderungen. Auch Zwangsverhalten kann zu dieser kurzen, geraden Linie gehören. Je länger die Linie, desto geistig flexibler der Mensch.

Eine sanft gekrümmte Linie reflektiert eine kreative und vielseitig begabte Persönlichkeit, jemand, der offen für neue Erfahrungen und Ideen ist und – jedenfalls, was die Gesundheit betrifft – gern mit neuen und unterschiedlichen Behandlungen und Therapien der orthodoxen und unorthodoxen Art experimentiert.

Krümmt sich die Linie jedoch sehr stark, neigt der Betreffende zu einer überschießenden Phantasie. Mit einer solchen Markierung läßt sich nur allzuleicht eine Traumwelt errichten bzw. ein völlig unrealistisches Bild des Lebens malen. Wird diese Kennzeichnung nicht auf andere Weise ausgeglichen, sind Stimmungsschwankungen und seelische Krankheiten für diesen Linientyp charakteristisch. Überempfindlichkeit, Pessimismus, Enttäuschungen, Melancholie, Neurosen, Depressionen – das alles ist typisch für eine lange, steile Kopflinie. Charakteristisch ist auch die Neigung zu Abhängigkeiten, denn diese Linie repräsentiert leichte Beeinflußbarkeit.

Es gibt zwei außergewöhnliche Kopflinienformen mit bestimmten Merkmalen, die einen direkten Bezug zur geistigen Gesundheit haben. Die erste ist die Affenfurche (Abb. 56) und die zweite die Sydney-Linie (Abb. 57).

Die *Affenfurche* bildet sich, wenn Herz- und Kopflinie zusammen verlaufen, um eine einzige kräftige Linie zu bilden, die sich horizontal – von Kante zu Kante – über die Handmitte zieht. Die Affenfurche ist bei gesunden Menschen nur sehr selten anzutreffen. Bei mongoloiden oder Personen mit anderen genetischen Defekten kommt sie jedoch häufig vor (siehe

Abb. 27, S. 90). Zusätzlich zur Affenfurche sind in der abnormen Hand auch noch andere außergewöhnliche Merkmale, wie sehr kurze, spitze Finger, kleine Daumen oder verschobene Hautleistenmuster, vorhanden. Eine solche Hand hebt sich also deutlich von der Norm ab.

In der normalen Hand weist die Affenfurche auf eine willensstarke, entschlußfähige und energische Persönlichkeit hin, jemand, der über eine ruhelose, überaktive Mentalität verfügt und deshalb schwer abschalten und entspannen kann. Im wesentlichen ist die Affenfurche ein Zeichen für *geistige* und *emotionale Intensität*. Menschen mit dieser Kennzeichnung erleben häufig Widersprüche zwischen Gefühl und Verstand. Kurz gesagt: Ihre Herzen sind mit ihren Köpfen uneins. Deshalb legen viele Menschen dieses Typs mehr oder weniger ausgeprägtes Zwangsverhalten an den Tag. Die starke Konzentrationsfähigkeit führt oft zu Einseitigkeit. Sie tauchen in eine Sache oder ein Gefühl völlig ein und schalten dabei alles um sich herum aus.

Diese Konzentration und Zielstrebigkeit beherrschen meist ihr Leben und ihre Motivation. Sie sind sehr leistungsorientiert, legen hohe Maßstäbe an und haben noch höhere Erwartungen, wobei sie, um ihr Ziel zu erreichen, sich und andere schonungslos antreiben.

Menschen mit Affenfurchen leben in Extremen – für sie ist alles entweder schwarz oder weiß, richtig oder falsch. Dazwischen existiert nichts. Dieser Art von Polarisierung ihrer Ansichten verdanken sie den Ruf, unvernünftig, überheblich und zu anspruchsvoll zu sein.

Die *Sydney-Linie* zieht sich wie die Affenfurche von Kante zu Kante über die Handfläche. Im Gegensatz zur Affenfurche verschmilzt sie jedoch nicht mit der Herzlinie, sondern existiert völlig unabhängig davon.

Während die Affenfurche bei der abnormen Hand symptomatisch für angeborene Defekte ist, die physische Anomalien

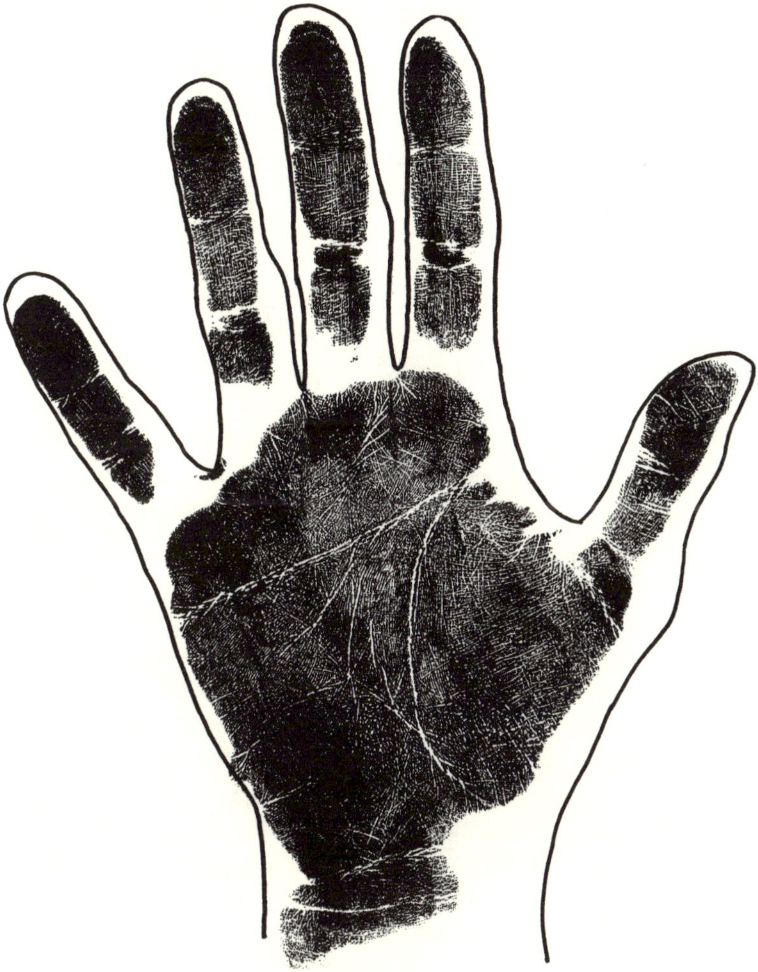

Abb. 56

und geistige Zurückgebliebenheit zur Folge haben, weist die Sydney-Linie auf Verhaltensstörungen, insbesondere bei jungen Menschen, hin. Ist diese Linie zu sehen, kann man mit aggressiven Neigungen, emotionalen Störungen und Lern-

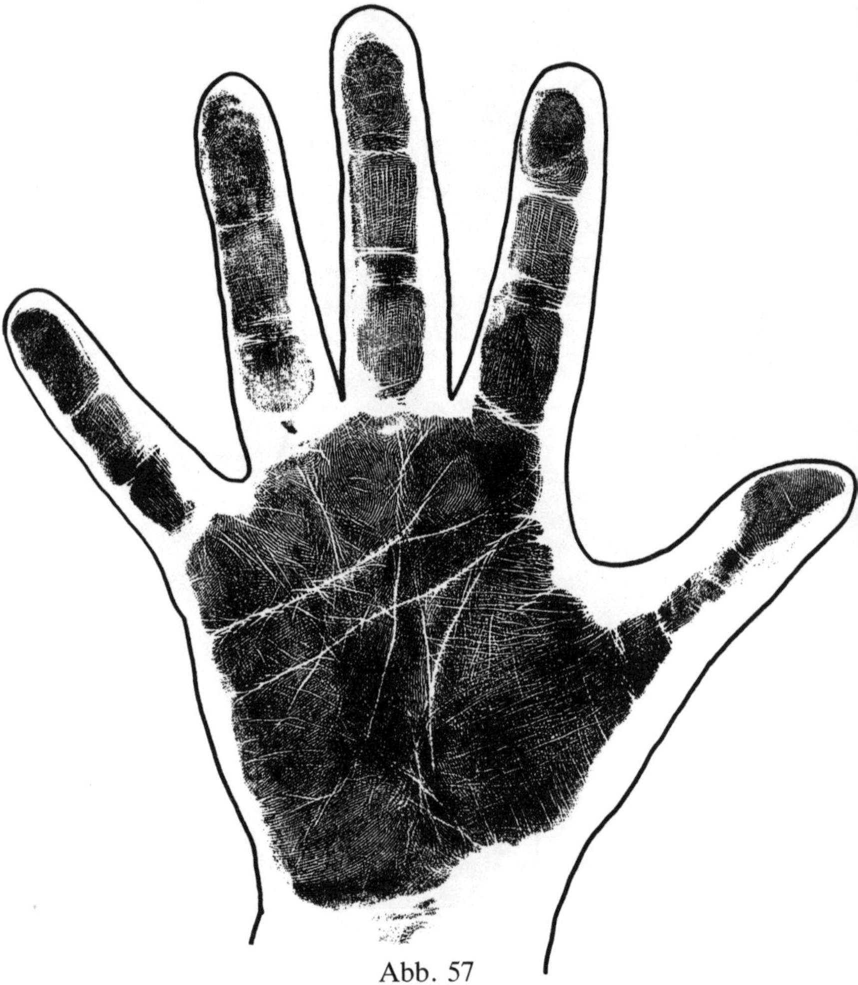

Abb. 57

schwierigkeiten rechnen. Auch hyperaktives Verhalten ist bei Kindern mit dieser Linie verstärkt zu beobachten.

Physiologische Indikationen: Die Kopflinie registriert den physischen Zustand des Kopfes, des Schädels, des Halses und

Oberkörpers. Verletzungen, Hiebe und Schläge sowie Krankheiten, die diese Bereiche beeinträchtigen, wie Fieber, Kopfschmerzen, Dementia, Lähmungen oder Gehirnschläge, sind auf dieser Linie markiert und werden im Abschnitt über die spezifischen Kennzeichnungen erörtert.

Wenn zur Affenfurche sämtliche Finger Bogenmuster zeigen und ein verschobenes axiales Triradius-Muster (wie in Kapitel 2 besprochen) dazukommt, ist an Herzfehler zu denken. Ein Triradius im oberen Teil der Handfläche, die von der Kopflinie beherrscht wird, ist allein schon ein Warnzeichen, das auf Herzprobleme aufmerksam macht, gleichgültig, ob eine Affenfurche vorhanden ist oder nicht.

Forscher haben übrigens herausgefunden, daß Kinder mit einer Sydney-Linie eher an Leukämie erkranken als andere.

Länge: So wie die Länge der Lebenslinie nichts mit der Lebensdauer zu tun hat, hat die Länge der Kopflinie nichts mit dem Intelligenzgrad zu tun. Auf die Struktur der Linie kommt es an – entsprechend dem Handtyp, in dem sie zu finden ist – und die Richtung, die sie auf der Handfläche nimmt. Beide zusammen geben Auskunft über Intelligenz und geistige Gesundheit.

Spezifische Markierungen

Inseln in der Kopflinie können entweder auf eine Anfälligkeit für geistige Störungen oder auf einen bestimmten sorgenvollen und unruhigen Lebensabschnitt verweisen. Für den Zeitraum, der der Länge einer Insel in der Kopflinie entspricht, ist der Besitzer dieser Linie geistig nicht ganz auf dem Posten, Entscheidungen lassen sich nur mit Schwierigkeiten treffen, die Gedanken sind verschwommen, und es hapert an Konzentrationsfähigkeit.

Wenn die Kopflinie an der Lebenslinie beginnt, weist die gemeinsame Strecke oft Inselbildung auf (*a* in Abb. 58); für diese gibt es – wie im Abschnitt über die Lebenslinie erörtert –

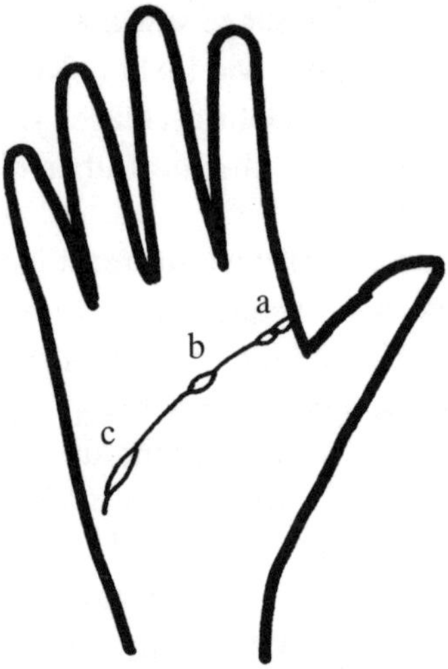

Abb. 58

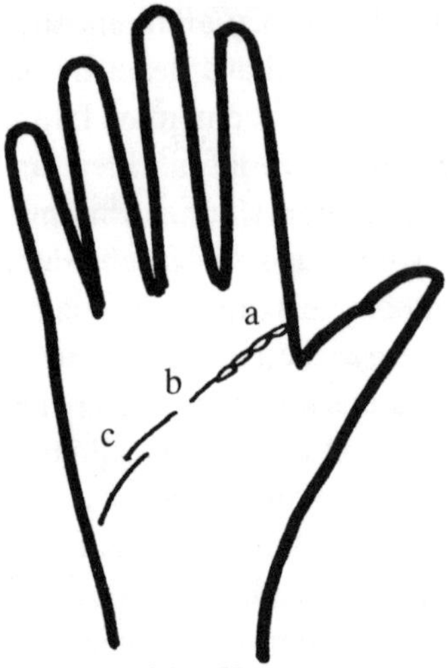

Abb. 59

zwei mögliche Interpretationen, eine physische und eine psychische. Entweder können diese Inseln auf eine Anfälligkeit für bronchiale und Atemwegsprobleme hindeuten, oder sie repräsentieren Schwierigkeiten und Ängste in den ersten Lebensjahren.

Bei manchen Händen findet sich eine Insel auf halber Strecke der Kopflinie direkt unter dem Mittelfinger (*b* in Abb. 58). Hier bedeutet diese Markierung, daß es für die Besitzer besonders schwierig ist, unter Druck zu arbeiten. Sie müssen deshalb lernen, unter besonders anstrengenden Bedingungen die richtige Gangart zu finden, sonst nimmt ihre Gesundheit Schaden, und geistige Erschöpfung ist das Resultat.

Wenn sich am Ende der Kopflinie eine Insel findet (*c* in Abb. 58), kann dies auf den Geisteszustand im Alter verweisen und alle Stufen der Behinderung von Vergeßlichkeit bis hin zu Senilität markieren. Eine Markierung an dieser Stelle kann auch auf Ängste und Sorgen im hohen Alter hindeuten.

Befindet sich eine Insel in der Kopflinie der passiven, also nicht dominanten Hand, ist der Ursprung der Sorgen meist ein emotionales Problem – Unzufriedenheit mit persönlichen Beziehungen, Unglück zu Hause, Eheprobleme. Mit diesem Merkmal geht ein gewisses Unbehagen einher, das sich schwer identifizieren läßt, denn die Probleme treten kaum je offen zutage und beherrschen das Denken nicht. Die Unzufriedenheit nagt und schabt im Hinterkopf herum und schwärzt alle anderen Aspekte des Lebens. Negative Gefühle stauen sich auf, und die Folge sind psychische Störungen.

Eine Insel in der Kopflinie weist ziemlich genau auf den Zeitraum hin, in dem die geistige Energie einen Niedrigstand erreicht, also eine spannungsreiche Zeit bevorsteht. Ein Vergleich mit den anderen Hauptlinien macht die Art der Krise deutlich – es kann Unzufriedenheit mit der Arbeit sein, wenn negative Markierungen auf der Schicksalslinie dies bestätigen, oder es kann sich um eine emotionale Krise handeln, wenn über der Lebenslinie Traumalinien festzustellen sind. Indem man sich dessen im voraus klar wird, kann man eine Strategie erarbeiten und mögliche Folgen mildern oder gar verhindern.

Eine *verkettete* Kopflinie warnt vor einer Überbeanspruchung der mentalen Reserven, weil die Geisteskräfte für die Dauer des Kettenabschnitts gering sind (*a* in Abb. 59). Das wiederum macht den Besitzer anfällig für Gesundheitsprobleme. Möglicherweise ist auch eine Störung des Mineralhaushalts für diese Formation verantwortlich. Dann sollte die Ernährungsweise überprüft werden, da der Natrium/Kalium-Haushalt aus dem Gleichgewicht geraten sein könnte.

Ein klarer *Bruch* in der Linie kann auf eine Kopfverletzung – einen Sturz, Unfall oder Schlag – hindeuten (*b* in Abb. 59). Eine Bestätigung dieses Ereignisses läßt sich an der entsprechenden Stelle in der Lebenslinie finden. Wie bei allen ungünstigen Kennzeichnungen gilt auch hier, daß der Aufbau der Linie hinter der Markierung Auskunft darüber gibt, wie die

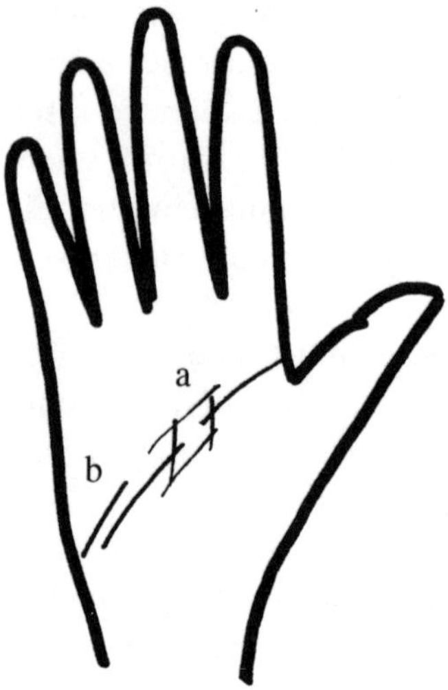

Abb. 60

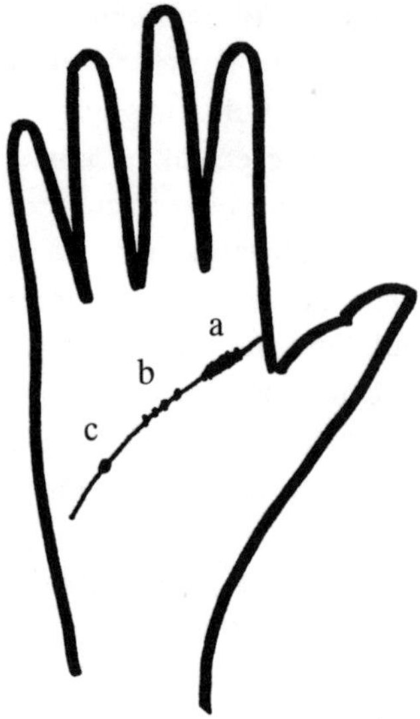

Abb. 61

Person auf die Situation reagiert. Wenn die Enden des Bruchs gegeneinander versetzt sind (*c* in Abb. 59), verweist dies wahrscheinlich nicht auf etwas Physisches, sondern eher auf eine größere psychische Veränderung, eine Änderung der Lebenseinstellung und eine Neuorientierung.

Schutz oder Verstärkung wird durch eine Reihe von Markierungen gekennzeichnet, die über dem Defekt auf der Linie erscheinen. Eine *rechteckige* Formation aus vier winzigen Linien über dem Bruch (*a* in Abb. 60) bedeutet, daß sich die Person gut erholt. Ein anderes Zeichen mit ähnlicher Bedeutung besteht aus einer *Schwesterlinie*, einem kleinen Linienabschnitt, der neben dem Fehler liegt und eine Absicherung der Energien bedeutet (*b* in Abb. 60).

Eine breite, *verschwommene, verwischte* Linie weist auf wirre Gedankengänge hin, d. h. die Unfähigkeit, klare Entscheidungen zu treffen (*a* in Abb. 61). Die Person ist intellektuell nicht in Hochform, kann vielleicht nicht klar denken, weil in ihrem Leben einfach zuviel passiert; sie hat möglicherweise auch Schwierigkeiten, in dem auf der Kopflinie markierten Zeitraum die an sie gestellten Forderungen zu erfüllen.

Es kommt häufig vor, daß sich die Verschwommenheit nur über einen kurzen Abschnitt erstreckt, der zum Beispiel die gebärfähigen Jahre einer Frau repräsentiert, die mit den besonderen Anstrengungen der Kindererziehung ausgefüllt sind. Später könnte diese Kennzeichnung auch für die Wechseljahre mit ihren physischen und hormonalen Veränderungen stehen. Während der diffusen Abschnitte gefährden Vergeßlichkeit und Müdigkeit die Gesundheit, die Energien erschöpfen sich, die physischen Reserven nehmen langsam ab, und der Mensch wird anfällig für Krankheiten.

Winzige *Einbuchtungen* wie Nadelstiche deuten auf eine Anfälligkeit für Kopfschmerzen, insbesondere Migräne, hin. Oft tauchen diese Markierungen in Gruppen auf, was bedeutet, daß eine Konzentration des Problems zu erwarten ist. Wenn Sie eine Reihe dieser Punkte auf Ihrer Kopflinie entdecken, im allgemeinen aber nicht unter Migräne leiden, lassen die Einbuchtungen Nebenhöhlenprobleme oder katarrhalische Stauungen vermuten, die den Kopf in Mitleidenschaft ziehen (*b* in Abb. 61). Oder sie zeigen zumindest an, daß Sie die Anlagen für diese Erkrankungen geerbt haben.

Ein *Punkt* (*c* in Abb. 61) ist wie eine einzelne Einbuchtung und weist auf eine akute Attacke, zum Beispiel gefährlich hohes Fieber, hin, die das Gehirn vorübergehend beeinträchtigt.

Eine *Senkung* der Kopflinie, die sich in ihrem Verlauf plötzlich nach unten richtet und ein winziges Becken bildet, bevor sie ihren normalen Verlauf wieder aufnimmt, läßt an eine depressive Zeit denken (*a* in Abb. 62). Dies wird besonders betont, wenn vom niedrigsten Punkt der Vertiefung aus eine kleine Linie nach unten verläuft. Der Zeitpunkt, an dem die Depression beginnt, und ihre voraussichtliche Dauer läßt sich messen und zeitlich bestimmen. So ist der Betroffene rechtzeitig gewarnt, auf frühe Symptome zu achten und sich auf die Situation einzustellen, bevor die Auswirkungen spürbar werden.

Bei manchen Händen verläuft die Kopflinie in einem deutlichen *Zickzack* über die Handfläche (*b* in Abb. 62). Dies repräsentiert eine veränderliche, eher wankelmütige Mentalität. Die Wellenlinie bezeichnet ständiges Auf und Ab, Aktivitätsphasen und konstruktive Zeiten, wenn die Linie ansteigt, und Flauten, wenn sie sich nach unten neigt. Wenn sie in Abwärtsrichtung auch noch kleine Senken bildet, zeigt sie an, daß ihr Besitzer zu periodischen Depressionsphasen neigt.

Querstriche, die die Kopflinie kreuzen, weisen auf Hindernisse und Rückschläge hin (*a* in Abb. 63). Die von diesen Markierungen gekennzeichneten Ereignisse beeinträchtigen eher das psychische Wohlbefinden und stellen weniger eine physische Bedrohung dar.

Eine *Stern*-Formation, die sich aus mehreren kurzen Strichen bildet, die die Kopflinie an derselben Stelle durchkreuzen, ist kein gutes Zeichen, da es auf einen Schock deutet (*b* in Abb. 63). Es kann sich dabei um einen psychischen Schock handeln, der auf eine plötzliche und unerwartete schlechte Nachricht zurückzuführen ist. Möglich ist jedoch auch ein physischer Schock, ein schwerer Schlag auf den Kopf; eine kräftige Markierung kann aber auch auf eine Neigung zu Schlaganfällen hinweisen. Was davon zutrifft, läßt sich durch andere zeitgleiche Kennzeichnungen in der Hand feststellen – eine Insel in der Schicksalslinie oder ein Querstrich, der die Lebenslinie

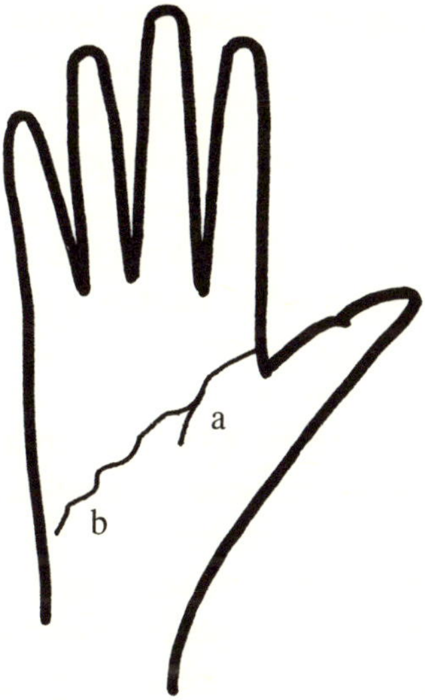

Abb. 62

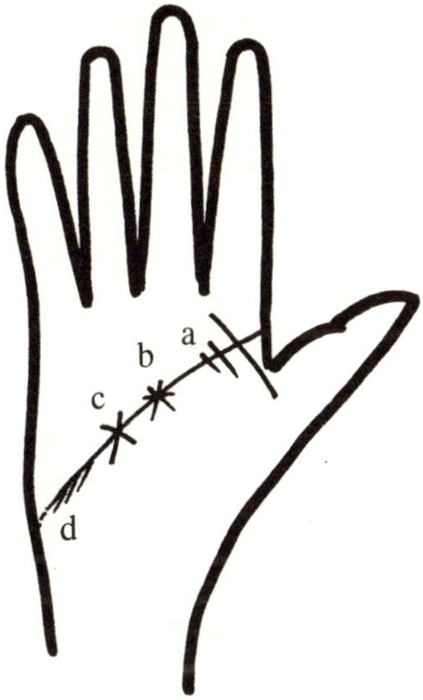

Abb. 63

kreuzt, erhärtet psychischen Schock, eine ähnliche Markierung auf der Herzlinie ein organisches Trauma. Wie bei allen Markierungen geht aus dem Abschnitt, der der Stern-Formation folgt, hervor, wie das Ereignis die Person geistig und körperlich beeinflußt.

Ein *Kreuz* auf der Linie hat die gleiche Bedeutung wie ein Stern, aber nur wenn es deutlich markiert und tief eingegraben ist (*c* in Abb. 63). Das Kreuz muß sich aus unabhängigen freien Linien – keinen Hauptlinien, wie beispielsweise die Schicksalslinie, die normalerweise durch die Kopflinie verläuft – gebildet haben.

Ein *ausgefranstes* Ende der Kopflinie, das an eine Quaste erinnert, deutet auf mentale Beeinträchtigungen hin, die auf ein Nachlassen der Gehirnfunktion zurückzuführen sind (*d* in

Abb. 63). Vergeßlichkeit, Senilität und die Alzheimer Krankheit kennzeichnen sich auf diese Weise.

Die Herzlinie

Die Herzlinie repräsentiert unsere Gefühle. Sie reflektiert, wie wir auf die Menschen unserer Umgebung reagieren und in welcher Beziehung wir zu ihnen stehen, und gibt spezifisch Auskunft über das Kreislaufsystem, das Herz als Organ und die Biochemie unseres Körpers. Wie bei den übrigen Linien gilt auch hier, daß Richtung und Formation für die Erstellung eines klinischen Gesundheitsprofils gleichermaßen wichtig sind.

Was den Linienanfang betrifft, so scheiden sich die Geister der Handanalytiker. Traditionelle Handanalytiker und -leser glauben, daß die Herzlinie unter dem Zeigefinger beginnt und in Schlagkantenrichtung verläuft. Andere glauben das Gegenteil, daß sie nämlich an der Schlagkante beginnt und irgendwo unterhalb der ersten beiden Finger endet.

Vielleicht läßt sich das Problem lösen, indem man die Merkmale der Kopf- und der Lebenslinie mit den Kennzeichnungen der Herzlinie vergleicht. Das Erscheinungsbild der Herzlinie an der Schlagkante mit ihrer Breite, ihrer Verästelung und häufig verketteten Einleitung, ihr Verlauf über die Handfläche und ihre Verdünnung zur Daumenseite hin passen zu den Merkmalen der Anfänge und Enden der beiden anderen Hauptlinien. Mit diesem Argument könnte man also die Ansicht, daß die Herzlinie tatsächlich an der Schlagkante beginnt, logisch begründen. Von hier zieht sich die Linie quer über die Handfläche, und wo und wie immer sie endet – unter dem Mittelfinger, dem Zeigefinger, auf der Gegenseite oder nach oben zu den Fingern hin – ist ausschlaggebend für die Erkenntnisse über unsere zwischenmenschlichen Beziehungen. Aufbau und Komposition dieser Linie sowie Defekte oder spezifische Markierungen geben dagegen Auskunft über Gesundheitsprobleme, die den Zustand und die Funktion des Herzens, den Kreislauf und die Blutgefäße direkt betreffen. Diese Information ist hauptsächlich in den ersten vier Zentimetern der Linie enthalten, d. h. unter dem kleinen und Ringfinger, weil dies der Bereich ist, der alles, was mit dem Herzen und der Lunge zu tun hat, beherrscht. Es muß jedoch darauf hingewiesen werden, daß alle negativen Anzeichen in der Herzlinie durch Markierungen auf den anderen Hauptlinien oder sonstige Kennzeichnungen in der Hand und in den Fingern bestätigt werden müssen, bevor man irgendwelche Schlüsse zieht oder Tatbestände verkündet, die die Gesundheit einer Person betreffen.

Wenn Sie also die Hand eines Menschen betrachten und glauben, in der Herzlinie einen Defekt entdeckt zu haben, so ziehen Sie um Gottes willen keine voreiligen Schlüsse und erschrecken Sie Ihr «Opfer» nicht zu Tode. Wenn Sie sich aber echte Sorgen machen, raten Sie der Person, einen Arzt zu konsultieren. Vergessen Sie nicht: a) Sie können sich irren; b) die Markierung kann genausogut auf eine emotionale Störung oder seelische Verletzung hinweisen; oder c) die Markierung kann auf eine Anfälligkeit für eine Krankheit verweisen – es muß nicht immer gleich eine akute Krankheitsentwicklung sein.

Die Merkmale, die mit der Anfälligkeit für Kreislaufprobleme oder Herzkrankheiten einhergehen, sind dokumentiert, unterscheiden sich aber von Hand zu Hand und von einer Person zur anderen. Häufig ist eine bläuliche Färbung der Haut, insbesondere an der Basis der Nägel. Knollige oder keulenförmige Fingerkuppen mit möglicherweise buckligen Nägeln können ebenfalls vorhanden sein. Auch fächerförmige Nägel sind Anzeichen dafür, daß jemand zu Kreislaufproblemen neigt, ebenso ungewöhnliche Fingerabdrücke oder verschobene Hautleistenmuster (zum Beispiel ein hochgelegener axialer Triradius), wie in Kapitel 2 erörtert. Bei stark verformten Herzlinien sind Schäden zu vermuten, die auf genetische Defekte zurückzuführen sind.

Lage: Die Herzlinie verläuft horizontal über den oberen Teil der Handfläche und ist die erste Linie unterhalb der Finger. Sie zieht sich von der Schlagkante zur Daumenseite und endet oft in verschiedenen Ausläufern. Manche Linien liegen tiefer als andere, einige sind gekrümmt, während andere gerade verlaufen. Diese Differenzen, was Lage und Verlauf der Linie betrifft, entsprechen den unterschiedlichen zwischenmenschlichen Beziehungen.

Psychologische Indikationen: Herzlinien können gekrümmt sein oder gerade und geben – ebenso wie ihre Länge und ihr Ende – wichtige Auskünfte über die Gefühle.

Eine gerade Herzlinie charakterisiert jemanden, der emotional kühl, reserviert und zurückhaltend ist und seine Gefühle unter Kontrolle hat (Abb. 64a).

Eine gekrümmte Herzlinie weist auf einen warmherzigen, gefühlvollen Menschen hin, jemand, der sich nicht fürchtet, das Herz auf der Zunge zu tragen (Abb. 64b). Was Herzensdinge betrifft, so läßt sich der Besitzer der geraden Linie als emotional passiv und der mit der Kurve als sinnlich und aktiv beschreiben.

Wenn Sie über eine gerade Herzlinie verfügen, lassen Sie wahrscheinlich bei der Partnerwahl den Verstand sprechen und wägen Für und Wider einer Beziehung sorgfältig ab, bevor Sie sich engagieren.

Eine Linie, die unter dem Mittelfinger endet, gilt als kurz und ist bei denjenigen zu finden, die ständig auf der Suche nach sexueller Stimulation sind (Abb. 65a). Bei dieser Hand sind die Anzeichen klar: Sex ist wichtiger als Liebe, «One-nightstands» werden einer tiefen, dauerhaften Beziehung vorgezo-

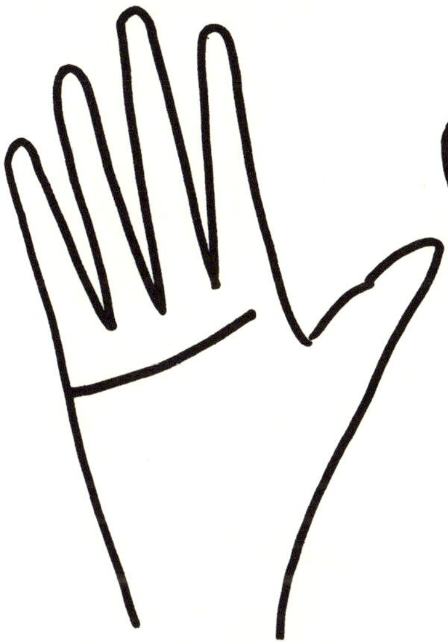

Abb. 64a

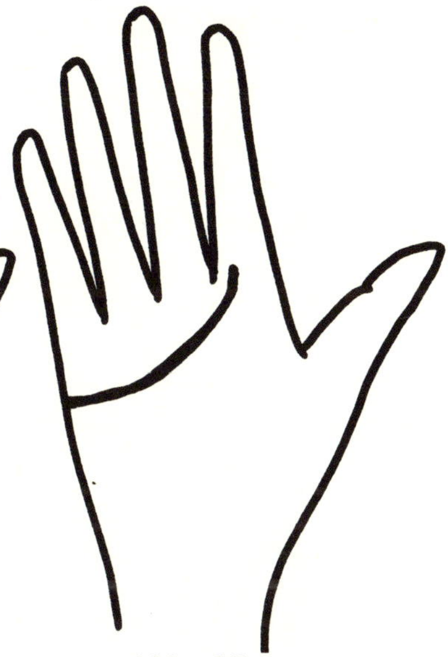

Abb. 64b

gen. Diesen Menschen graut es regelrecht vor einer Bindung oder einer Verpflichtung anderen gegenüber. Hier gibt es keine leidenschaftlichen Gefühle, keine echte Liebe (außer zu sich selbst), nicht den Wunsch zu geben oder mit jemandem zu teilen. Wenn diese Kennzeichnung nicht durch andere Markierungen gemildert wird, sind Sinneslust und persönliche sexuelle Befriedigung die vorherrschenden Instinkte.

Eine Herzlinie, die hoch oben am Häutchen zwischen Zeige- und Mittelfinger endet, muß natürlich gekrümmt sein und gehört somit zur Kategorie der aktiven Liebhaber (Abb. 65b). Ein Mensch mit dieser Linie ist zwar liebevoll und großzügig, zeigt seine Zuneigung aber lieber durch Taten als mit Worten. Wenn Sie über eine solche Linie verfügen, werden Sie Schwierigkeiten haben, den Menschen, die Sie lieben, Ihre innersten Gefühle mitzuteilen. Für Sie sind Taten wichtiger als Worte.

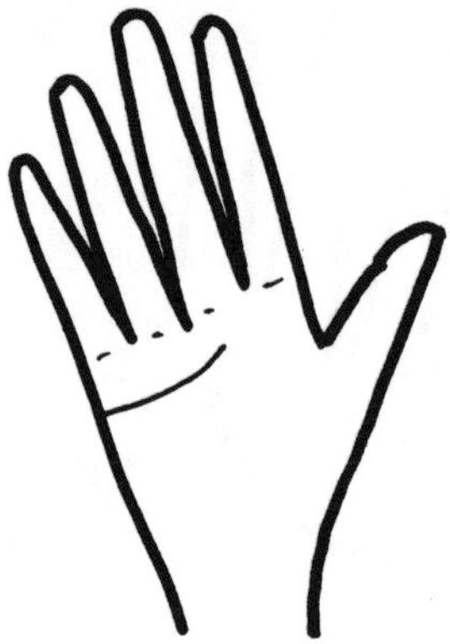

Abb. 65a

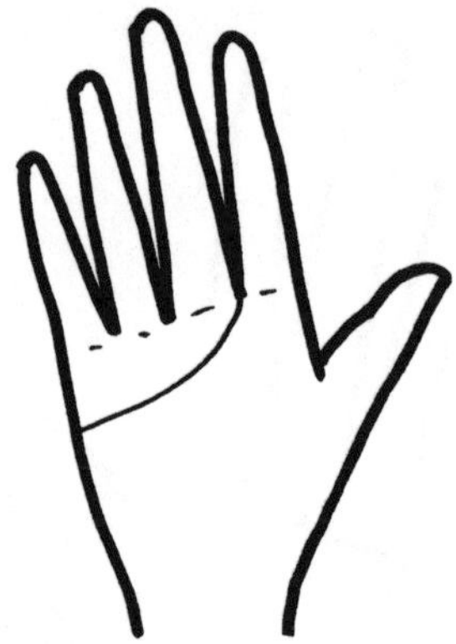

Abb. 65b

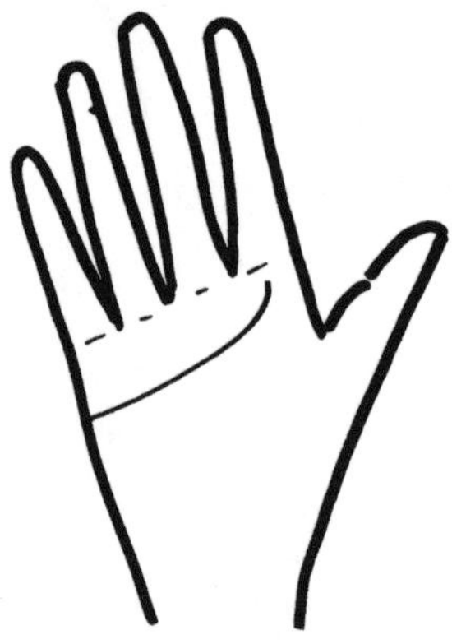

Abb. 65c

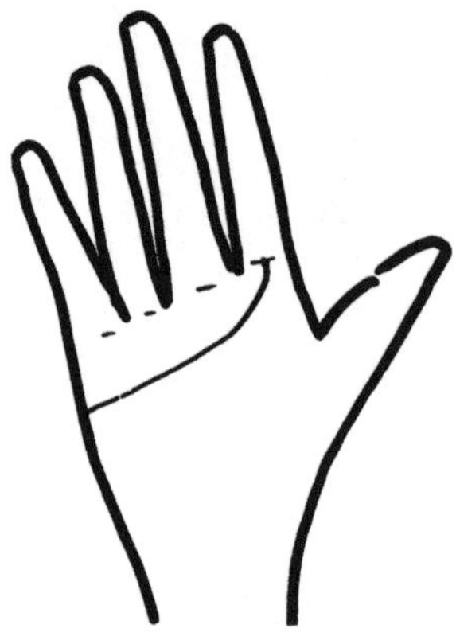

Abb. 65d

Wenn die Herzlinie direkt in der Mitte des Jupiterbergs unter dem Zeigefinger endet, handelt es sich um den ewigen Romantiker, der Liebe und Beziehungen durch eine rosarote Brille sieht (Abb. 65c). Besitzer dieses Linientyps werden oft enttäuscht, weil ihre Ideale unerreichbar sind.

Wenn die Linie sich nach oben zieht und die Basis des Zeigefingers berührt, handelt es sich um einen Menschen, der hohe Maßstäbe setzt und noch höhere Erwartungen an sich und

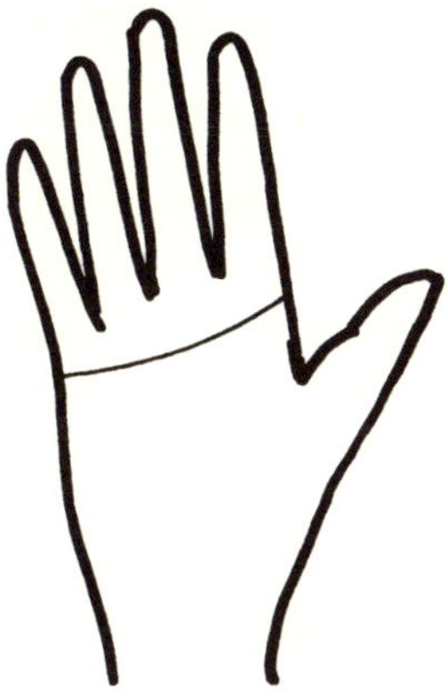

Abb. 65e

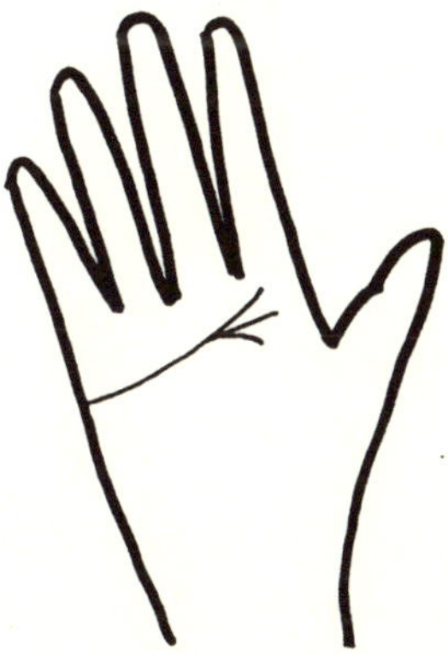

Abb. 65f

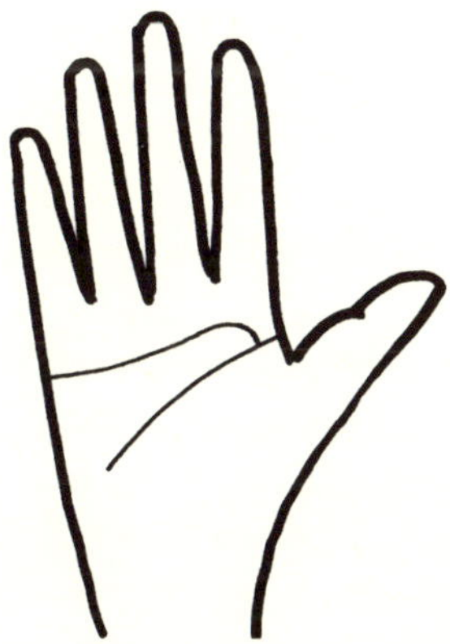

Abb. 65g

andere hat (Abb. 65d). Besitzgier ist seine Schwäche, und wenn diese Linienform nicht an anderer Stelle gemildert wird, ist er oft sehr eifersüchtig.

Menschen, deren Herzlinie sich über die ganze Handfläche erstreckt, unter dem Jupiterberg vorbeizieht und die Gegenkante fast berührt, fühlen sich meist berufen, für andere zu sorgen (Abb. 65e). Viele übernehmen ehrenamtlich Verantwortung und sind sozial engagiert. Andere sind Workaholics und stellen die Arbeit vor ihre emotionalen Bedürfnisse und die ihrer Familie.

Verästelungen am Ende der Herzlinie bedeuten Ausgewogenheit in Gefühls- und Beziehungsdingen (Abb. 65f).

Eine Herzlinie, die sich am Ende nach unten neigt und die Kopflinie berührt, charakterisiert eine sehr empfindsame Natur, leicht verletzbar, wenn Liebesaffären und Beziehungen in die Brüche gehen (Abb. 65g).

Die Affenfurche entsteht, wenn Herz- und Kopflinien miteinander verschmelzen (siehe S. 153ff.).

Physiologische Indikationen: Ungewöhnliche Formationen und größere Verformungen der Herzlinie gehen mit genetischen Defekten einher und sind in den Händen von Menschen anzutreffen, die mit schweren körperlichen Gebrechen geboren werden. Störungen im Kreislaufsystem oder Anlagen für Herzkrankheiten zeigen sich ebenfalls auf diese Weise oder durch negative Markierungen unter dem Ring- und kleinen Finger. Wie bereits erwähnt, ist die Diagnose aufgrund derartiger Formationen immer durch andere Kennzeichnungen zu bestätigen.

Länge: Die Länge der Herzlinie hat nichts mit der Lebensdauer zu tun. Die zeitliche Bestimmung – hinsichtlich Alter und Ereignissen – hat sich als unzuverlässig erwiesen. Markierungen wie Inseln und Querstriche sind zeitlich nicht festzulegen, können aber in Verbindung mit den anderen Hauptlinien gedeutet werden. Es kommt häufig vor, daß ein Strich oder eine feine Linie eine Markierung auf der Herzlinie mit einer anderen Hauptlinie verbindet. Durch Vermessung der zweiten Linie läßt sich dann der wahrscheinliche Ausbruch des Problems ermitteln.

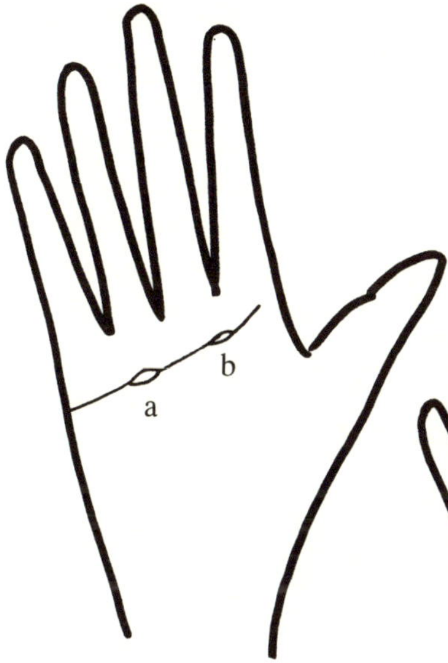

Abb. 66

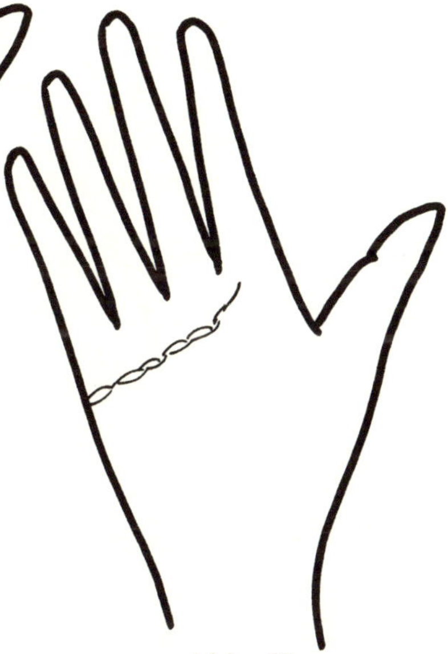

Abb. 67

Spezifische Markierungen

Inseln bilden sich bei den meisten Herzlinien an der Schlagkante. Wenn sich aber eine einzelne große Insel entweder unter dem kleinen oder dem Ringfinger befindet, die eine deutlich blaue oder rötliche Farbe hat, kann dies auf eine Veranlagung für Herzkrankheiten hinweisen (*a* in Abb. 66). Eine Insel, die unter dem Mittelfinger liegt, wird mit Schwerhörigkeit in Verbindung gebracht (*b* in Abb. 66).

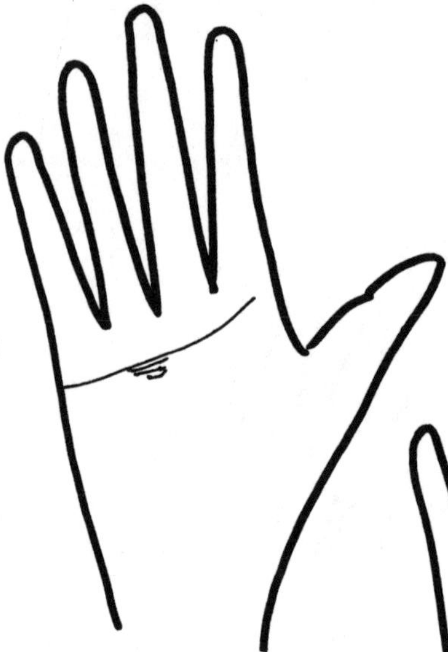

Abb. 68a

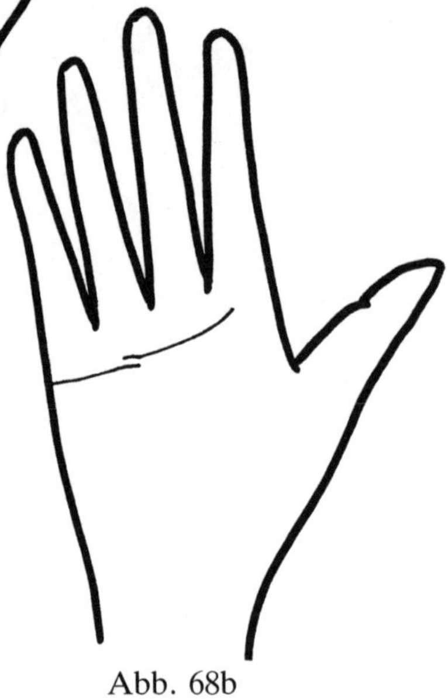

Abb. 68b

Ketten oder mehrere Inseln in der Herzlinie bedeuten nervöse oder emotionale Spannungen und Störungen. Physiologisch weisen Ketten, die sich über nahezu die ganze Länge ausdehnen, auf Herzschwäche und Kreislaufstörungen, Herzrhythmusstörungen, Herzklopfen und eine generell unregelmäßige Herztätigkeit hin (Abb. 67). Ähnlich wie bei der Kopflinie kann die Kettenformation auch hier auf eine Störung des Natrium- und Kaliumhaushalts verweisen.

Manchmal steht eine *leiterartige Reihe von winzigen Linien* unter der Herzlinie und direkt unter dem Ringfinger mit einem Kalziumfluoridmangel oder mit einer Störung des Kalzium/Magnesium-Haushalts in Verbindung (Abb. 68a). Schlaflosigkeit, eine Änderung des Schlafmusters, Angst und gesteigerte Nervosität sind für diese Störung symptomatisch.

Wie bei den anderen Hauptlinien muß ein *Bruch* in der Herzlinie sorgfältig analysiert werden, denn hier kann die Kennzeichnung eine sehr ernste Bedeutung haben. Wenn die Linie aussieht, als ob sie unter dem Ringfinger zerbrochen wäre (Abb. 68b) und wenn gleichzeitig Merkmale wie unregelmäßige Hautleistenmarkierungen, Zyanose oder blaue Nägel und/oder Fingerspitzen vorhanden sind, können ein ernstzunehmendes Herz-Kreislauf-Problem, Anlagen für eine Herzkrankheit oder sogar die Gefahr eines Herzinfarkts vorliegen. Wenn Sie meinen, dieses Merkmal entdeckt zu haben, wäre es klug, eine gründliche ärztliche Untersuchung vornehmen zu lassen.

Eine *Verästelung* der Herzlinie, die die Kopflinie berührt, kann wie eine Herzlinie interpretiert werden, die an der Kopflinie endet: als Hinweis auf ein empfindsames Wesen. Wenn die Abzweigung jedoch nicht den Anfang der Kopflinie, sondern irgendeinen anderen Punkt in ihrem Verlauf berührt, könnte sie auf eine größere emotionale Störung verweisen. Diese läßt sich zeitlich auf der Kopflinie bestimmen, wo höchstwahrscheinlich auch andere bestätigende Markierungen anzutreffen sind.

Zwei parallel verlaufende Linien, die unterhalb des kleinen Fingers und des Ringfingers von der Herzlinie abzweigen und sich dann in Richtung Mondberg ziehen, sollen auf eine Neigung zu Schlaganfällen und Lähmungen verweisen (*a* in Abb. 69).

Querstriche, die die Linie kreuzen, bedeuten vorübergehende Beeinträchtigungen und emotionale Rückschläge (*b* in Abb. 69).

Eine *Stern*-Formation aus einer Gruppe kleiner Linien, die die Herzlinie an derselben Stelle kreuzen, ist nie ein gutes Zeichen (*c* in Abb. 69). Im allgemeinen weist dieses Merkmal auf einen Schock hin und bedeutet auf dieser Linie entweder eine erhebliche emotionale Erschütterung oder die Möglichkeit eines Herzinfarkts. Natürlich muß sich dieser Befund durch andere Kennzeichnungen auf den Hauptlinien bestätigen lassen.

Auf Zahnfleischerkrankungen, Karies und allgemeine orthodontische Probleme verweist manchmal eine Gruppe *winziger Schräglinien*, die sich direkt über der Herzlinie im Abschnitt unter dem kleinen Finger befinden (*d* in Abb. 69). Ob Zahnfleischerkrankungen in manchen Fällen auf Magen- oder Leberfunktionsstörungen zurückzuführen sind, ist schwer zu sagen. Man weiß heute, daß dieselbe Liniengruppe, die Zahn- und Zahnfleischprobleme repräsentiert, auch Magen-, Darm- und Leberstörungen reflektieren kann. Solche Markierungen dürfen jedoch nicht mit den medizinischen Stigmata – eine größere Formation dreier Schrägstriche, die häufig horizontal von einem vierten durchkreuzt werden – verwechselt werden. Diese Kennzeichnung befindet sich in manchen Händen etwas höher auf dem Merkurberg. Die medizinischen Stigmata werden im Abschnitt über besondere Markierungen auf Seite 186ff. erörtert.

In einigen Händen bilden sich auf oder um die Herzlinie herum kleine, harte Klumpen oder *Knötchen*, und zwar unter dem Ringfinger entweder vor einem Herzinfarkt oder kurz danach. Diese Knötchen sind leicht zu erkennen, da sie meist den Verlauf der Herzlinie unterbrechen und sich wie ein klumpiges

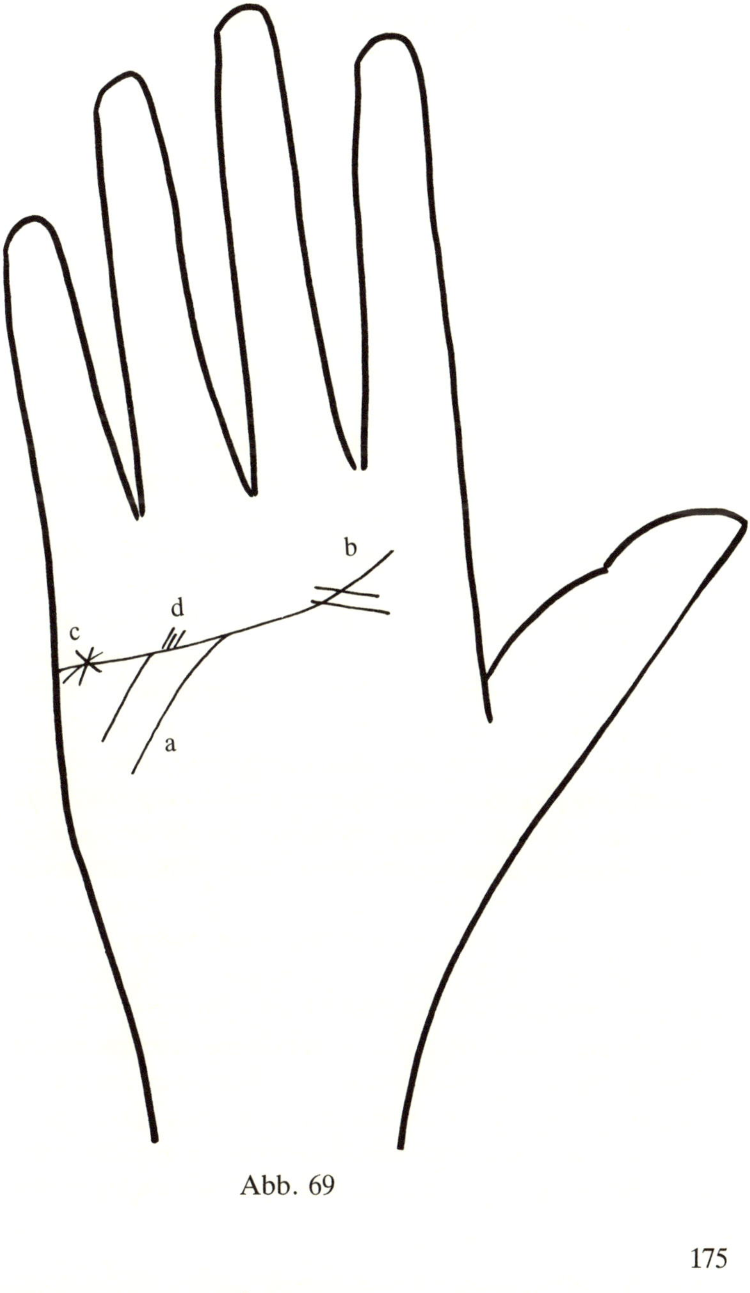

Abb. 69

Stück Narbengewebe anfühlen. Sie sind aber nicht mit Schwielen zu verwechseln, die in diesem Bereich der Handfläche oft anzutreffen sind. Und natürlich auch nicht mit den Sehnen und Knöcheln, die tief in der Hand an der Wurzel des Ringfingers liegen.

Die Schicksalslinie

Die Schicksalslinie gilt zwar auch als Hauptlinie, entwickelt sich aber in manchen Händen erst nach der Geburt. Bei vielen Babys entsteht sie jedoch gleich anch den anderen drei Hauptlinien in den ersten Monaten des Fetallebens. Und es gibt Menschen, die über eine Lebens-, eine Herz- und eine Kopflinie verfügen, aber nie eine Schicksalslinie entwickeln.

Was die chirologische Seite betrifft, repräsentiert die Schicksalslinie unsere Lebensweise. Sie verfolgt und registriert größere Veränderungen im Leben, unsere Einstellung zur Arbeit und Einflüsse, die auf unser Leben einwirken, gibt Auskunft darüber, ob wir gesellig sind oder nicht, über unser Bedürfnis nach Sicherheit, und als Saturnlinie beschreibt sie, wie wir auf Verantwortung reagieren und damit umgehen.

Weil sie eine zentrale Linie ist, wirkt sie als Angelpunkt oder Stabilisator. Sie funktioniert gewissermaßen als innerer Prozessor, indem sie alle Aspekte des Charakters und der Persönlichkeit zusammenzieht und miteinander verschmelzt. Sie vertritt jenes Element des gesunden Menschenverstands, das kontrolliert und ausgleicht, das Für und Wider unseres Handelns und unserer Wünsche abwägt und Lücken füllt.

Wo immer sie auch entspringt – ihre Gegenwart bezeugt den Beginn eines Gefühls für Stabilität und Verantwortung, für das Schlagen von Wurzeln im wörtlichen und übertragenen Sinn. So wie sie sich in der Mitte der Handfläche emporzieht, kann sie als Firststange betrachtet werden; ihre Stärke oder Schwäche, ihre Festigkeit oder Brüchigkeit, ihre Geradheit oder Krümmung entspricht dem Maß an Stabilität und Verstand, das wir im Leben zu besitzen glauben, oder dem Ausmaß an Sicherheit, das wir uns wünschen oder besitzen.

Auch zur Erklärung der übrigen Funktionen, die vom medizinischen Standpunkt aus wichtig sind, nämlich ihre Rolle als Stütze oder Ergänzung insbesondere der Lebenslinie, aber auch von Kopf- und Herzlinie, hilft es, sie sich als Firststange eines Zeltes vorzustellen.

Ist die Lebenslinie zum Beispiel durchbrochen, dünn oder an irgendeinem Punkt negativ markiert, kann eine kräftige Schicksalslinie zum entsprechenden Zeitpunkt Schwachstellen oder eine Lücke in unserer physischen Verteidigung auffangen. Eine stellenweise vervielfältigte Schicksalslinie – die einen frenetischen Aktivitätsdrang repräsentiert – findet ihre Entsprechung manchmal in einem verwischten Kopflinienabschnitt, der auf Streß durch Überarbeitung verweist. Ein Depressionszeichen in der Kopflinie wiederum kann die Bedeutung einer Insel in der Schicksalslinie dahingehend klarmachen, daß für die betreffende Person die Arbeit bzw. ihre Unzufriedenheit damit ein ernstes Problem darstellt.

Deshalb ist es von großer Wichtigkeit, daß die Linien ständig gegeneinander abgewägt und in jeder Phase der Analyse miteinander verglichen werden. Das gilt ganz besonders für die Schicksalslinie – diesen Reflektor von Ereignissen, dieses Archiv geistiger, physischer und emotionaler Details, dieses stützende und aufrechterhaltende Element, diese Firststange, an der unsere Hoffnungen und Bestrebungen hängen, unsere treibende Kraft, die Fähigkeit, unser Leben und unser Schicksal in die Hand zu nehmen und zu steuern.

Lage: Unter allen Linien ist die Schicksalslinie eine Art Einzelgänger. Sie wird vom Handgelenk zu den Fingern hin gelesen, kann aber eine Reihe von Startpunkten haben und ganz unterschiedlich abschließen. Manchmal erstreckt sie sich über die ganze Handfläche; manchmal taucht sie nur kurz auf und verschwindet dann wieder.

Die Linie kann direkt in der Mitte am Handgelenk beginnen, sie kann an der Lebenslinie wurzeln, am Mondberg entspringen oder sich an vielen anderen Stellen auf der Handfläche weiter oben bilden. Ihr vorgesehener Abschluß befindet sich auf dem Saturnberg unter dem Mittelfinger, sie kann sich aber auch bis zum Jupiterberg unter dem Zeigefinger ziehen oder zum Apolloberg unter dem Ringfinger. Sie kann sich verlieren, bevor sie den oberen Handflächenrand erreicht, oder an der Kopf- oder Herzlinie enden.

Zum Glück lassen sich die Zeiten auf der Schicksalslinie recht genau bestimmen, so daß die Start- und Endpunkte sowie der Anfang und die Dauer der Markierungen mit Gewißheit ermittelt werden können.

Psychologische Indikationen: Vom psychologischen Standpunkt aus betrachtet erklärt uns die Schicksalslinie, wieviel Einfluß wir gefühlsmäßig auf unser Leben, unsere unmittelbare Umgebung, auf Dinge, die uns zustoßen, und auf unser persönliches Schicksal nehmen.

Persönliche Einflußnahme ist für unser psychisches Funktionieren, unser Wohlbefinden und unser seelisches Gleichgewicht wesentlich. Wenn wir meinen, die Macht zu besitzen, unser Leben steuern, unsere eigenen Entscheidungen treffen und wählen zu können, in welche Richtung wir gehen wollen, bewältigen wir das Leben heiter und gelassen. Haben wir aber keine freie Wahl, haben wir nicht die Möglichkeit, unser Leben selbst zu gestalten, und werden wir unserer Würde beraubt, werden wir ängstlich, unsicher, abhängig, deprimiert. Selbst ein kleiner Teil an Selbstbestimmung genügt, um das Leben im Griff zu behalten. Ohne Selbstbestimmung verlieren wir die Motivation, ziehen uns in uns selbst zurück und geben auf.

Die Schicksalslinie registriert das Maß an vermeintlicher Selbstbestimmung. Der Punkt, an dem sie auftaucht, hält fest, wann wir meinen, die Zügel zum ersten Mal fest in die Hand genommen zu haben.

Je stärker die Linie erscheint, desto mehr trauen wir uns zu, desto mehr glauben wir, die Ereignisse um uns herum beeinflussen zu können. Stärke ist natürlich relativ, und die eigentliche Beschaffenheit der Linie muß zum jeweiligen Handtyp passen, sonst können Persönlichkeitskonflikte entstehen.

Für die wenigen, die keine Schicksalslinie besitzen, muß dies nicht unbedingt einem langweiligen, uninteressanten Leben gleichkommen. Sie können genauso wohlhabend, erfolg- und einflußreich wie andere werden – solange die übrigen Hauptlinien gut ausgebildet sind. Fehlt diese Linie, so kann dies auch bedeuten, daß die betreffende Person ihr Leben eher unkonventionell gestaltet, sich nicht allzuviel aus Verpflichtungen und Sicherheiten macht und nicht gern Wurzeln schlägt.

Eine *kräftige* Schicksalslinie findet sich meist in den Händen von Leuten mit guter Selbsteinschätzung und einem gesunden Selbstbewußtsein (Abb. 70). Sie haben eine Menge Elan, halten sich für einflußreich und haben ihr Leben im Griff. Sie sind ehrgeizig, nutzen ihre Chancen, sind erfolgreich und erreichen jedes Ziel, das sie vor Augen haben. Insgesamt sind sie starke und unbezähmbare Persönlichkeiten mit gewaltiger Willenskraft, die allen negativen Einflüssen, die sich in den anderen Hauptlinien zeigen mögen, standhalten. Eine kräftige Schicksalslinie bildet eine ausgezeichnete Stütze bei allen geistigen, emotionalen oder physischen Problemen.

So wie eine starke Schicksalslinie einen starken Charakter kennzeichnet, weist eine *zarte* oder *schwache* Schicksalslinie auf eine Person hin, die nicht sonderlich energisch ist und ein geringes Selbstwertgefühl besitzt (Abb. 71). Sie ist gefühlsmäßig oft unreif, abhängig, vielleicht auch unterwürfig und neigt

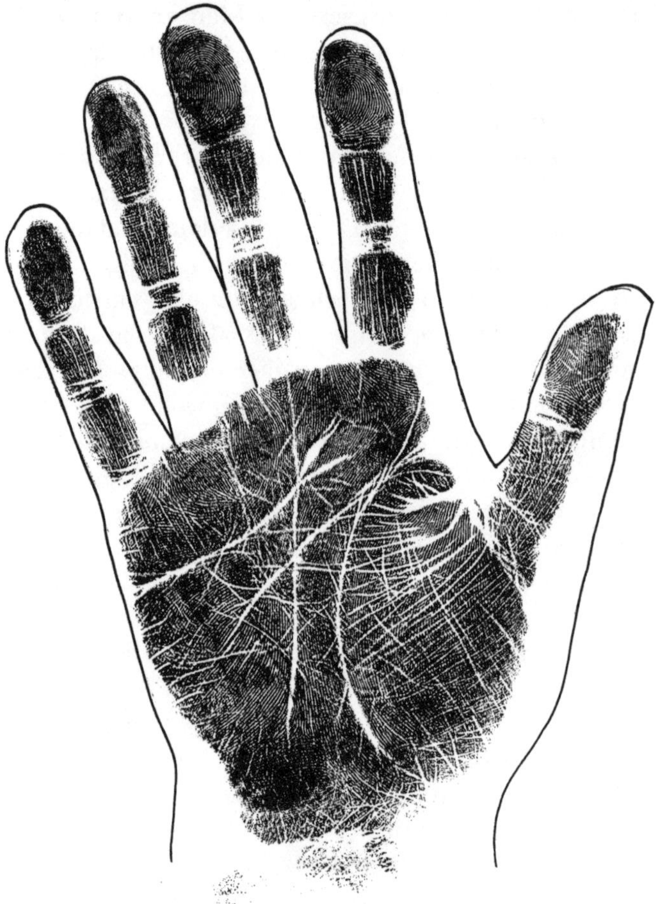

Abb. 70

dazu, die Dinge geschehen zu lassen, anstatt selbst die Initiative zu ergreifen. Und weil die tragende Firststange Gefahr läuft, bei übermäßigem Druck zusammenzubrechen, ist sie für psychische Störungen, psychosomatische Probleme und physische Erkrankungen anfällig, vor allem wenn die übrigen

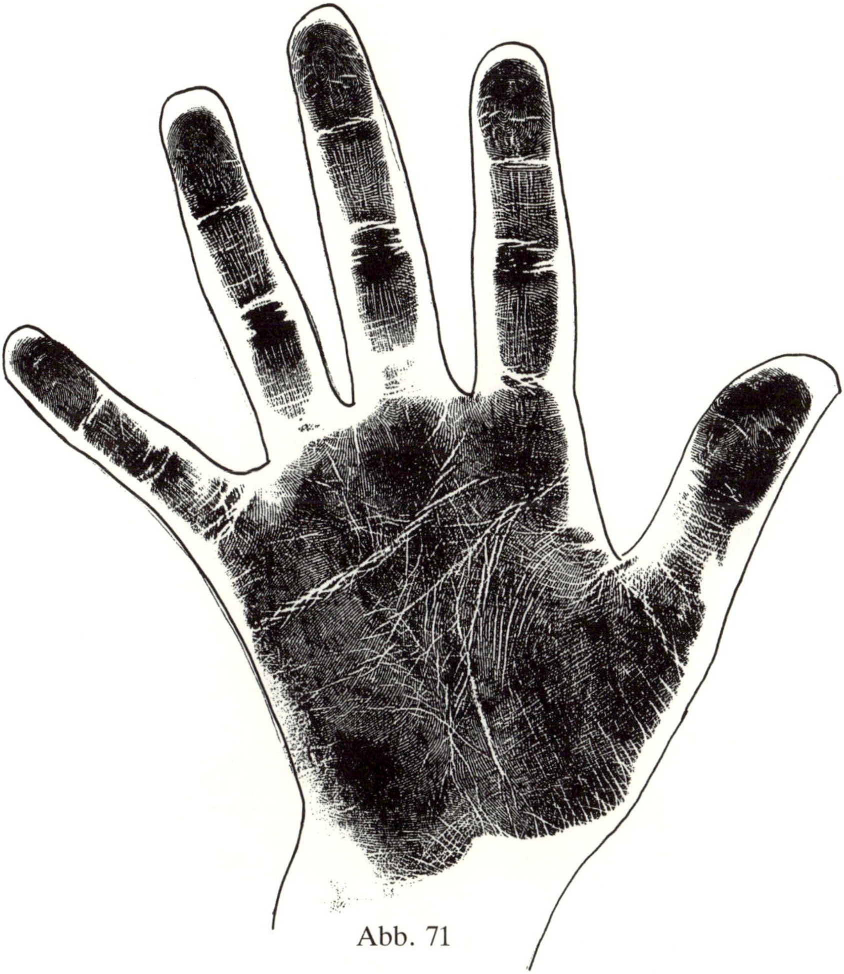

Abb. 71

Hauptlinien ebenfalls schwach sind und Fehler und negative Markierungen enthalten.

Eine *fragmentarische* Schicksalslinie, also eine, die häufig unterbrochen und verdreht ist, zählt als schwache Linie (Abb. 72). Sie drückt Wankelmut, Unentschlossenheit, Zaudern aus.

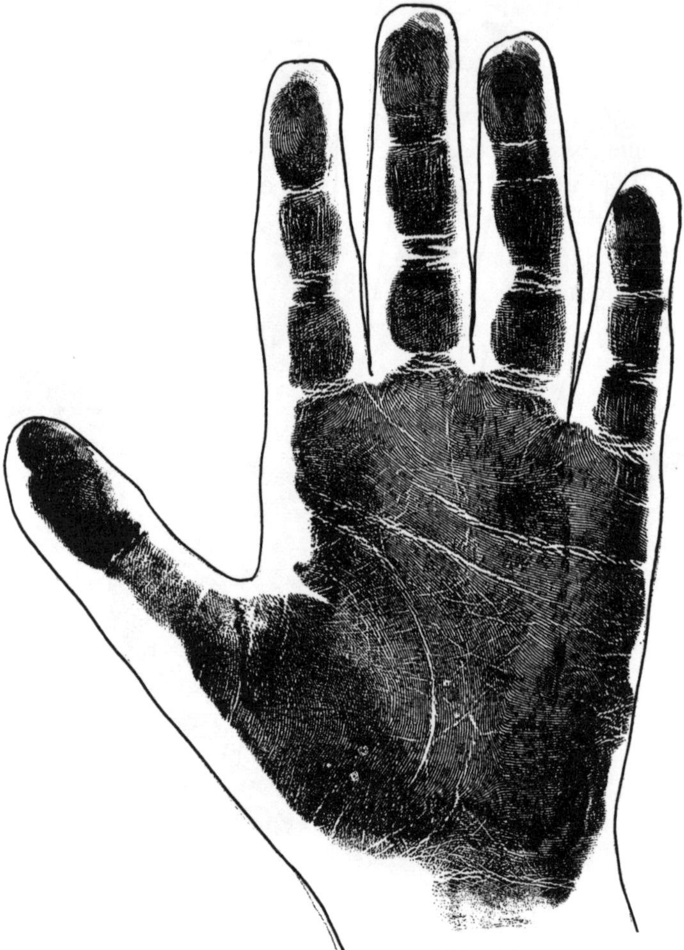

Abb. 72

Bei manchen Händen beginnt die Schicksalslinie bruchstückhaft und verweist damit auf eine Zeit, in der der junge Mensch auf die Beine zu kommen versucht, vielleicht von einem Job zum anderen wechselt, keine klare Richtung sieht und sich schnell geschlagen gibt. Wenn die Linie kräftiger wird und sich an einem späteren Punkt festigt, besagt dies, daß der Betreffende seine Richtung und sein Ziel im Leben gefunden hat und diesen Weg auch intensiv verfolgt.

Wenn eine sonst kräftige Linie irgendwo in ihrem Verlauf in einzelne Teile zerfällt, hat den Menschen etwas «aus der Bahn geworfen». In einem solchen Fall sollten auch die übrigen Linien auf negative Markierungen, die auf Depressionen, traumatische Erlebnisse, emotionale Störungen usw. hindeuten, untersucht werden. Wenn sich die Linie schließlich selbst repariert, gewinnt der Besitzer dieser Hand sein Gleichgewicht zurück. Alle Anfänge, Zeiträume und Abschlüsse solcher Ereignisse können zeitlich bestimmt werden.

Keine Schicksalslinie zu haben muß nicht unbedingt ein negatives Zeichen sein, kann aber in manchen Fällen auf einen schwer einschätzbaren Charakter und einen Menschen verweisen, dem nicht ganz zu trauen ist. Es kann auch eine gewisse Verantwortungslosigkeit mit im Spiel sein, eine Neigung, Traditionen zu mißachten und auf Vorschriften und Regeln zu pfeifen. Menschen, denen diese Linie fehlt und deren Hände auch andere negative Merkmale aufweisen, stellen oft ihre eigenen Regeln auf. Obwohl auf diesem Gebiet noch wenig erforscht ist, wurde nachgewiesen, daß viele Kriminelle (aber keinesfalls alle) und Menschen mit psychopathischen Neigungen keine Schicksalslinie besitzen.

Ausgangs- und Endpunkte der Schicksalslinie geben wichtige Auskünfte über die Persönlichkeit und das Wohlbefinden ihrer Besitzer.

Wenn die Schicksalslinie *in der Mitte der Hand am Handgelenk beginnt* und sich gerade hinauf bis zum Saturnberg erstreckt, handelt es sich um einen soliden, verantwortungsbewußten Menschen mit traditionellen Werten und einer eher fatalistischen Mentalität (*a* in Abb. 73). Diese Personen planen

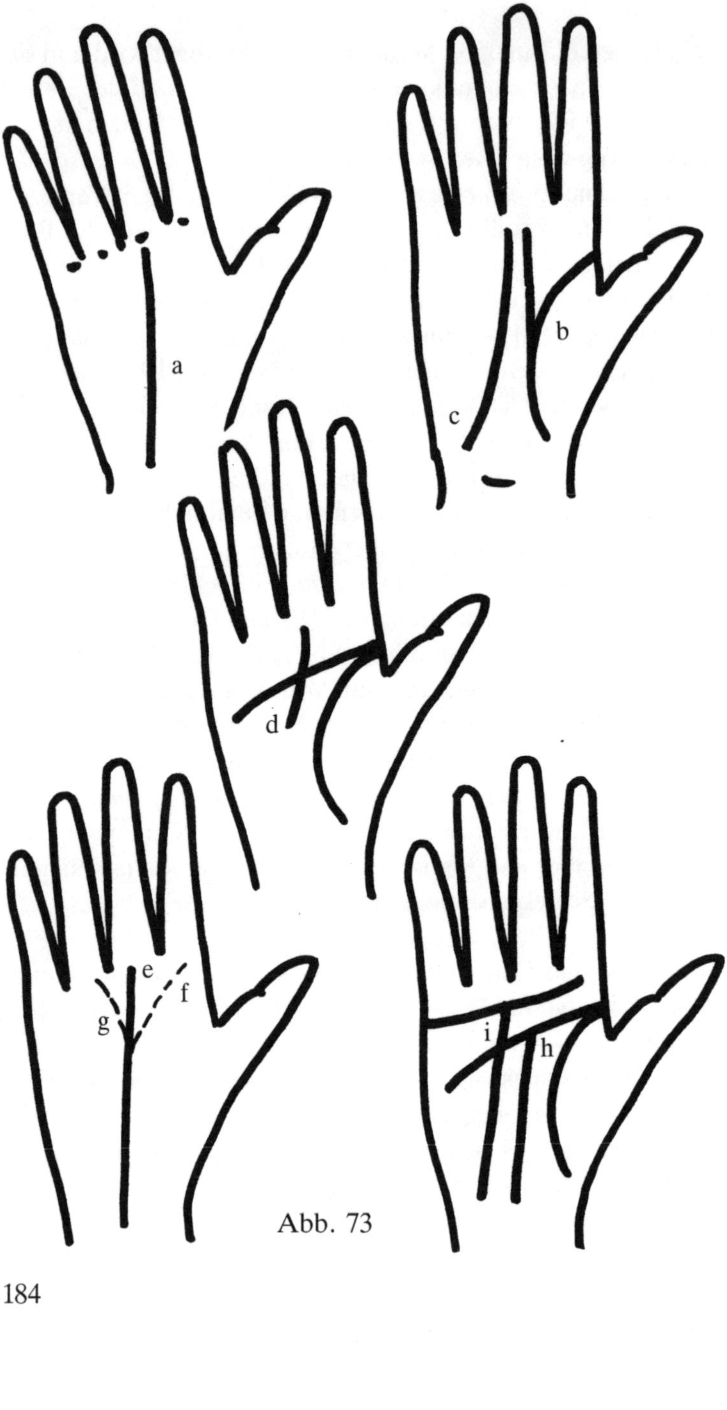

Abb. 73

gern alles, was sie tun, im voraus, gehen ungern Risiken ein und ziehen ein Leben vor, das andere als langweilig oder «immer im gleichen Trott» bezeichnen würden.

Wenn die Schicksalslinie *an der Lebenslinie beginnt,* ist dies das klassische Zeichen für frühe Pflichten und Verantwortung innerhalb der Familie (*b* in Abb. 73). So wie die Linie mit der Lebenslinie «verknüpft» ist, werden diese Menschen frühzeitig an ihre Familien gebunden, indem sie vielleicht für einen kranken Elternteil sorgen oder die Schule vorzeitig verlassen und arbeiten müssen, um ihre Familie finanziell zu unterstützen. Mit dieser Linie sind gewisse Einschränkungen und Abhängigkeiten assoziiert, die bis ins Erwachsenenalter hineinreichen und spätere Beziehungen beeinflussen können.

Schicksalslinien, die *am Mondberg beginnen,* verweisen auf ein geselliges und mitfühlendes Wesen, jemanden, der gerne mit anderen zusammenarbeitet (*c* in Abb. 73). Menschen, die andere brauchen, nicht gern allein sind, das Leben im Scheinwerferlicht genießen, weisen diesen Linientyp auf.

Wenn die Schicksalslinie *in der Handfläche weiter oben beginnt,* stellen sich Zielbewußtsein und Stabilität meist erst später im Leben ein (*d* in Abb. 73). Diese Kennzeichnung bedeutet, daß Erfolge erst in späteren Jahren erzielt werden.

Am häufigsten *endet die Schicksalslinie unter dem Mittelfinger* (*e* in Abb. 73). Sie wird auch Saturnlinie genannt, denn der Mittelfinger heißt Saturnfinger, und der Bereich darunter, auf dem die Schicksalslinie gewöhnlich abschließt, ist der Saturnberg.

Eine Schicksalslinie, die *auf dem Jupiterberg endet,* weist auf ein Leben und eine Karriere unter vielen Menschen hin (*f* in Abb. 73). Personen, die in der Öffentlichkeit stehen, weisen meist diese Kennzeichnung auf. Sie ist zum Beispiel in der Hand eines Arztes oder eines Stadtrats anzutreffen.

Eine Schicksalslinie, die *am Apolloberg endet,* bezeugt einen kreativen Lebensstil, der Erfüllung und Seelenfrieden bringt (*g* in Abb. 73).

Für eine Schicksalslinie, die *an der Kopflinie endet,* gilt seit jeher, daß irgendwann ein größerer Fauxpas begangen wurde, durch den die Karriere der betreffenden Person mit einem Schlag zu Ende war (*h* in Abb. 73). Tatsächlich kann dies aber auch ganz einfach bedeuten, daß Lebensweise und Beruf geändert werden, vor allem dann, wenn die Sonnen- oder Apollolinie sich fortsetzt und einspringt. Was die Gesundheit betrifft, so kann dies ein äußerst positives Zeichen sein, da die Apollolinie Zufriedenheit und Erfüllung anzeigt und Glück und Seelenfrieden mit sich bringen kann.

Eine ähnliche Bedeutung wird der Schicksalslinie zugeschrieben, wenn sie *an der Herzlinie endet* (*i* in Abb. 73). Bisher wurde dies immer so erklärt, daß ein emotionaler «Schnitzer» die Karriere beendete. Doch kann sich, wie oben erwähnt, was zunächst als negative Folge erscheint, zu einer allgemeinen Verbesserung des Wohlbefindens entwickeln.

Physiologische Indikationen: Die Schicksalslinie wird zwar nicht direkt als Spiegel physischer Probleme betrachtet, gilt aber als Schwesterlinie der Lebenslinie. Sie fungiert sozusagen als Versicherungspolice. Eine kräftige Schicksalslinie bietet Schutz oder stärkt die Verteidigung, wenn in der Lebenslinie ein Bruch oder eine Schwäche auftaucht.

Länge: Im Idealfall erstreckt sich die Schicksalslinie von der Basis der Handfläche bis zur Basis der Finger und zeigt keine Brüche oder Mängel. Obwohl sie zeitlich genau bestimmt werden kann, sagt ihre Länge nichts über die Lebensdauer aus.

Spezifische Markierungen

Markierungen in der Schicksalslinie sind aus verschiedenen Gründen von Bedeutung. Erstens, weil diese Linie unsere allgemeine Lebensweise repräsentiert und alle positiven und negativen Ereignisse und alles, was den normalen täglichen

Ablauf unseres Lebens beeinträchtigen kann – wie zum Beispiel eine Krankheit –, registriert. Zweitens dient sie als Stütze der anderen Hauptlinien und der Lebenslinie im besonderen. Markierungen auf der Schicksalslinie bestätigen und bekräftigen also Informationen, die den übrigen Hauptlinien zu entnehmen sind. Außerdem läßt sich diese Linie mit ziemlicher Genauigkeit vermessen, was bedeutet, daß wir von ihr recht gut den Anfang und die Dauer von Ereignissen, Geisteszuständen, emotionalen Reaktionen usw. ablesen können, die unser tägliches Leben beeinflussen und stören mögen.

Die Markierungen, die für das Profil unserer Gesundheit besonders wichtig sind, sind Inseln, Ketten, Brüche, Vierecke und Sterne.

Eine *Insel* in der Schicksalslinie deutet gewöhnlich auf eine Zeit der Unzufriedenheit und Frustration im Beruflichen oder im Leben allgemein hin (*a* in Abb. 74). Auch eine Periode finanzieller Schwierigkeiten und Einschränkungen wird von dieser Formation repräsentiert. Welches persönliche Problem auf diese Weise gekennzeichnet wird, sollte auch aus den übrigen Hauptlinien ersichtlich sein; die Insel wird manchmal durch eine feine Linie mit ihnen verbunden, als ob damit auf den eigentlichen Ursprung der Schwierigkeit verwiesen werden soll.

Eine *Kette* schwächt die Linie, wodurch sie ihre Fähigkeit, eine der anderen Linien zu stützen und zu stärken, einbüßt (*b* in Abb. 74). Sie wird damit als schwache Schicksalslinie interpretiert.

Ein *Bruch* in der Schicksalslinie weist entweder auf eine Veränderung am Arbeitsplatz oder in der häuslichen Umgebung hin (*a* in Abb. 75). Ist es ein glatter Bruch, wurde die Veränderung erzwungen. Wenn beide Enden überlappen, erfolgte sie auf

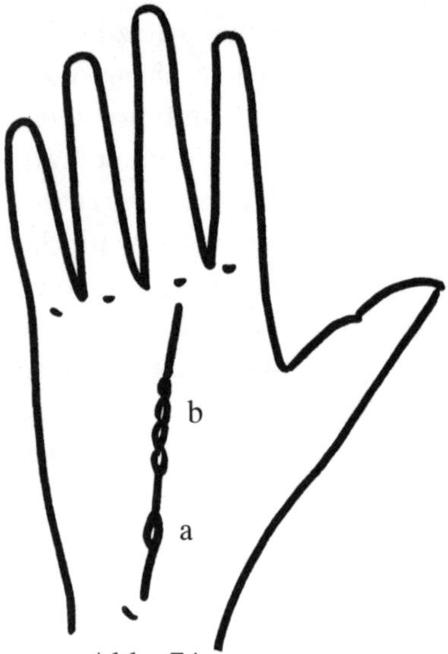

Abb. 74

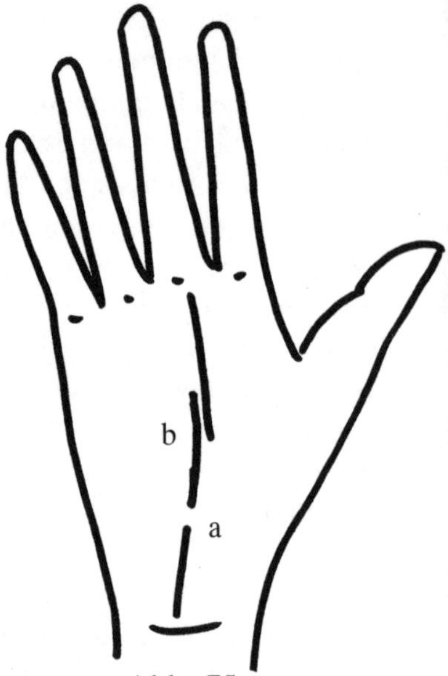

Abb. 75

eigene Initiative (*b* in Abb. 75). Es könnte sich also beim ersteren um eine Entlassung handeln, während die Person im zweiten Fall zum Beispiel einen neuen Job sucht und findet. Der Zustand der Linie nach dem Bruch sowie ein Vergleich mit den anderen Linien im entsprechenden Zeitraum ist wesentlich, wenn man die Auswirkungen ermitteln will, die die Veränderungen möglicherweise auf den betreffenden Menschen haben. Außerdem bedeutet ein Bruch in der Schicksalslinie nicht für alle Typen dasselbe. Menschen mit Erd- und Feuerhänden empfinden die Auswirkungen eines Bruchs als bedrohlicher, wenn nicht gar zerstörerischer als Luft- oder Wassertypen, die aufgrund ihres Wesens Veränderungen und Abwechslung besser zu tolerieren scheinen.

Ein *Stern* ist immer ein Warnzeichen, und in der Schicksalslinie kann er auf eine Krisenzeit verweisen – einen Schock vielleicht oder eine schwere emotionale Störung (*a* in Abb. 76).

Man hat ihn in den Händen von Menschen festgestellt, die einen Nervenzusammenbruch hatten, die einen plötzlichen Anfall erlitten oder eine unerwartet schlechte Nachricht erhielten.

Ein an die Schicksalslinie angefügtes *Viereck* warnt den Besitzer vor einer arbeitsreichen Periode (*b* in Abb. 76). Es handelt sich um eine Zeit ausgesprochener «Schinderei», in der große Verantwortung übernommen werden muß. Diese Periode mag auf den ersten Blick recht finster wirken, wird jedoch belohnt. Positiv ist, daß diese rastlose Phase eine Zeit des Lernens und der Festigung ist, eine Zeit, in der der Grundstein für die Zukunft gelegt wird. Ob der Mensch von der aufgezwungenen Betriebsamkeit profitiert und siegreich aus diesem Lebensabschnitt hervorgeht oder ob er dagegen ankämpft und unter den Belastungen zusammenbricht, zeigt sich im Zustand der Linie unmittelbar nach dem Viereck.

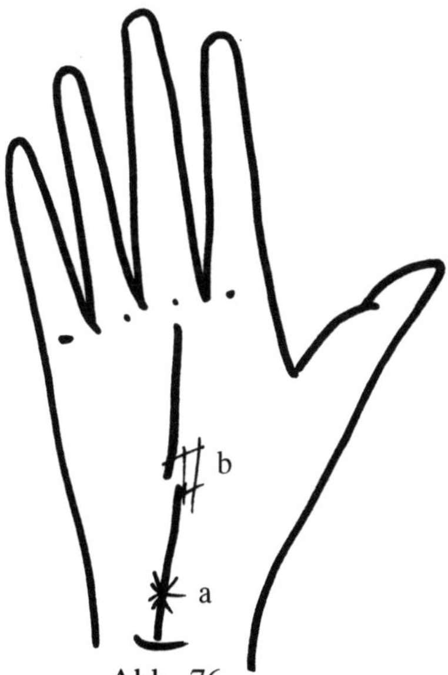

Abb. 76

Die Gesundheitslinie

Diese Linie sorgt für einige Verwirrung, nicht zuletzt, weil sie in der Vergangenheit mit vielen verschiedenen Namen bedacht wurde – Leberlinie, Via Hepatica und Merkurlinie zum Beispiel, je nachdem, welches Handlesebuch einem gerade in die Hände kommt. Außerdem wird sie als Magen- oder Milzlinie bezeichnet, womit auf ihre Bedeutung verwiesen wird, denn zu ihren wesentlichen Rollen gehört die Widerspiegelung der Verdauungsfunktion und Ausscheidungsprozesse.

Die Gesundheitslinie ist nicht bei jedem vorhanden, wenn Sie aber über eine verfügen, bedeutet dies, daß Ihnen Ihre Körperfunktion mehr als anderen bewußt ist. Es zeigt, daß Sie zu jenen gehören, die jedes Zwicken, jeden Schmerz, jeden Herzschlag und die kleinste Temperaturveränderung wahrnehmen. Ihre Gesundheitslinie macht deutlich, daß Sie – was die Funktionen Ihres Körpers betrifft – wie ein feingestimmtes Instrument sind, ein Barometer sozusagen, das den Zustand Ihrer Gesundheit in jedem Augenblick mit absoluter Genauigkeit registrieren und überwachen kann.

Linien verändern sich, am meisten die Gesundheitslinie. In Zeiten großer Belastung wächst und entwickelt sie sich, manchmal wird sie länger, manchmal tiefer. Bei Krankheiten nimmt sie häufig ein tiefes Rot an. Innerhalb weniger Tage – bei richtiger Behandlung, genügend Ruhe und schon der kleinsten Änderung der Lebensumstände – kann sich der Zustand der Linie enorm verbessern.

Lage: Die Gesundheitslinie befindet sich meist auf der Ellenseite der Hand, d. h. in Schlagkantennähe. Sie kann an allen möglichen Stellen entspringen, normalerweise verläuft sie aber von der Basis der Handfläche in Richtung kleiner Finger (Abb. 77). Bei manchen Händen trifft sie auf die Lebenslinie, in anderen schneidet sie diese Linie und zieht sich bis zum Venus-

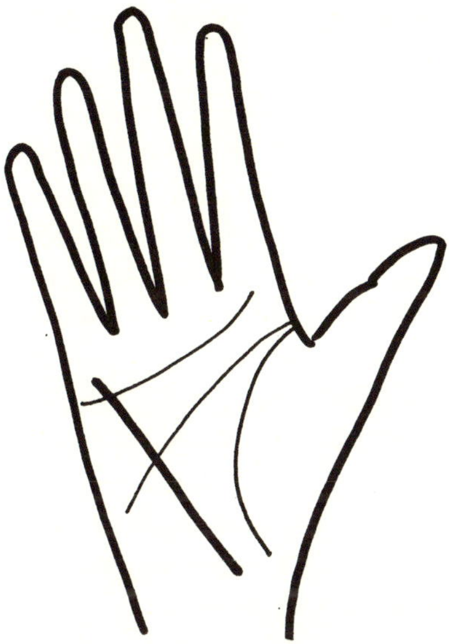

Abb. 77

berg. Sie kann aber auch am Mondberg entstehen. Manchmal erstreckt sie sich als lange, gerade Linie über die ganze Handfläche, vom Handgelenk bis zu den Fingern. Oder sie existiert nur in kleinen Abschnitten irgendwo zwischen diesen beiden Punkten.

Psychologische Indikationen: Die Gesundheitslinie ist eher ein Anzeiger physischer Störungen und nicht so sehr ein Reflektor des psychischen Zustands. Es ist aber doch so: Wenn wir uns körperlich nicht wohl fühlen, wollen wir auch nicht tanzen und springen. Schmerzen und Unwohlsein machen uns gereizt und mißmutig. Eine schlecht geformte Gesundheitslinie deutet zwar auf physiologische Störungen hin, gibt aber auch den Geisteszustand wider, der mit Krankheit und Unwohlsein einhergeht.

Physiologische Indikationen: Die meisten Handanalytiker sind sich einig, daß die beste Gesundheitslinie, die man besitzen kann, gar keine ist. Insoweit als eine Linie in der Hand darüber Auskunft gibt, was sie repräsentiert – d. h. die Kopflinie reflektiert unsere geistige oder intellektuelle Wahrnehmung, die Herzlinie unsere emotionale usw. –, macht die Gesundheitslinie deutlich, was wir bezüglich unseres Gesundheitszustands wahrnehmen. Aus diesem Grund ist es vielleicht besser, *keine* Gesundheitslinie zu besitzen.

Wenn wir aber unbedingt eine haben müssen, dann lieber eine kräftige, lange, makellose. So eine Linie reflektiert eine robuste Konstitution, viel Lebenskraft und die Fähigkeit, sich Krankheiten vom Leibe zu halten. Eine gute, klare Linie bezeugt auch, daß der Stoffwechsel in Ordnung ist und das Immunsystem funktioniert. Alle Mängel, Markierungen, Verdrehungen oder Brüche in der Linie verweisen dagegen auf potentielle Gesundheitsprobleme, wobei jede Markierung auf eine Anfälligkeit für eine bestimmte Krankheit deutet.

Zu den Gesundheitsproblemen, die von dieser Linie repräsentiert werden, gehören Darm- und Verdauungsstörungen, Nieren- und Leberfunktionsstörungen, Atemwegserkrankungen und gynäkologische Probleme.

Länge: Die Linie kann von Hand zu Hand unterschiedlich lang sein; ihre Länge sagt aber nichts über die Lebensdauer aus. Krankheiten, die auf der Linie markiert sind, hinterlassen auch auf den anderen Hauptlinien ihre Zeichen und können dort zeitlich erfaßt werden.

Spezifische Markierungen

Obwohl eine unvollkommene Gesundheitslinie uns ziemlich deutlich macht, daß unser System mit Schwierigkeiten zu kämpfen hat, beziehen sich Fehler und Markierungen in dieser Linie nicht unbedingt auf spezifische Organe oder ihre Krankheiten. Die Kennzeichnungen weisen nur darauf hin, daß etwas nicht in Ordnung ist, daß irgendein Organ nicht so funktioniert, wie es soll, oder daß die betreffende Person für bestimmte Störungen besonders anfällig ist.

Die meisten Markierungen deuten auf Funktionsstörungen der Verdauungs- und Ausscheidungsorgane hin. Präziser läßt sich dies sagen, wenn die Markierungen auch an anderen Stellen der Hand, vor allem in den übrigen Hauptlinien, anzutreffen sind.

Einige Markierungen werden jedoch seit jeher mit bestimmten Krankheiten in Verbindung gebracht. Es handelt sich um folgende:

Inseln in der Gesundheitslinie bedeuten – wie überall – eine Zeit, in der die Konstitution angeschlagen ist (*a* in Abb. 78). Sie können auch die Dauer einer Krankheit anzeigen. Außer-

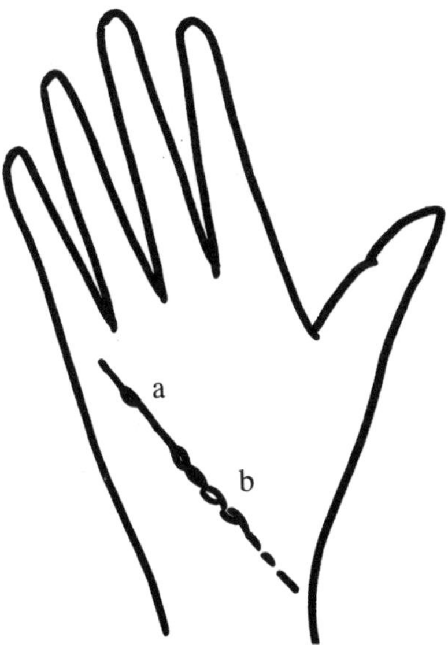

Abb. 78

dem werden Inseln in der Gesundheitslinie mit Lungeninfektionen und allgemeinen Problemen der Luftwege in Verbindung gebracht.

Eine Kettenlinie weist auf allgemeine Erschöpfung und eine geschwächte Konstitution hin (*b* in Abb. 78). Vielleicht will diese Formation auch darauf aufmerksam machen, daß das Immunsystem unter Streß steht.

Eine *verschlungene Linie* wird meist mit Leber-, Gallenblasen- oder Darmproblemen in Verbindung gebracht (Abb. 79).

Eine Lebenslinie mit Brüchen ist oft ein Zeichen für schlechte Gesundheit. Auch an anderen Stellen werden sich Markierun-

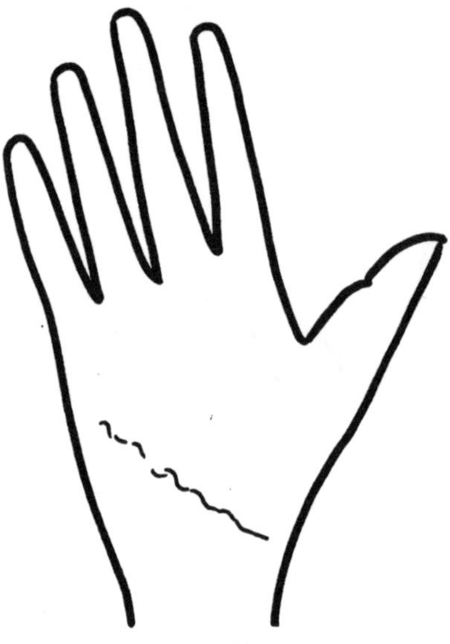

Abb. 79

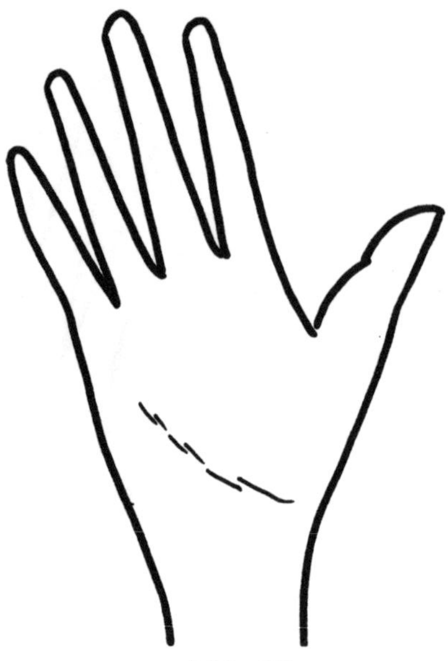

Abb. 80

gen dieses Aspekts finden (Abb. 80). Wenn die Linie viele Brüche aufweist, so daß sie eine kleine *Leiter* bildet, muß mit Magen- und Leberstörungen gerechnet werden (*a* in Abb. 81).

Ein *Stern* in der Gesundheitslinie bedeutet eine akute Erkrankung (*b* in Abb. 81). Sternformationen sind keine günstigen Zeichen, wenn sie auf einer Linie auftauchen, denn sie weisen auf ein plötzliches und unerwartetes Ereignis hin, einen Schock oder eine dringend notwendige Operation.

Es gibt auch noch zwei andere Erklärungen für eine Sternformation, die sich an dem Punkt bildet, wo die Gesundheitslinie die Kopflinie kreuzt: Sie kann auf die Möglichkeit eines Schlaganfalls und auf gynäkologische Probleme verweisen.

Eine Linie, die sehr *rot* ist, kann auf das Vorhandensein von Giften im Körper hindeuten und darauf, daß das System schwer arbeitet, um sie zu bekämpfen.

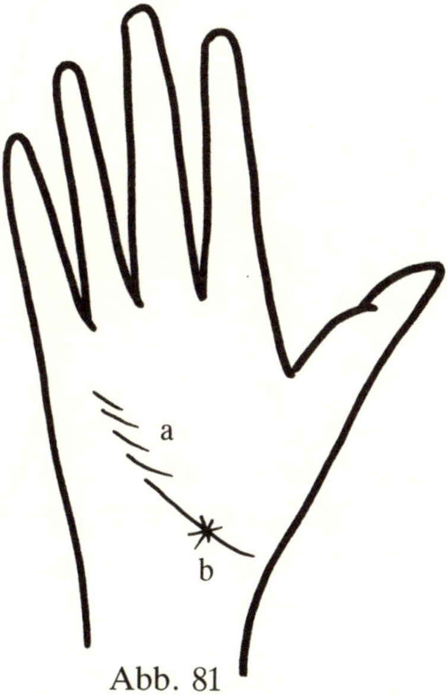

Abb. 81

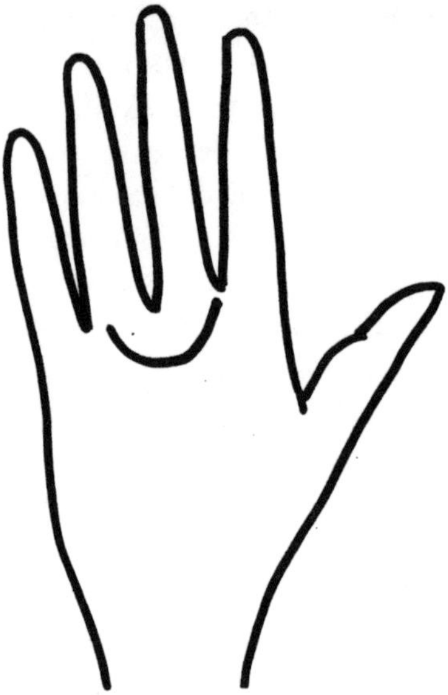

Abb. 82a

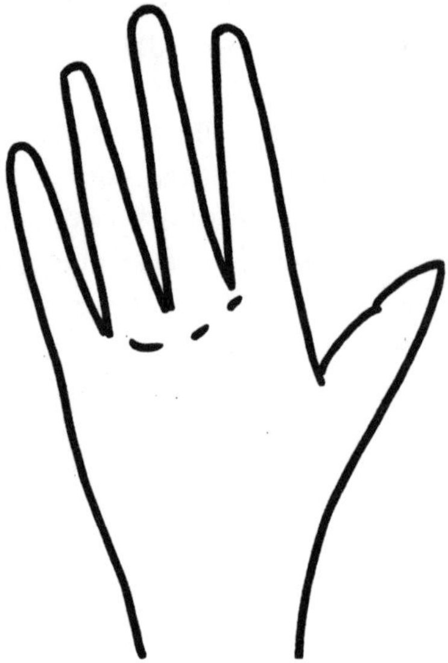

Abb. 82b

Der Venusgürtel

Der Venusgürtel in der Hand kündet von hoher Empfindsamkeit (Abb. 82a). Es ist wahrscheinlich günstiger, wenn die Markierung nur in Fragmenten anzutreffen ist (Abb. 82b), weil ein vollständiger Halbkreis auf einen Menschen verweist, der besonders nervös und im Extremfall anfällig für Neurosen ist.

Menschen mit dieser Kennzeichnung sind im allgemeinen außerordentlich phantasiebegabt, was zwar ein ausgezeichnetes Zeichen für Kreativität ist, vom gesundheitlichen Standpunkt aus aber auf die Neigung verweist, die Vorstellungskraft nach innen zu richten, so daß Grübeln, Zwangsvorstellungen und eine hypochondrische Tendenz die Folge sein können. Menschen mit Venusgürtel bilden sich oft ein, jede erdenkliche Krankheit zu besitzen. Viele reden sich schwere Krankheiten ein, so daß sie tatsächlich an einer Vielzahl von psychosomatischen Störungen leiden.

Lage: Am deutlichsten ist der Venusgürtel, wenn er am oberen Rand der Handfläche zwischen der Herzlinie und der Basis der Finger einen Halbkreis bildet. Er tritt zwischen Zeige- und Mittelfinger in die Handfläche ein und zieht seinen Bogen bis zur Verbindungsstelle von Ring- und kleinem Finger.

Psychologische Indikationen: Wie oben beschrieben, weist die Linie auf einen sehr ängstlichen, äußerst nervösen Menschen hin. Im Extremfall kann die Person neurotisch werden.

Physiologische Indikationen: Die Linie wird eher mit psychischen Störungen als mit physischen Erkrankungen in Verbindung gebracht.

Länge: Idealerweise ist die Linie bruchstückhaft oder, noch besser, gar nicht vorhanden. Mit Langlebigkeit hat sie überhaupt nichts zu tun.

Die Via Lascivia

Die Via Lascivia, auch als Gift- oder Neptunlinie bekannt, heißt neuerdings Allergielinie.

Lage: Die Linie liegt – wenn sie überhaupt vorhanden ist – ziemlich weit unten in horizontaler Position (Abb. 83). Sie beginnt an der Schlagkante und zieht über den Mondberg in Richtung Lebenslinie.

Psychologische Indikation: Die Linie wird mit Hyperaktivität in Verbindung gebracht, da sie oft in den Händen von Kindern anzutreffen ist, die ein hyperaktives Verhalten an den Tag legen. Sie findet sich auch häufig in den Händen von Süchtigen.

Physiologische Indikationen: Eine Allergielinie weist auf eine schwächliche Konstitution hin, die besonders empfindlich auf Drogen, Chemikalien, Luftschadstoffe, Alkohol, Nikotin und alle möglichen Allergene reagiert. Die Linie macht jedoch nur deutlich, daß eine Empfindlichkeit besteht. Leider sagt sie nicht aus, wogegen der Körper tatsächlich allergisch ist. Um dies herauszufinden, sollte der Besitzer sorgfältig über seine Ernährungsgewohnheiten und alle Chemikalien, mit denen er in Berührung kommt, sowie die jeweiligen Reaktionen Buch führen. In schweren Fällen kann sich ein Desensibilisierungsprogramm oder eine Entgiftungsdiät als nützlich erweisen; diese müssen jedoch von einem Arzt oder Ernährungsberater sorgfältig überwacht werden.

Wegen ihrer Sensibilität ist Homöopathie für diese Menschen vielleicht geeigneter als Allopathie.

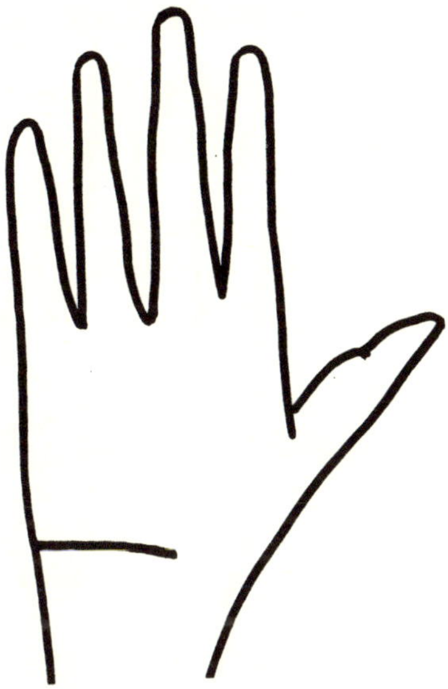

Abb. 83

Besondere Markierungen

Traumalinien

Kräftige Linien, die die Lebenslinie schneiden, werden Traumalinien genannt und weisen auf Zeiten emotionaler Störungen hin. Die Schwere der Situation spiegelt sich in der Tiefe und Länge der Linien wider. Je ernster der Vorfall, desto dicker und länger die Querstriche, die manchmal auch noch die Kopf- und die Herzlinie schneiden. Folgen dieser Beeinträchtigung lassen sich möglicherweise aus den entsprechenden Markierungen in den übrigen Hauptlinien sowie aus dem Zustand der Lebenslinie unmittelbar nach der Schnittstelle herauslesen. Eine Insel würde zum Beispiel bedeuten, daß das Ereignis eine Reaktion hervorgerufen hat, die einige Zeit anhielt und vielleicht die Gesundheit der Person beeinträchtigte.

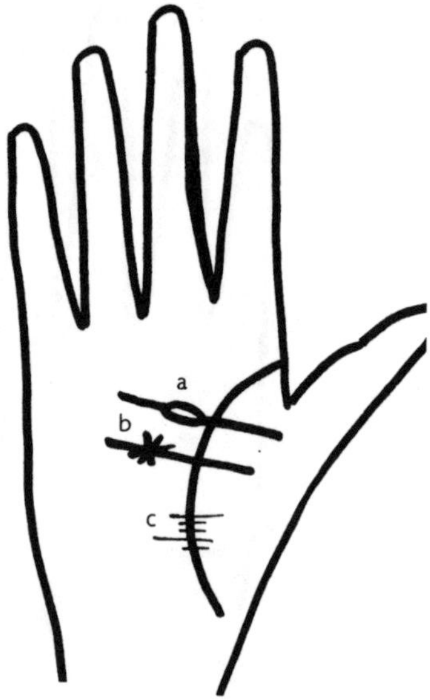

Abb. 84

Eine Insel auf der Traumalinie selbst kann bedeuten, daß die Störung einen Gesundheitsaspekt betrifft (*a* in Abb. 84).

Ein Stern auf dem Querstrich verweist auf irgendeinen Schock (*b* in Abb. 84).

Mehrere sehr feine Linien, die die Lebenslinie schneiden, gelten nicht als Traumalinien. Sie weisen nur auf eine nervöse, hochempfindliche Wesensart hin (*c* in Abb. 84).

Traumalinien können ausgehend vom Schnittpunkt der Lebenslinie vermessen und zeitlich festgelegt werden. Damit werden Prophylaxe oder Gegenmaßnahmen erleichtert.

Traumalinien, die auf eine spannungsreiche und sorgenvolle Periode verweisen, können oft zum Verschwinden gebracht werden, indem man das Leben gelassener nimmt, Einstellungen ändert, die Ernährung umstellt usw.

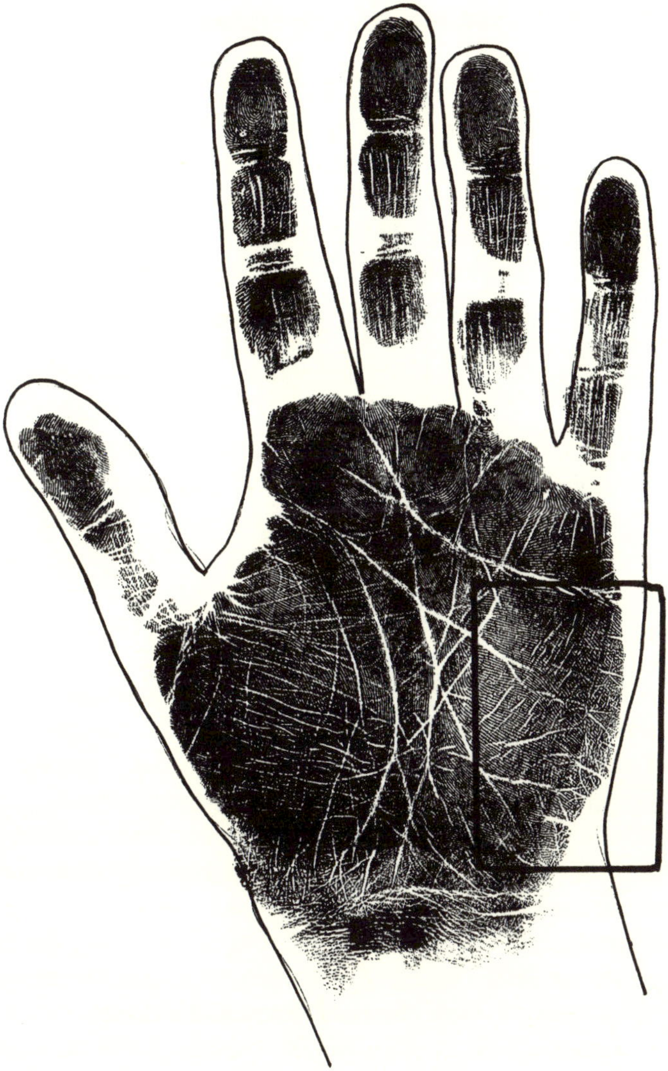

Abb. 85

Verschleierungen an der Schlagkante

Wenn der Bereich am Handflächenrand unter der Herzlinie von vielen feinen Linien kreuz und quer durchzogen ist (Abb. 85), spricht man von einer «Verschleierung». Sie weist auf eine Anfälligkeit für rheumatische Störungen hin. Manche glauben, daß sie auf starke Harnsäurebildung zurückzuführen ist, die sich in Gicht oder Rheuma äußern kann.

Züngeln

«Züngeln» nennt man das Entstehen feiner Schräglinien aus der Handmitte heraus, die sich zum Ring- und kleinen Finger ziehen (Abb. 86). Sie verweisen auf eine Anfälligkeit für Magen- und Darmprobleme. Übersäuerung, Verdauungsstörungen und allgemeine Darmleiden sind für Menschen mit diesen Markierungen charakteristisch. Eine schlechte Ernährungsweise kann die Ursache sein, ebenso wie Angst.

Horizontale Linien auf den Fingerkuppen

Zu den ersten Anzeichen von Streß und Sorgen gehören Querstriche, die auch weiße Linien genannt werden und sich horizontal über die Fingerkuppen ziehen (Abb. 87). Sie tauchen bei Spannung auf und verschwinden schnell wieder, wenn diese nachläßt. Manchmal kommen und gehen sie innerhalb weniger Tage, manchmal bleiben sie über mehrere Jahre bestehen, womit sie bezeugen, daß die Probleme noch nicht gelöst sind. Examensängste können diese Linien hervorrufen, aber auch Trauer, wenn zum Beispiel eine Ehe zerbricht. Manchmal erscheinen auf einer Fingerkuppe nur wenige Linien. Andererseits können sich so viele Linien bilden, daß das Leistenmuster des Fingers fast verdeckt wird – eine Warnung, daß die Probleme den betreffenden Menschen erdrücken und sich streßbedingte Krankheiten entwickeln können.

Weil jeder Finger einen bestimmten Aspekt unseres Lebens beherrscht, läßt sich die Streßursache feststellen, indem ge-

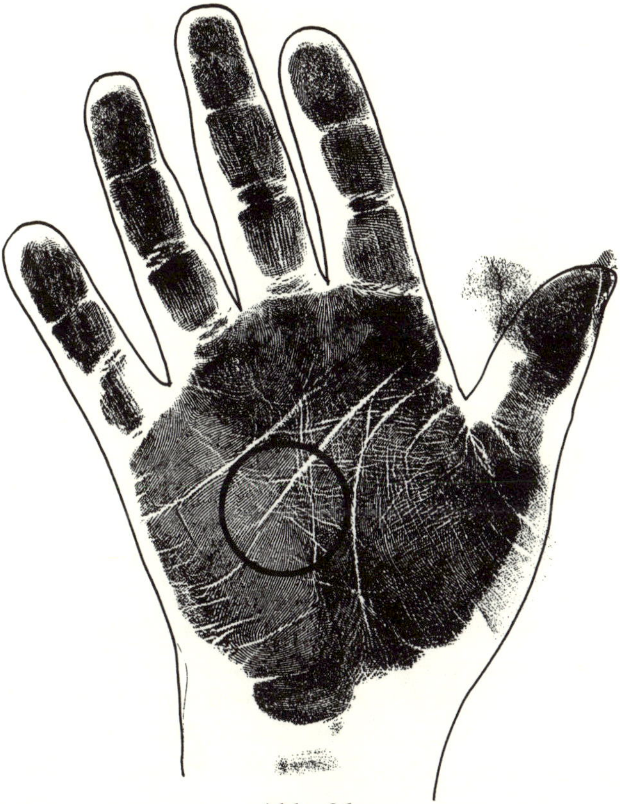

Abb. 86

prüft wird, auf welchem Finger sich die meisten Linien befinden. Die Probleme lassen sich dann leichter erfassen, und eine Lösung kann gefunden werden.

- Horizontale Linien am Zeigefinger weisen oft auf persönliche Ängste hin, die das Selbstvertrauen und die geistigseelische Verfassung betreffen. Wenn man das Gefühl hat, nicht zu genügen, und das Selbstvertrauen am Arbeitsplatz unterminiert wird, können sich solche Markierungen bilden.

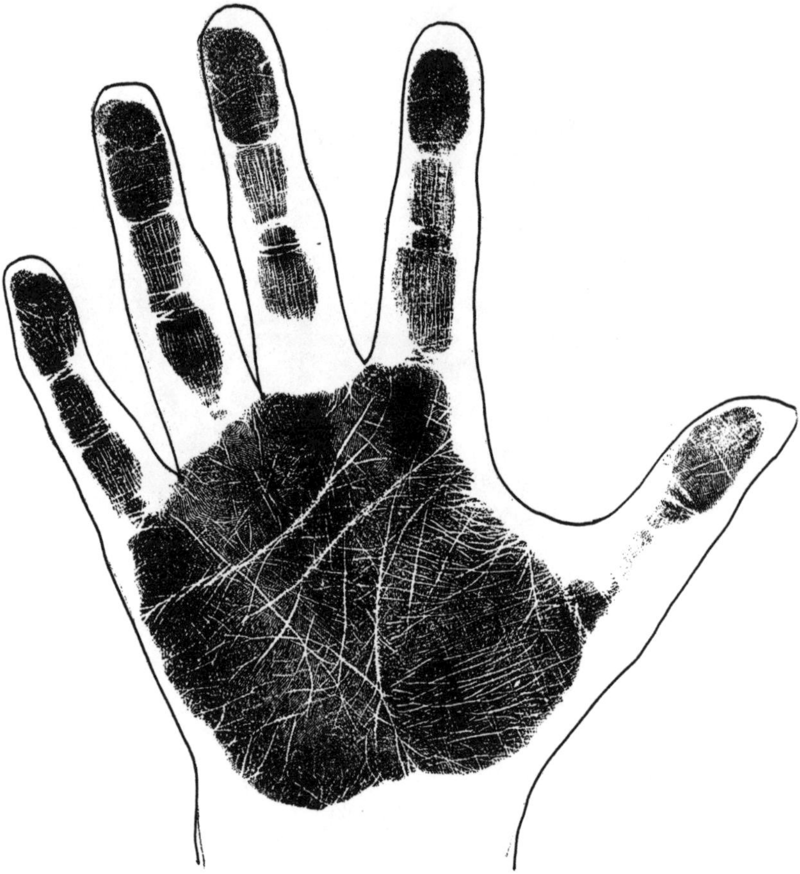

Abb. 87

- Querstriche an den Saturnfingern weisen darauf hin, daß einem Dinge, die die eigene Sicherheit und das Heim betreffen, Sorgen bereiten. Immobiliengeschäfte, die schiefgehen, können sich auf diese Weise bemerkbar machen. Aber auch andere häusliche Probleme und Sorgen geben sich so zu erkennen.

- Linien, die die Kuppe des Ringfingers durchkreuzen, weisen im allgemeinen darauf hin, daß der Streß aus Beziehungsproblemen resultiert. Wenn sowohl Mittel- als auch Ringfinger gleichermaßen markiert sind, kann davon ausgegangen werden, daß eine Ehe oder langjährige Partnerschaft eine stürmische Zeit durchlebt und häusliche Harmonie und Sicherheit bedroht sind.
- Querlinien auf der Kuppe des kleinen Fingers sind häufig ein Zeichen dafür, daß es einem Menschen Schwierigkeiten bereitet, sich anderen gegenüber auszudrücken. Vielleicht steckt der Betreffende in einer Phase, in der es ihm diesbezüglich an Selbstvertrauen mangelt oder er sich anderweitig blockiert fühlt. Auch sexuelle Probleme fallen in diesen Bereich.
- Horizontale Linien über der Daumenkuppe deuten meist auf allgemeine nervöse Spannungen hin. Dann sollten Streßbewältigungsstrategien gefunden und angewendet werden. Meditation, Yoga oder Atemtechniken können hilfreich sein.

Vertikale Linien auf den Fingerkuppen

Obwohl auf diesem Gebiet noch weiter geforscht werden muß, gibt es Anzeichen, daß zwischen den Fingerkuppen und dem Hormonsystem eine Beziehung besteht. Es wird angenommen, daß jeder Finger mit einer bestimmten Drüse verbunden ist, so daß der Zustand der Drüse sich in der entsprechenden Fingerkuppe widerspiegelt.

Drüsen produzieren Hormone, die vom Blutstrom aufgenommen werden. Diese Hormone bewirken wichtige Veränderungen der Körperchemie oder geben anderen Drüsen das «Stichwort» und regen sie somit zur Tätigkeit an. Wie eine guteingerichtete Maschine scheidet ein ausgewogenes Drüsensystem die den Bedürfnissen des Körpers entsprechende Hormonmenge ab und schickt an andere Drüsen die notwendigen

Botschaften, die sie in Bewegung setzen. Wenn eine Drüse nicht richtig funktioniert, wenn sie erkrankt und entweder zu viel oder zu wenig Sekret produziert, gerät das Gleichgewicht aus den Fugen, und eine Kettenreaktion ist die Folge.

Die Funktionsstörung einer Drüse zeigt sich in den senkrechten Linien der Fingerkuppen (Abb. 88). Die Linien dürfen aber nicht mit den Streß- und Spannungsmarkierungen verwechselt werden, die horizontal über die Fingerkuppen verlaufen. Es sind vor allem die *vertikalen* Linien, die eine gestörte Drüsenfunktion anzeigen.

Jahrtausendealte Heilpraktiken wie Akupunktur, Reflexzonenmassage und Shiatsu legen nahe, daß tatsächlich eine Beziehung zwischen unseren inneren Organen und ihren äußeren Entsprechungen besteht. Bei der Handanalyse ist der Nachweis solcher Verbindungen noch kaum geschehen. Unsere derzeitigen Erkenntnisse lassen jedoch auf folgende Koppelungen schließen:

- Die Fingerkuppe des Zeigefingers korrespondiert der Hirnanhangsdrüse. Von allen Drüsen im endokrinen System ist die Hypophyse die bedeutendste, denn sie produziert verschiedene wichtige Hormone, die die Aktivität vieler anderer Drüsen steuern. Interessanterweise verbindet die Reflexologie die Hirnanhangsdrüse mit dem Daumen.
- Die Kuppe des Mittelfingers hängt angeblich mit der Zirbeldrüse (Epiphyse) zusammen. Die genaue Funktion dieser Drüse kennen wir bis jetzt noch nicht, vermuten aber, daß sie unser Bewußtsein von Tag und Nacht, Hell und Dunkel und unseren Tagesrhythmus steuert. Weil sich daraus schließen ließe, daß die Zirbeldrüse viel mit der Körperbalance zu tun hat, wäre sie mit dem Saturnfinger richtig verbunden, da dieser mit dem Gleichgewichtssinn assoziiert wird. Die Reflexologie plaziert den Endpunkt der Epiphyse jedoch, wie den der Hypophyse, in der Daumenkuppe.

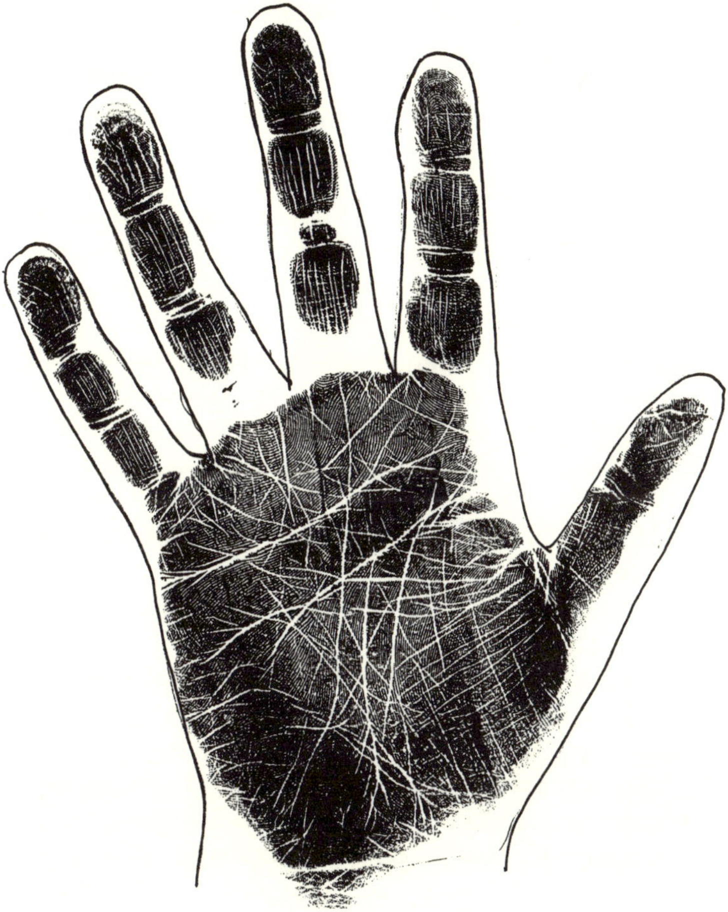

Abb. 88

- Die Kuppe des Ringfingers soll mit der Thymusdrüse zusammenhängen, die im Immunsystem eine wichtige Rolle spielt. Die Reflexologie sieht den Thymus auf der Handfläche direkt unter dem Ringfinger repräsentiert. Da der Ringfinger und der auf der Handfläche direkt unter diesem Finger liegende Bereich mit Herz und Kreislauf verbunden ist, könnte man die Hypothese aufstellen, daß senkrechte Linien auf dieser Fingerkuppe auf eine Störung des Herz-Kreislauf-Systems verweisen. Tatsächlich hat man festgestellt, daß Menschen mit hohem Blutdruck auf den Ringfingerkuppen eine Vielzahl von senkrechten Linien aufweisen. Vielleicht wird die Forschung eines Tages eine Verbindung zwischen Thymusdrüse und Kreislaufsystem entdecken.

- Die Kuppe des kleinen Fingers soll mit der Schilddrüse verbunden sein. Senkrechte Linien verweisen deshalb auf eine Über- oder Unterfunktion der Drüse, die entweder zuviel oder zuwenig Thyroxin – das für den Stoffwechsel verantwortliche Hormon – produziert. Der Grund dafür ist oft Jodmangel. Die Tätigkeit der Schilddrüse wird von der Hypophyse kontrolliert.
- Dem Daumen hat die Handanalyse bisher noch keine Drüsenverbindung zugeschrieben. Das obere Daumenglied reflektiert ja unsere Willenskraft, die alle anderen Aspekte unseres Lebens zu steuern vermag. Ist es nicht interessant, daß die Reflexologie eine Verbindung zwischen Daumen und Hirnanhangsdrüse, also der Drüse, die die Funktion vieler anderer Drüsen im Hormonsystem steuert, anerkennt? Die Reflexologie sieht die Zirbeldrüse ebenfalls im Daumen reflektiert, und da sich beide Drüsen im Gehirn befinden, wäre auch für die Handanalyse logisch, sie mit der Daumenkuppe, dem Sitz der mentalen Steuerung, in Verbindung zu bringen, anstatt wie oft üblich mit den Kuppen von Mittel- und Zeigefinger.

Es muß also noch viel getan werden, um die Drüsenverbindungen zu identifizieren. Inzwischen kann man jedoch annehmen, daß die senkrechten Linien an den Fingerkuppen auf gestreßte oder gestörte Drüsen hinweisen.

Müdigkeitslinien

Kräftige senkrechte Linien auf den beiden unteren Fingergliedern verraten Müdigkeit (Abb. 89). Sind viele Linien zu sehen, ist es als Warnung zu verstehen, daß sich der Körper dem Zustand der Erschöpfung nähert und unbedingt Ruhe braucht.

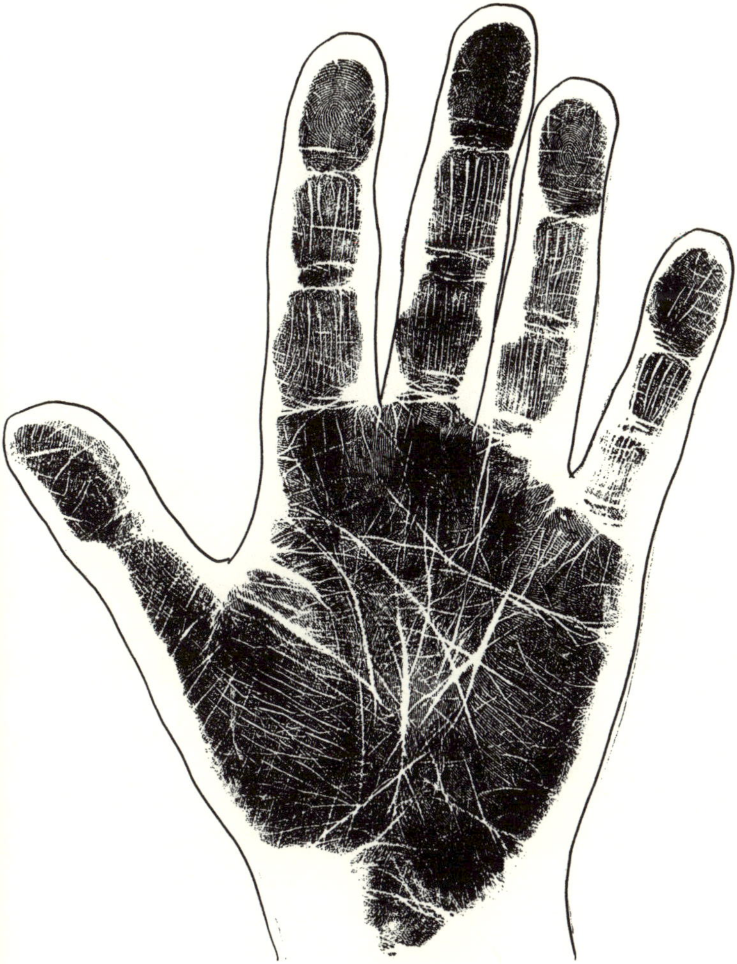

Abb. 89

Rhomben- und Dreiecksformationen

Eine Liniengruppe, die an der Lebenslinie einen Rhombus oder ein Dreieck bildet – wie in Abbildung 90 dargestellt –, weist häufig auf eine Anfälligkeit für Krankheiten der weiblichen Fortpflanzungsorgane bzw. des männlichen Urogenitaltrakts hin. Tritt eine Erkrankung ein, sind auch noch andere

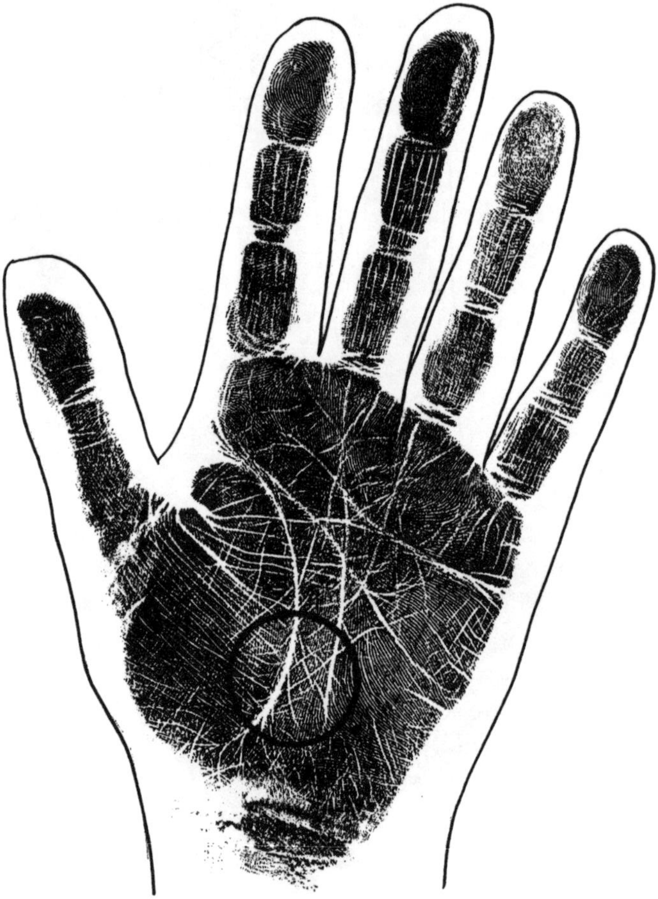

Abb. 90

Kennzeichnungen, wie Sterne oder Inseln, an den entsprechenden Stellen der Lebens- oder Kopflinie vorhanden. Die Gesundheitsprobleme, die mit diesen Mustern zusammenhängen, reichen von einer unregelmäßigen Menstruation bis zur Notwendigkeit einer Hysterektomie bei Frauen. Bei Männern können ähnliche Markierungen auf eine – angeborene oder erworbene – Neigung zu Leistenbrüchen oder auf Krankheiten verweisen, die die Hoden oder die Harnorgane beeinträchtigen.

Verschobene Raszetten

Die Raszetten sind die «Armbänder» oder Ringe an den Handgelenken (Abb. 91). Im Durchschnitt besitzt der Mensch drei; die oberste bildet die Grenze zwischen Hand und Arm. An den meisten Gelenken ziehen die Armbänder eine ordentliche horizontale Linie übers Handgelenk, manchmal ist der obere Ring aber auch verschoben und wölbt sich sichtbar in die Handfläche hinein. Das kann auf Komplikationen bei Geburten verweisen.

Die medizinischen Stigmata

Die Beschreibung der Markierungen wäre unvollständig, würde man die medizinischen Stigmata nicht erwähnen (Abb. 92). Diese Formation setzt sich aus drei Schräglinien und manchmal einer Querlinie zusammen und liegt direkt unter dem Ringfinger und dem kleinen Finger. Sie weist auf eine natürliche Heilbegabung hin. Menschen mit dieser Kennzeichnung haben eine wunderbare Art, sich Kranken zu widmen und mit Mitmenschen umzugehen. Nicht alle Ärzte besitzen diese Markierung, aber diejenigen, die sie haben, verhalten sich ihren Patienten gegenüber außergewöhnlich mitfühlend. Auch Menschen, die in Grenzbereichen oder alternativen Gebieten der Medizin arbeiten, weisen oft diese Markierung auf – Osteopathen, Masseure, Homöopathen zum Beispiel. Sie ist auch bei Leuten

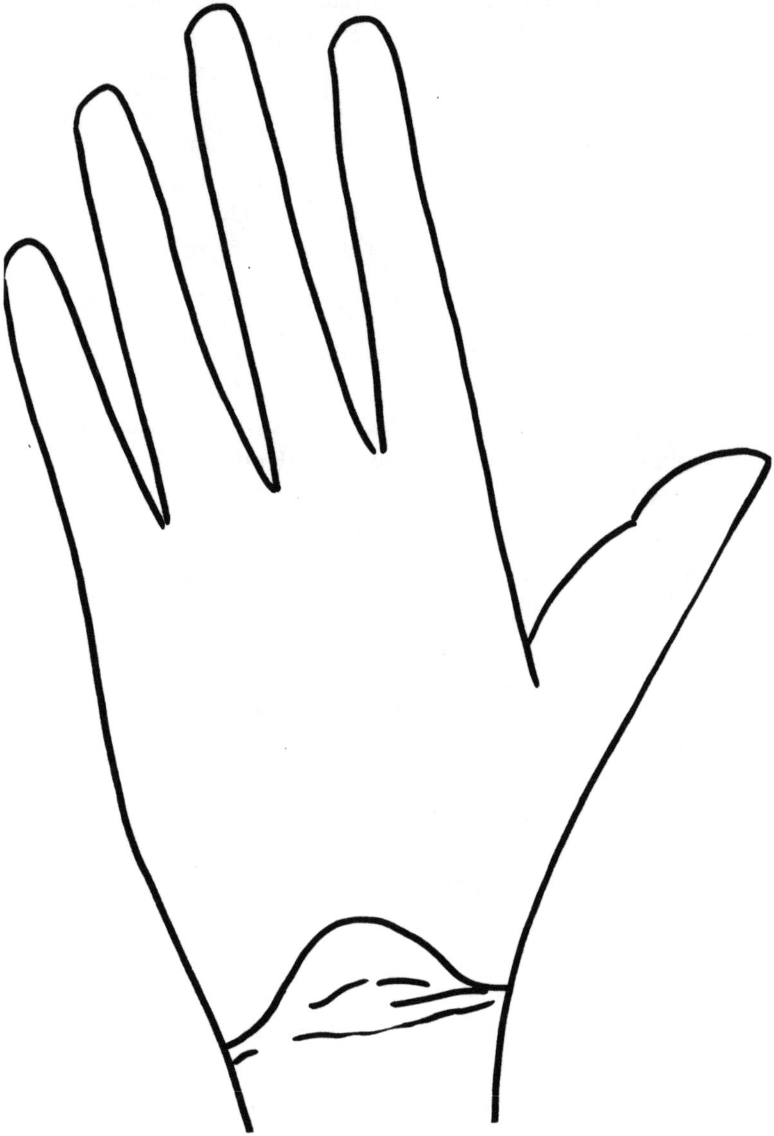

Abb. 91

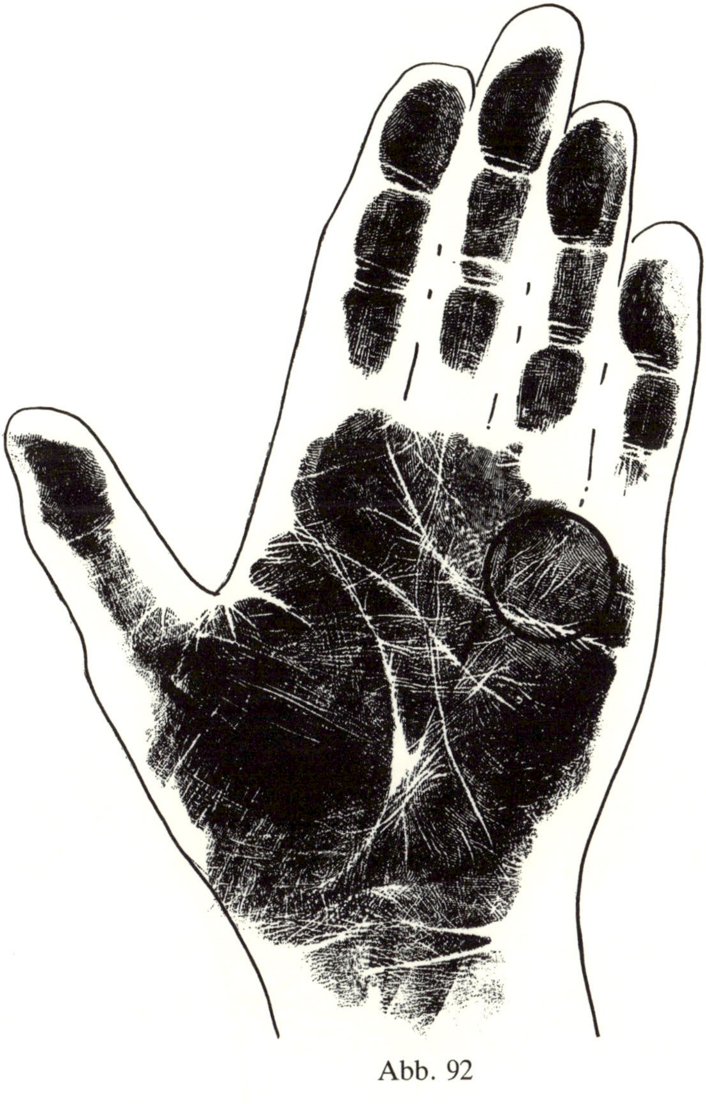

Abb. 92

anzutreffen, die nicht medizinisch qualifiziert, aber im sozialen Bereich tätig sind, etwa bei Berufsberatern und Psychologen. Wer immer die Stigmata besitzt, verfügt über eine natürliche, beruhigende, tröstliche und therapeutische Ausstrahlung, die sich auf magische Weise auf Menschen seiner Umgebung zu übertragen scheint.

4 Reflexologie

Die Kunst der Reflexologie oder Reflexzonenmassage wird seit Jahrtausenden im Fernen Osten praktiziert und wurde Anfang dieses Jahrhunderts von dem amerikanischen Arzt William Fitzgerald im Westen eingeführt. Obwohl sie nun schon so lange in der einen oder anderen Form existiert, gibt es noch keine zufriedenstellende Erklärung dafür, wie oder warum sie funktioniert.

Das der Reflexzonenmassage zugrunde liegende Prinzip beruht auf der Theorie, daß zwischen Muskeln und Organen in unserem Körper und außen an Händen, Füßen und Ohren eine Verbindung besteht. Der Körper wird in zehn Bereiche unterteilt, wobei eine Linie senkrecht durch die Mitte verläuft; auf beiden Seiten der Linie befinden sich fünf Zonen, die jeweils mit spezifischen Punkten auf den Extremitäten verbunden sind.

Bestimmte Muskeln oder Organe korrespondieren diesen spezifischen Reflexpunkten an unseren Füßen, Händen und Ohren, so daß jede Störung an einem Ende eine ähnliche Wirkung am anderen Ende erzeugt. Schmerzen in der Lunge würden im entsprechenden Bereich der Fußsohle, der in diesem Fall etwas unterhalb des vierten Zehs liegt, Beschwerden verursachen. Umgekehrt: wenn man diesen Bereich massiert, so hat dies eine direkte stimulierende und therapeutische Wirkung auf Lunge und Bronchien.

Innerhalb einer Zone sind alle Organe miteinander verbunden. Wenn eines der Organe nicht richtig funktioniert oder Schaden nimmt, werden auch die anderen beeinträchtigt. Massiert man den entsprechenden Punkt an der Hand, am Fuß oder Ohr, so hat dies auf alle Organe innerhalb dieser Zone eine

Wirkung. Die fünf Zonen auf der linken Körperseite haben ihre Reflexpunkte im linken Fuß, der linken Hand und dem linken Ohr, während die rechten Zonen die entsprechenden Verbindungen in den rechten Extremitäten haben.

Die Reflexzonenmassage ist eine spezifische Massagetechnik: mit der Daumenkuppe wird mittels Drehbewegung an bestimmten Punkten – nicht zu fester – Druck aufgebracht. Jede Reaktion – ein prickelndes Gefühl oder ein bohrender Schmerz – verweist auf ein Problem oder eine Störung im entsprechenden Organ. Durch Massieren dieses Punkts kann das Organ angeregt werden, Gifte aus dem Körper auszuscheiden und die Balance wiederherzustellen, so daß das System sein normales chemisches Gleichgewicht zurückgewinnt. Dabei wird nicht nur dem Organ bei der Selbstheilung geholfen, sondern es wird der natürliche Heilungsprozeß im *ganzen* Körper angeregt.

Natürlich wird niemand behaupten, daß die Reflexzonenmassage einen Ersatz für die herkömmliche Medizin darstellt. Wenn man aber die Lage der Reflexe in den Händen und Füßen kennt und weiß, wie die Drucktechnik funktioniert, kann man Streß regulieren, Kopfschmerzen mildern, Rückenschmerzen lindern, Müdigkeit bekämpfen und das Nervensystem als Ganzes stärken. Die Reflexologie lehrt uns also, daß Schmerzen, Spannungen und Krankheiten vorgebeugt und durch tägliche Massage regelrecht weggewischt werden können. Wir können damit unser physisches und psychisches Wohlbefinden fördern und stärken.

Obwohl es bei der Reflexzonenmassage der Fuß ist, auf den sich der Masseur konzentriert, ist die Hand nicht weniger empfindlich und empfänglich für die Druckmassage. Vom chirologischen Standpunkt aus betrachtet, ist sie natürlich auch geeigneter. Zu den Vorteilen gehört, daß wir unser Massageprogramm ganz unauffällig überall da, wo wir uns gerade aufhalten, durchführen können. Obwohl es vielleicht bequemer und entspannender ist, von einem anderen behandelt zu werden, liegt ein weiterer Vorteil darin, daß es ziemlich einfach ist, mit dem Daumen der einen Hand die andere zu massieren.

Aber egal, ob Sie die Technik an Ihrer Hand oder Ihrem Fuß anwenden – eines ist zu bedenken: Bei Schwangerschaft, bestimmten Krebsarten und insbesondere nach chirurgischen Eingriffen ist die Massage nicht zu empfehlen.

Reflexpunkte an der Hand

Abbildung 93 zeigt die Lage der Reflexpunkte in den Händen, die mit den Muskeln und lebenswichtigen Organen im Körper verbunden sind. Es bestehen wesentliche Unterschiede zwischen rechter und linker Hand, je nach Zone, in der sich das Organ befindet. Die Leber beispielsweise befindet sich rechts von der Mittellinie des Körpers, das Herz links davon. Wenn Muskeln und Organe paarweise vorhanden sind, wie Beine, Nieren oder Eierstöcke, entsprechen die Reflexpunkte links und rechts jeweils linker und rechter Körperseite. Befinden sich die Organe auf der Mittellinie, sind sie mit beiden Händen verbunden.

Da nicht alle Hände gleich groß sind, lassen sich manchmal die genauen Druckpunkte nicht gleich finden. Mit ein bißchen Übung findet man aber schnell die richtige Stelle und spürt beim Aufbringen von Druck vielleicht sogar ein leichtes Schmerzgefühl.

Manche Reflexologen behaupten, den Reflexpunkt aufgrund einer kleinen Einbuchtung zu finden, in die die Daumenkuppe rutscht und paßt, während sie über die Haut gleitet. Experimentieren Sie mit Ihrer Handfläche, bis Sie die Unterschiede von einem Bereich zum anderen wahrnehmen.

Wenn Sie einen bestimmten Punkt gefunden haben, bringen Sie mit langsamen, kreisförmigen Bewegungen der Daumenkuppe Druck auf, achten Sie aber darauf, daß Sie sich nicht mit dem Daumennagel verletzen. Der sanfte Druck leitet eine anregende oder schmerzlindernde Botschaft von der Haut an das entsprechende Organ. Wenn Sie an einem bestimmten Reflexpunkt Druck aufbringen und Schmerz empfinden, könnte dies heißen, daß am anderen Ende der Verbindung nicht alles in Ordnung ist.

Viele Gesundheitsprobleme – angefangen von Streß- und Spannungszuständen bis hin zu organischen Störungen – reagieren auf diese Massage und bessern sich. Außerdem soll die häufige Anwendung den Organismus stimulieren und Verjüngungsprozesse einleiten.

Nachfolgend sind eine Reihe von Störungen aufgeführt, die sich durch tägliches Massieren verhindern, mildern oder beseitigen lassen.

Streß und Spannung

Wenn wir unter Streß stehen, verkrampfen sich die Bauchmuskeln, und Entspannung wird erschwert. Das Massieren der Sonnengeflechts-Reflexpunkte in beiden Händen kann Linderung verschaffen. Sie befinden sich in der Mitte der Handflächen unter den Mittelfingern.

Geistige Erschöpfung

Mentale Erschöpfungszustände, die durch übermäßige geistige Anstrengung – zum Beispiel bei Examensvorbereitungen oder nach einer schonungslosen Periode anhaltender geistiger Aktivität – auftreten, können durch das Stimulieren der Gehirnreflexe, die sich an den Daumenkuppen befinden, behandelt werden.

Atemwegsprobleme

Atemschwierigkeiten, Bronchitis und Asthma sprechen auf die Stimulierung der Lungenreflexe, die sich auf dem oberen Drittel der Handfläche unter den beiden Mittelfingern befinden, an. Das Massieren des Nebennierenreflexes in beiden Handflächen hilft vor allem bei asthmatischen Beschwerden.

Verdauungsstörungen

Übersäuerung, Verdauungsschwäche, Verstopfung und Blähungen können ernsthafte Beschwerden verursachen. Das Massieren der Darmreflexe in beiden Händen verschafft Erleichterung. Diese Punkte befinden sich im unteren Drittel der Handfläche. Auch das Massieren des Leberreflexes, der sich in der Mitte der rechten Hand in Schlagkantennähe befindet, hilft.

Rückenschmerzen

Sie sorgen wahrscheinlich für mehr Arbeitsausfälle als alle anderen Beschwerden und haben viele verschiedene Ursachen. Massieren der Wirbelsäulenreflexe am Daumenrand, die Nackenreflexe im zweiten Daumenglied und die Ischiasnervreflexe im Handgelenk löst Verspannungen, die auf eine schlechte Haltung und längeres falsches Sitzen und Stehen zurückzuführen sind.

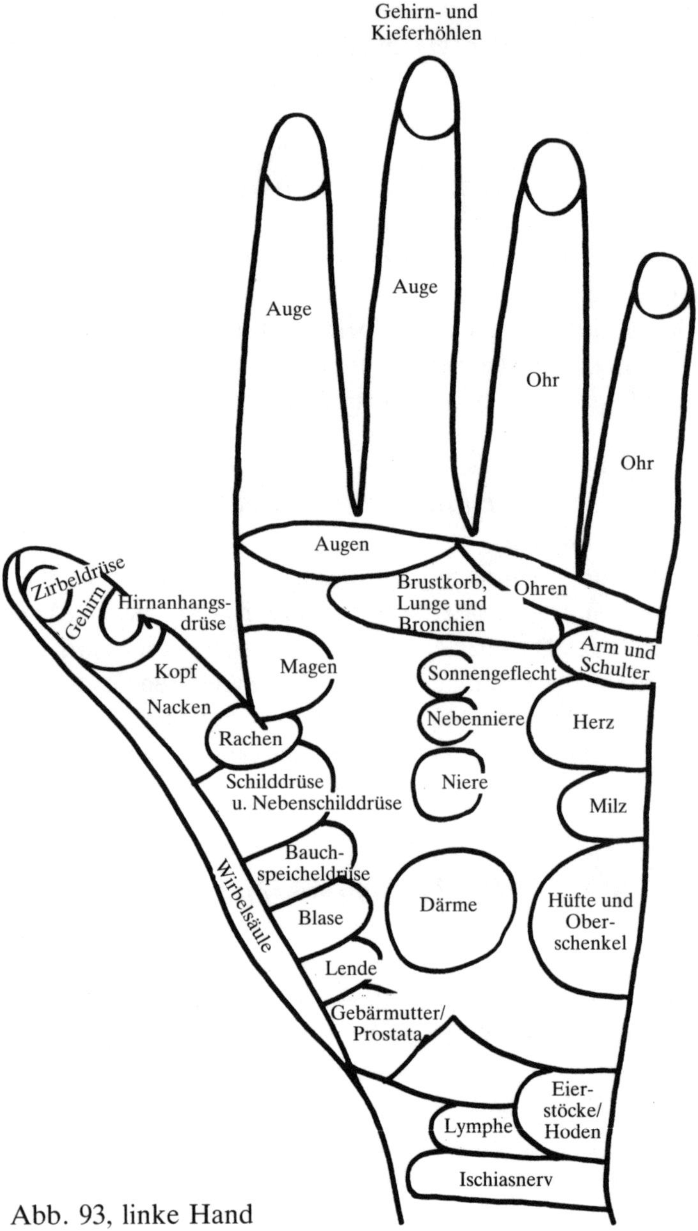

Abb. 93, linke Hand

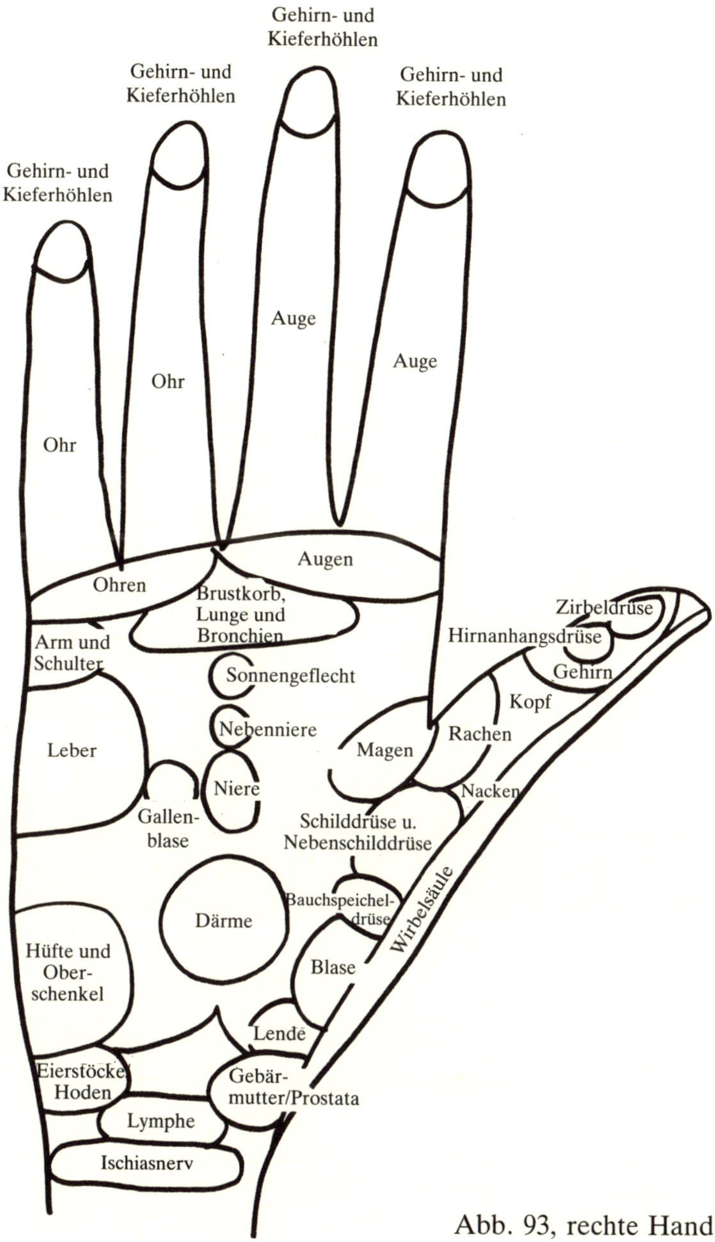

Abb. 93, rechte Hand

Gedächtnisstörungen

Ihr Gedächtnis läßt sich schärfen, egal ob es durch Streß, Anspannung oder Überanstrengung beeinträchtigt ist, indem die Nebennierenreflexe in beiden Handflächen und die Gehirnreflexe auf den Daumenkuppen stimuliert werden.

Menstruationsbeschwerden

Dazu gehören Dysmenorrhoe (schmerzhafte Periode), Menorrhagie (abnorm starke monatliche Blutung), prämenstruelles Syndrom und Wechseljahrsbeschwerden. Auf die Hirnanhangs-Drüsenreflexe an den Daumenkuppen, den Eierstock- und Gebärmutterreflexen an beiden Handflächenrändern in Handgelenknähe aufgebrachter Druck bringt Linderung. *Schwangere sollten bei der Reflexzonenmassage alle Bereiche meiden, die die Fortpflanzungsorgane entspannen.*

Erkältungskrankheiten

Millionen von Menschen leiden Jahr für Jahr unter gewöhnlichen Erkältungen. Erleichterung verschafft zumindest in einigen Fällen die Massage der Lungen- und Bronchienreflexe, der Kieferhöhlenreflexe an den Fingerkuppen und der Nieren- und Nebennierenreflexe.

Bluthochdruck

Hoher Blutdruck ist ein ernstzunehmendes Leiden, das – wenn es nicht behandelt wird – zu schweren Herzproblemen und zu Schlaganfällen führen kann. Wenn jemand vermutet, an Bluthochdruck zu leiden, sollte er unbedingt einen Arzt zu Rate ziehen. Reflexzonenmassage ist eine ideale Vorbeugemaßnahme. Druck auf folgende Reflexe zeigt Wirkung: Herz, Nieren und Nebennieren, Schilddrüse, Nebenschilddrüse und Leber.

Fettleibigkeit

Wenn Sie Diät machen und abnehmen wollen, kann Reflexzonenmassage helfen. Fördern Sie die Gewichtsreduzierung, indem Sie das Verdauungssystem anregen und für eine wirksame Ausscheidung sorgen. Regelmäßige Massage der Lymphdrüsenreflexe, des Darmbereichs und der Nieren- und Leberreflexe wird Sie im Kampf gegen die Pfunde unterstützen.

5 Massage zur Kräftigung des Körpers

Die Kraft der Berührung

Massage ist, wie im vorangegangenen Kapitel erwähnt, eine wertvolle therapeutische Hilfe. Die Heilkraft der Berührung ist seit Jahrtausenden bekannt, und jede Kultur der Welt setzt sie ein. Obwohl es streng wissenschaftlich nicht möglich ist, die heilende Kraft der Massage zu begründen, läßt sie sich als wirkungsvolles Mittel zur Beruhigung oder Stimulierung der Körperreaktionen, zur Kräftigung des Organismus, zur Schmerzlinderung und Förderung der natürlichen Heilprozesse des Körpers weder leugnen noch ignorieren.

Neben der Reflexologie sind über die Jahrhunderte auch noch andere Techniken entwickelt worden; manche bringen leichten Druck auf die Haut und das Bindegewebe auf, andere – wie die neuromuskuläre Massage – setzen mit kräftigen Knet- oder Sägebewegungen, die die tiefer liegenden Bänder und Sehnen erreichen sollen, Gewicht und Kraft ein.

Bestimmte Massagen eignen sich für spezifische Körperteile. Die Reflexologie konzentriert sich zum Beispiel auf Füße, Hände und Ohren. Shiatsu arbeitet mit Körpermeridianen. Manche Handgriffe können nur von einer zweiten Person ausgeführt werden – sich den Rücken selbst zu massieren, ist so gut wie unmöglich. Und es gibt Therapien, die nur von professionell ausgebildeten Masseuren durchgeführt werden dürfen. Eine Handmassage dagegen läßt sich nicht nur äußerst zufriedenstellend allein durchführen, sondern auch völlig unauffällig. Außerdem können verschiedene Techniken kombiniert werden, so daß man sich das ganze Spektrum der Massagetherapien zunutze machen kann. Die im vorangegangenen Kapitel beschriebene Reflexzonenmassage eignet sich besonders für die Hände, aber auch Aromatherapie und Akupressur können eingesetzt werden ebenso wie Streichelmassage und Tiefdruckmassage.

Die Aromatherapie mit ihren duftenden Essenzen ist besonders angenehm für die Hände und hat therapeutische wie kosmetische Wirkung. Die bei der Aromatherapie verwendeten ätherischen Öle werden aus duftenden Kräutern und Blumen gewonnen und sind vielseitig einsetzbar. Neroli, ein Extrakt aus den Blüten der Bitterorange, wird zur Behandlung von nervösen Zuständen benutzt. Bergamotte ist dagegen ein Stärkungsmittel, das sich auch gut als Antiseptikum verwenden läßt. Rosmarin kann als Stimulans eingesetzt werden und ist besonders bei Gedächtnisstörungen nützlich. Schwarzer Pfeffer fördert die Konzentrationsfähigkeit, während Ylang-Ylang ein Aphrodisiakum ist. Die Öle können je nach Bedürfnis kombiniert und gemischt werden. Vorsicht ist jedoch geboten, denn sie sind hoch konzentriert und sehr wirksam. Manche können auch ungünstige Reaktionen hervorrufen. Außerdem gibt es Öle, die unter bestimmten Umständen, wie zum Beispiel bei einer Schwangerschaft, nicht verwendet werden sollten. Und sie sollten niemals eingenommen werden.

Wenn Sie also ätherische Öle zur Massage einsetzen wollen, machen Sie zunächst ein paar Hausaufgaben. Achten Sie darauf, daß die Essenzen, die Sie verwenden, für die Förderung Ihres geistigen und körperlichen Wohlbefindens auch empfohlen werden und daß sie nicht mit irgendeinem medizinischen Befund, an dem Sie leiden, in Widerspruch stehen.

Die hauptsächlich zur allgemeinen Kräftigung eingesetzte Massagetechnik an der Hand ist die Streichelmassage. Hierbei werden entweder mit der ganzen Hand oder mit dem Daumen streichende Bewegungen ausgeführt, vor allem wenn zwischen den Sehnen massiert wird. Leichtes Streichen wirkt entspannend, während größerer Druck das Kreislaufsystem sowie die tieferen Muskeln und Gewebe unter der Oberfläche stimuliert.

Die Massage erfolgt immer in Richtung des Herzens, so daß die Druckbewegungen selbst dann, wenn vom Handgelenk zu den Fingern hin gearbeitet wird, in Armrichtung verlaufen und die massierende Hand sich leicht mit streichender Bewegung über die Finger zurückzieht.

Welche Techniken auch angewendet werden – man sollte immer daran denken, daß Massage ein kraftvolles Mittel mit überraschender Wirkung sein kann, auch wenn sie nur an der Hand eingesetzt wird.

Die körperkräftigende Handmassage

Druck wird mit dem Handballen und dem Daumen aufgebracht; alle empfindlichen Stellen können über längere Zeit massiert werden. Obwohl Gleitmittel nicht unbedingt erforderlich sind, wird ein duftender Puder oder ätherisches Öl doch als sehr angenehm empfunden. Sie können eine entspannende oder stimulierende Essenz wählen.

Keine Bewegung sollte mit Gewalt ausgeführt werden, erst recht nicht bei irgendeinem – auch dem kleinsten – natürlichen Widerstand, oder wenn eine Verletzung oder Erkrankung die Massage hemmt.

1. Am Handgelenk beginnend, unter Aufbringung von kreisendem Daumendruck horizontal über das Handgelenk und weiter über den Armrücken massieren. Dies lockert Muskeln und Bänder am Handgelenk.

2. Mit dem Ballen einer Hand gegen die Knöchel der anderen drücken, als ob man die Hand senkrecht zum Handgelenk hinunterdrücken wollte. Mit ausgestrecktem Arm und

nach oben gerichteter Handfläche die Finger ergreifen und nach unten ziehen, bis Sie die Spannung am Handgelenk spüren.

3. An der anderen Hand wiederholen.

4. Mit einer Handfläche auf den Fingern der anderen Hand die Handrücken massieren, indem Sie die Daumenkuppe zwischen den Sehnen des Handtellers nach oben drücken. Beginnen Sie an der Verbindungshaut zwischen Daumen und Zeigefinger und bringen Sie nach oben Druck zwischen den beiden Sehnen auf; dann den Daumendruck rückwärts leicht auslaufen lassen.

5. Ebenso verfahren Sie zwischen den Sehnen der übrigen Finger.

6. An der anderen Hand wiederholen.

7. Die vier Häutchen zwischen den Fingern abwechselnd einige Sekunden lang zusammendrücken. Zwischen den Fingern sammeln sich Gifte, die kleine kristalline Knötchen bilden. Durch das Zusammendrücken und die kreisenden Bewegungen zwischen Daumen und Zeigefinger können die Knötchen aufgelöst und vom natürlichen Reinigungsmechanismus des Körpers beseitigt werden.

8. An der anderen Hand wiederholen.

9. Die Hand umdrehen und an der Basis der Handfläche beginnen: systematisch mit dem Daumen kreisend Druck aufbringen, wobei an der Daumenseite begonnen und horizontal über die Handfläche bis zur Schlagkante massiert wird. Immer Abschnitt für Abschnitt vorgehen, bis die

ganze Handfläche bearbeitet ist. Empfindliche Stellen sollten immer wieder jeweils einige Sekunden lang massiert werden.

10. An der anderen Hand wiederholen.

11. Mit der Kuppe beginnend, den gleichen kreisenden Massagedruck am Daumen entlang aufbringen, wobei die Gelenke zusammengedrückt und gerieben werden.

12. Die gleiche Druckmassage der Reihe nach an jedem Finger durchführen. Diese Massage erreicht die Akupressurpunkte in Fingern und Daumen, da die Hauptmeridiane durch die fünf Finger verlaufen.

13. Dasselbe an den Fingern der anderen Hand wiederholen.

14. Finger verschränken und die Hände strecken, so daß Sie den Zug und die Spannung an der Basis der Finger spüren.

15. Hände kräftig ausschütteln, bis sie prickeln.

Die Kräftigungsmassage kann durch zwei weitere Übungen ergänzt werden, die Dr. Fitzgerald – der die Reflexologie im Westen bekanntmachte – erfunden und eingeführt hat.

16. Einen Stahlkamm in der Faust halten und die Zähne in die Basis der Finger drücken. Dies kräftigt das ganze Skelett. Zur Linderung von Schmerzen und Beschwerden der Wirbelsäule die Zähne des Kammes fest auf die Fingerkuppen pressen. Wenn Sie kräftige, lange Fingernägel haben, brauchen Sie diese statt des Kamms: Drücken Sie die Nägel einer Hand sekundenlang in die Fingerkuppen der anderen – anschließend umgekehrt vorgehen.

17. Wäscheklammern bis zu fünf Sekunden lang in die Fingerspitzen klemmen. Dr. Fitzgerald fand heraus, daß dies eine starke Wirkung auf die Zähne ausübt, vor allem um Zahnschmerzen zu lindern. Außerdem regt diese Übung das Nervensystem an und wirkt – weil die Fingerspitzen Endungen der Meridiane sind – als Tonikum für den ganzen Körper.

Am Ende einer Massage sollten die Hände immer gewaschen werden, egal, ob die Massage von einem selbst oder einer anderen Person durchgeführt wurde.

Massage ist kein Wunderheilmittel, aber regelmäßiges Handtraining kommt dem ganzen Nervensystem zugute und entspannt Geist und Körper. Außerdem wird der Blutkreislauf angeregt, viele Leiden werden gemildert oder beseitigt, und der Entstehung neuer Beschwerden wird vorgebeugt.

6 Markierungen und Symptome von A bis Z

Wir alle haben angeborene Schwachpunkte, Neigungen und Anfälligkeiten für bestimmte Krankheiten. Einige von uns neigen zu Kreislaufproblemen, andere zu Darmstörungen. Manche Menschen sind physiologisch schwach und psychisch stark. Bei anderen ist es genau umgekehrt – sie werden mit allen möglichen physischen Problemen spielend fertig, klappen aber zusammen, sobald sie mit geistigen oder emotionalen Krisen konfrontiert sind.

Die Informationen in diesem Kapitel sollen – den Markierungen Ihrer Hand folgend – auf Stärken und Schwächen aufmerksam machen und Ihren geistigen und körperlichen Gesundheitszustand einschätzen helfen. Schwachpunkte und Veranlagungen zu kennen, verschafft nicht nur Einblick in die eigenen Körperfunktionen, sondern regt auch zur Krankheitsvorbeugung an.

In diesem Buch sind Sie immer wieder daran erinnert worden, zwei wichtige Faktoren zu beachten, die für dieses Kapitel vielleicht noch mehr als für die anderen gelten. Erstens: Versuchen Sie nicht, aufgrund einer Markierung, und erst recht nicht aus der Hand allein, eine Diagnose zu stellen. Wenn Sie vermuten, eine ernste Krankheit entdeckt zu haben, konsultieren Sie sofort einen Arzt. Zweitens: Denken Sie daran, daß sich Linien verändern können, Sie haben oft genügend Zeit, etwas gegen negative Markierungen zu unternehmen. Ändern Sie Ihre Einstellung, Ihre Ernährung, Ihre Lebensweise, und Sie werden überrascht sein, wie schnell Ihre Hände darauf reagieren.

Und vergessen Sie nie: Vorbeugen ist besser als Heilen!

Die Landkarte der Gesundheit

Obwohl Ärzte seit Tausenden von Jahren ausgiebig und routinemäßig in den Händen ihrer Patienten lesen, steckt das moderne wissenschaftliche Studium der Handmarkierungen noch in den Kinderschuhen. Die medizinische Forschung hat aber inzwischen die Tatsache anerkannt, daß eine Verbindung zwischen bestimmten Krankheiten und spezifischen Linien und Markierungen in der Hand besteht. Über die Art und den Ausdruck der Wechselbeziehungen wird jedoch noch gemutmaßt. Als Ergänzung der bestehenden Theorien schlage ich die folgende «Karte» vor (Abb. 94). Bekannte Gruppen von Markierungen und ihre Verbindungen zu größeren Organen und Körperteilen sind den entsprechenden Handbereichen zugeordnet.

Auf den *Fingerkuppen* haben wir eine Verbindung zwischen Markierungen in Form kleiner horizontaler Sorgenlinien zum Nervensystem erkannt. Wir vermuten auch, daß eine Verbindung zum endokrinen System Hormonstörungen durch vertikale Linien anzeigt.

Wir glauben, daß sich unter den *Wurzeln der Finger* Markierungen befinden, die mit Augen-, Zahn- und Halsleiden in Verbindung stehen.

Wechselbeziehungen mit dem Herz-Kreislauf-System, dem Kopf, der Lunge und dem Brustkorb werden *im Bereich der Herz- und der Kopflinie* festgestellt.

Die *Handflächenmitte* zeigt Markierungen, die mit den Verdauungs- und Ausscheidungsorganen, der Leber, den Nieren und der Gallenblase in Verbindung zu stehen scheinen.

Weiter unten sind die Linien und Markierungen über dem *Daumen- und Kleinfingerballen* – oder Venus- und Mondberg – mit den Fortpflanzungsorganen, den Eierstöcken und Hoden, verbunden.

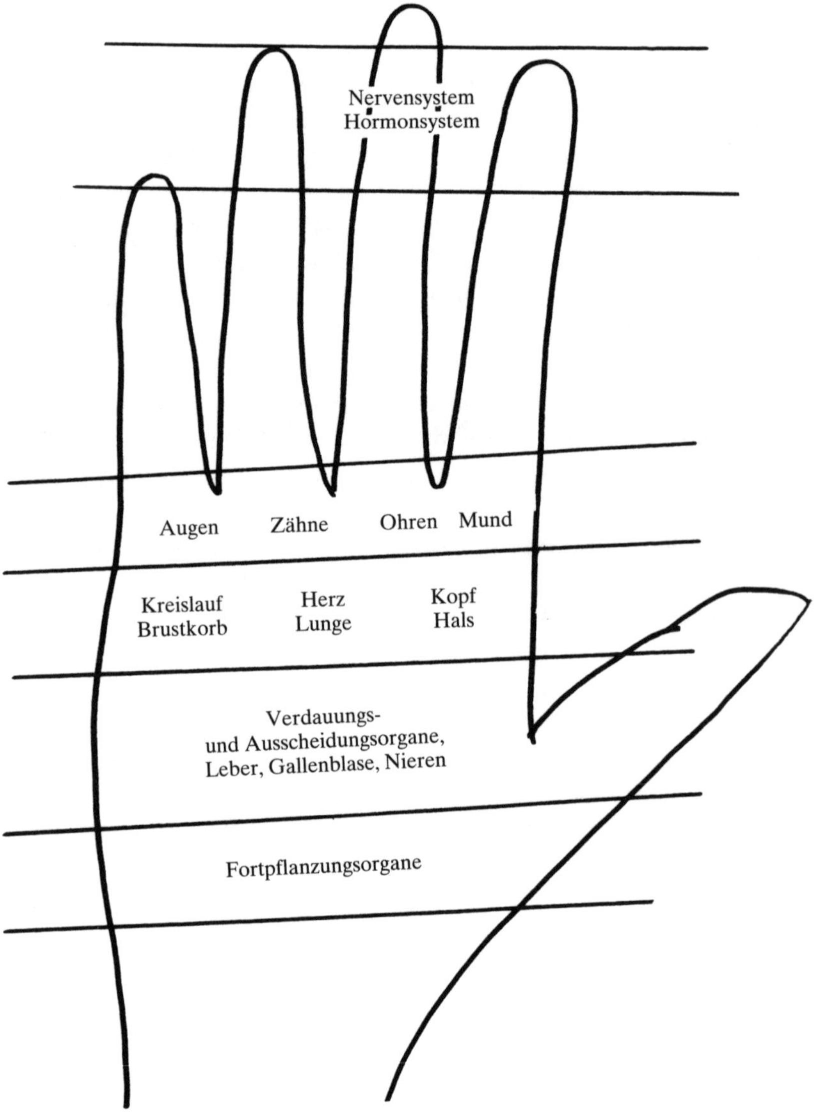
Nervensystem
Hormonsystem
Augen
Zähne
Ohren
Mund
Kreislauf
Brustkorb
Herz
Lunge
Kopf
Hals
Verdauungs-
und Ausscheidungsorgane,
Leber, Gallenblase, Nieren
Fortpflanzungsorgane

Abb. 94

Diese Skizze macht deutlich, wie viele Ähnlichkeiten es zwischen den Markierungen und den Reflexzonenpunkten (Abb. 93, S. 220/21) gibt.

A–Z

Aids

In bezug auf das HIV-Syndrom ist noch nicht genug geforscht worden, um eine Liste mit Markierungen, die mit dieser Krankheit in Zusammenhang stehen, erstellen zu können. Beobachtungen haben aber gezeigt, daß die Hautleisten in den Handflächen von Aidskranken fragmentarisch sind (Abb. 95), ein Symptom, das mit einem geschwächten Immunsystem in Verbindung steht.

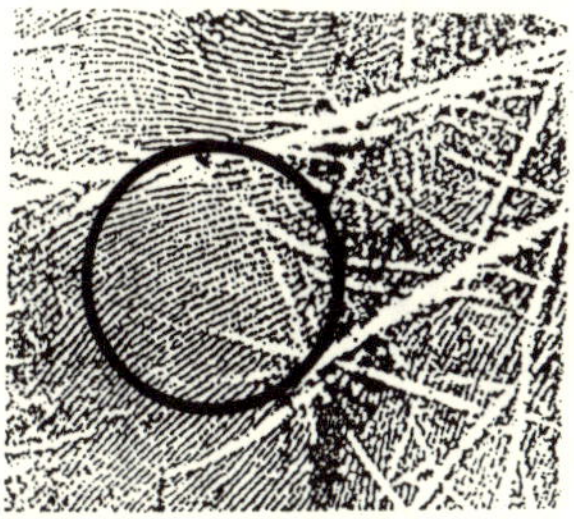

Abb. 95

- Mistel, im Naturzustand zwar giftig, stärkt als Heilpräparat das Immunsystem.

Allergien

Die Hauptmarkierung, die auf eine physiologische Sensibilität gegenüber Chemikalien, Arzneimitteln usw. verweist, ist die Allergielinie, die sich quer über den Mondberg (Abb. 96), zieht. Diese Linie zeigt eine generelle Empfindlichkeit gegenüber Allergenen, gibt also leider nicht bekannt, auf welche Stoffe die betroffene Person allergisch reagiert.

- Prüfen Sie, ob in der Hand auch Streßmarkierungen vorhanden sind, da manche Allergien streßbedingt sind.
- Notieren Sie Ihre Ernährungsgewohnheiten und mit welchen Chemikalien Sie in Berührung kommen. Möglicherweise lassen sich so die allergieerzeugenden Stoffe herausfinden.
- Vitamin C und Knoblauch können Erleichterung verschaffen.

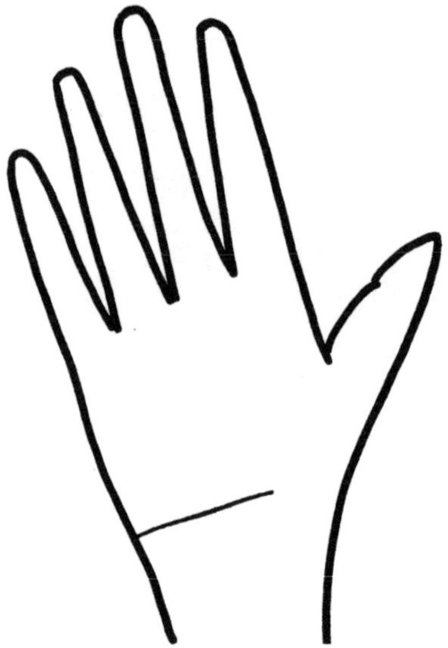

Abb. 96

Anämie

1. Eine blasse oder gar weiße Haut der Hände ist eines der Symptome für Anämie.
2. Wenn die Finger zurückgebogen werden, sehen die Linien blaß oder sogar weiß aus. Trockenheit und Chemikalien können jedoch ebenfalls dafür verantwortlich sein; zunächst müssen also Umweltfaktoren in Betracht gezogen werden. Oft sehen die Linien nach der Menstruation blaß aus, wenn mit der Blutung eine größere Menge Eisen verlorengegangen ist.

   Wenn Sie sich nach der Periode müde, ausgelaugt oder erschöpft fühlen und Sie eine Neigung zu Blutarmut vermuten, greifen Sie nicht sofort zu Eisenpillen (es sei denn, sie wurden Ihnen verschrieben), da sie Magen- und Darmbeschwerden auslösen können. Versuchen Sie lieber, das Blut mit natürlichen Mitteln oder den nachfolgend aufgeführten Ergänzungen zu stärken:

- Eisenhaltige Nahrungsmittel, wie grünes Blattgemüse, Leber, Melasse, Fisch und Schalentiere, Rosinen und Nüsse.
- Vitamin-B-Komplex, insbesondere B_{12}.
- Vitamin C zur Unterstützung der Eisenaufnahme.
- Calc. Phos. und Ferr. Phos. sind die beiden Bio-Salze, die bei anämischen Zuständen eingesetzt werden.
- Als Heilkräuter werden Luzerne und Brennessel empfohlen.

Angstzustände – Siehe *Nervöse Störungen*

Arthritis – Siehe *Rheumatische Erkrankungen*

Asthma – Siehe *Atemwegsbeschwerden*

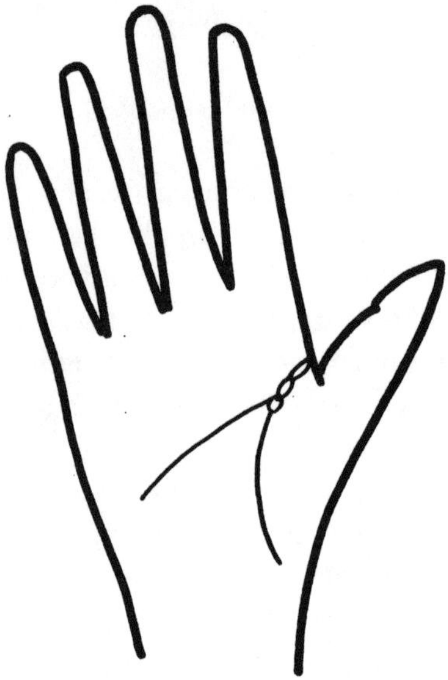

Abb. 97

Atemwegsbeschwerden

Zu dieser großen Kategorie gehören Halsschmerzen, Bronchitis, Lungenentzündung, Tuberkulose und Lungenkrankheiten. Kennzeichnungen, die entweder auf eine Anfälligkeit verweisen oder bestehende Probleme markieren, sind folgende:

1. Eine Neigung zu Atemwegsproblemen läßt sich aus Inseln am Anfang der Kopflinie herauslesen (Abb. 97).
2. Die Nägel wölben sich um die Fingerkuppe. Der Wölbungsprozeß scheint einem bestimmten Muster zu folgen: zuerst der linke Zeigefinger, dann der rechte, der linke Mittelfinger, dann der rechte und so der Reihe nach die restlichen Finger.

3. Schwerere Fälle kennzeichnen sich durch Höckernägel. Der Nagel hebt sich von der Nagelhaut und sieht von der Seite betrachtet wie eine Bogenbrücke aus.
4. Bei schweren Atemwegserkrankungen und fortgeschrittenen Lungenleiden schwellen die Fingerkuppen keulenförmig an. Solche «Trommelschlegelfinger» treten auch bei Herzkrankheiten und schweren Kreislauferkrankungen auf.
5. Im fortgeschrittenen Stadium kann Zyanose die Nägel und die Haut blau färben. Die Blaufärbung wird auch mit bestimmten Herz-Kreislauf-Problemen in Verbindung gebracht.

- Von den Bio-Mineralen soll Kali. Mur. bei Verstopfungen der Atemwege und bei Halsschmerzen helfen. Eine Kombination aus Ferr. Phos., Kali. Mur., Kali. Phos. und Nat. Mur. wird bei Schnupfen und Nebenhöhlenleiden empfohlen.
- Aufgüsse aus Thymian und Alant sollen krampf- und schleimlösend wirken. Tee aus Huflattich und Andorn (Marrubium vulgare) sind für die Behandlung von Husten und Schnupfen besonders empfehlenswert.
- Auch Ephedra (die den Wirkstoff Ephedrin – gegen Atemwegserkrankungen – liefert) und Spitzwegerich werden bei asthmatischen und bronchitischen Erkrankungen und verwandten Leiden eingesetzt.

Augenleiden

1. Eine große Insel in der Herzlinie unter dem Ringfinger ist ein klassisches Symptom, das auf Augenleiden verweist (Abb. 98). Eine Insel kann hier aber auch Herz- oder Kreislaufschwierigkeiten repräsentieren. Mißverständnisse sind also nicht auszuschließen.

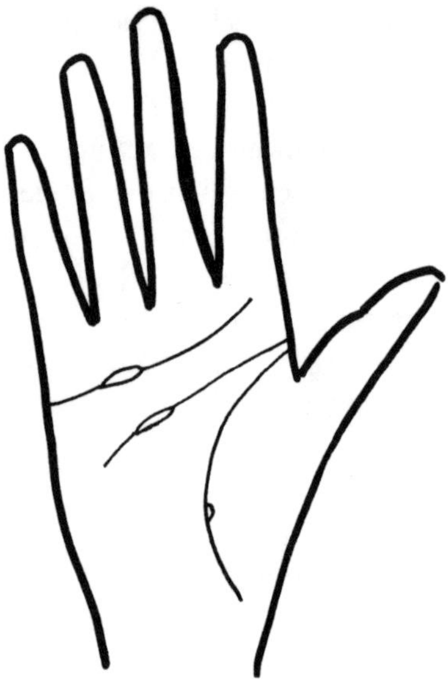

Abb. 98

2. Eine Insel in der Kopflinie unter dem Apolloberg.
3. Manche Ärzte behaupten, daß eine runde oder halbrunde Markierung entweder über der Herzlinie unter dem Ringfinger oder am Innenrand der Lebenslinie für eine Neigung zum grauen Star symptomatisch ist.

- Vitamin A ist für gesunde Augen unentbehrlich.
- Augentrost, entweder als Aufguß getrunken oder als Lotion oder Kompresse verwendet, ist ein herkömmliches Mittel zur Behandlung schwacher oder kranker Augen.
- Möhren- und Heidelbeerkapseln werden gegen Nachtblindheit empfohlen.
- Silicea für die Behandlung von Gerstenkörnern; Kali Phos. bei Sehschwäche; Nat. Mur. gegen tränende Augen; Ferr. Phos. gegen Schmerzen, Entzündungen und Augenröte.

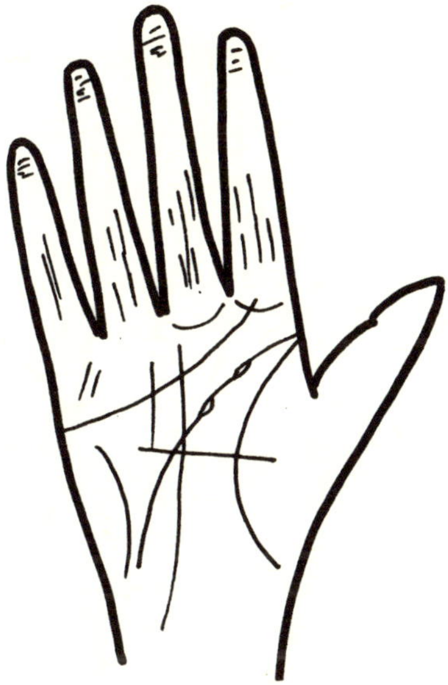

Abb. 99

Bronchitis – Siehe *Atemwegsbeschwerden*

Depressionen

Unter den Begriff Depressionen fällt eine ganze Reihe von Leiden, von schweren seelischen Erkrankungen bis hin zu dem Gefühl, «down», niedergeschlagen oder melancholisch zu sein. Es ist ganz natürlich, ein Auf und Ab zu erleben, sich nach schlechten Nachrichten oder wegen ungünstiger Wohnverhältnisse oder trüben Wetters elend zu fühlen; eine echte Depression ist jedoch ein medizinischer Befund, der sich bei manchen Menschen über einen langen Zeitraum hinziehen und ihr Leben und ihre Arbeit stark beeinträchtigen kann.

Ursachen und Dauer einer echten Depression lassen sich mit Hilfe mehrerer Markierungen aus der Hand lesen (Abb. 99):

1. Inseln in der Kopflinie weisen meist auf Zeiten voller Sorgen und Ängste hin, die oft eine Depression auslösen können.
2. Eines der zuverlässigsten Anzeichen für einen Anfall von Depression ist eine Senke in der Kopflinie, von der eine winzige Linie nach unten abzweigt.
3. Eine deutlich gekrümmte Kopflinie, die sich tief hinunter in den Mondberg zieht, verweist auf Hyperaktivität mit wildwuchernder Phantasie.
4. Die «volle Hand» charakterisiert einen Menschen, der zu Überempfindlichkeit und neurotischen Stimmungen neigt.
5. Eine schwere Traumalinie, die die Lebenslinie kreuzt und sich nach oben hin fortsetzt, um auch die anderen Hauptlinien zu schneiden. Dies repräsentiert eine größere Störung, die zu einer Depression führen könnte. Je tiefer, kräftiger und länger die Linie, desto einschneidender wirkt sich das traumatische Ereignis auf die betreffende Person aus.
6. Ein überentwickelter Saturnberg weist häufig auf eine Neigung zu Depressionen, Melancholie und Launenhaftigkeit.
7. Tiefe Linien, die von der Basis der Finger nach oben verlaufen, verweisen auf chronische Müdigkeit, die oft mit einem Gefühl der Verzweiflung einhergeht.
8. Horizontale Linien über den Fingerkuppen weisen auf persönliche Probleme hin, bestätigen andere Depressionszeichen und können die Ursache der Depression anzeigen.
9. Vertikale Linien über den oberen Fingergliedern weisen auf eine Hormonstörung hin, die schwere Stimmungsschwankungen auslösen kann.

Strategien zur Bekämpfung:

- Vitamin C
- Aminosäuren
- Magnesium und Vitamin B_6, da ein Mangel dieser Stoffe zu den depressionsauslösenden Faktoren gehören kann.

- Lichttherapie hat sich bei Menschen als nützlich erwiesen, die unter dem SAD-Syndrom (Seasonal Affective Disorder) leiden.
- Kalifornischer Mohn wegen seiner beruhigenden Eigenschaften, Ginseng als Tonikum und wegen seiner anregenden Wirkung. Baldrian wird bei Hysterie, nervöser Erschöpfung und Erregungszuständen jeder Art empfohlen. Borretsch oder seine Blüten, als Tee genossen, hebt die Stimmung.
- Kali. Phos., Calc. Phos. und Nat. Mur. vertreiben trübe Stimmungen.

Ernährungsmängel

Zeichen von Ernährungsmängeln konzentrieren sich vor allem auf die Fingernägel. Der Grund dafür ist die Tatsache, daß das Nagelwachstum als fortwährender Prozeß besonders empfindlich auf alle Veränderungen der Blutbestandteile und der Blutzufuhr reagiert. Jede Unterbrechung, wie zum Beispiel eine plötzliche Radikaldiät, beeinträchtigt das Wachstum und schlägt sich sofort in der Struktur und dem Aufbau des Nagels nieder. Plötzliche oder akute Ernährungsmängel kennzeichnen sich meist durch eine einzelne Markierung auf jedem Nagel, die sich allmählich auswächst. Chronische Zustände können dagegen Form und Struktur des Nagels selbst beeinträchtigen (Abb. 100).

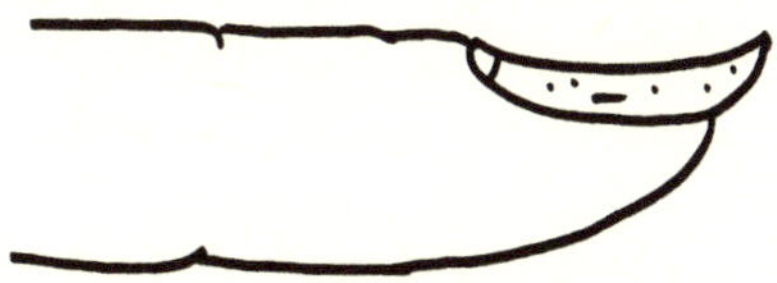

Abb. 100

Weil Nägel im Durchschnitt für ihr Wachstum sechs Monate brauchen, kann jede Markierung zeitlich bestimmt werden, wodurch sich ziemlich genau feststellen läßt, wann die Krankheit oder der Vorfall stattgefunden hat. Eine ziemlich tief im Nagel liegende Markierung verweist auf ein nur kurze Zeit zurückliegendes Geschehen, liegt die Markierung weiter oben, liegt es ungefähr drei Monate zurück, und befindet sie sich ganz oben, liegt der Vorfall oder die Krankheit etwa sechs Monate zurück.

Zeichen von Mangelernährung sind:

1. Löffelförmige oder konkave Nägel
2. Weiße Flecken in den Nägeln
3. Horizontale Kerben über den Nägeln
4. Sehr weiche Nägel, die leicht splittern oder brechen
5. Linien in der Handfläche, die blaß werden, wenn man die Finger zurückbiegt
6. Ein chronischer oder langfristiger Mangel führt zum Zusammenbruch des Hautleistenmusters.

- Auch bei uns im Westen, wo jedermann sich eine ausgewogene Ernährung leisten kann, sind Ernährungsmängel weit verbreitet. Moderne Verarbeitungstechniken und Schädlingsbekämpfungsmethoden berauben unsere Nahrungsmittel der Vitamine und Mineralstoffe, die für eine optimale Gesundheit unverzichtbar sind. Oft sind es aber auch unsere Ernährungsgewohnheiten, unser Lebensstil, der ständige Zwang abzunehmen, die uns die Grundnährstoffe entziehen, die wir brauchen, um gesund zu bleiben. Die medizinische Forschung ist sich einig, daß viele Zivilisationskrankheiten, wie Krebs, Herz- und Kreislaufprobleme, auch ernährungsbedingt sind.

  Deshalb greifen viele Menschen zu Vitamin- und Mineralergänzungen, um Mängel auszugleichen. Wegen ihrer

Wechselwirkungen sollten Vitamine und Mineralstoffe jedoch nicht getrennt eingenommen werden, weil zu viel von dem einen ein anderes verringern kann; sehr bald wird dann ein schwerwiegendes Ungleichgewicht geschaffen. Eine Multivitamin- und Mineraltablette ist deshalb die sicherste Art, die Ernährung zu unterstützen. Die empfohlene Dosis sollte aber auf keinen Fall überschritten werden.

Siehe auch *Vitamin- und Mineralstoffmängel*

Fettsucht

Die Neigung zu Fettansatz, zur Fettleibigkeit kennzeichnet sich wie folgt:

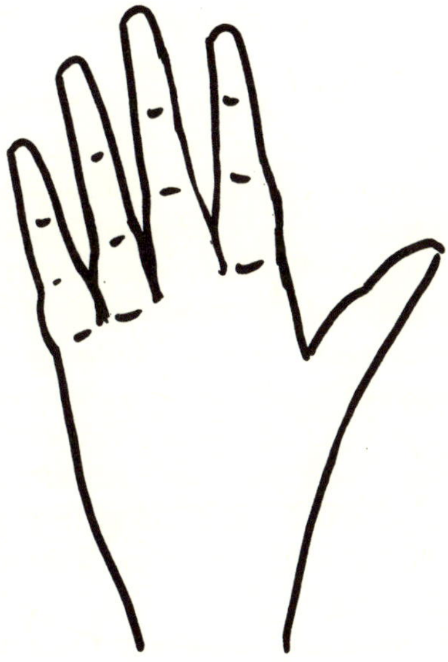

Abb. 101

1. Weiche, mollige Grundglieder an allen Fingern sind Zeichen eines genußsüchtigen und häufig auch trägen Menschen. Personen mit solchen Fingern sind immer übergewichtig.
2. Wenn sich an den Grundgliedern auf den Fingerrücken kleine Fettpolster befinden (Abb. 101), ist das Gewichtsproblem langfristig und hat sich wahrscheinlich schon in der Kindheit herausgebildet. Es wird deshalb schwieriger sein, das Übergewicht loszuwerden.

- Willenskraft, Sport und eine sorgfältige, kalorienarme Ernährung sind die besten Voraussetzungen zum Abnehmen. Radikaldiäten sind nicht empfehlenswert, da sie zu vielen Mangelerscheinungen und Störungen führen können. Menschen, die sehr stark übergewichtig sind, sollten sich zuerst mit ihrem Arzt beraten, bevor sie sich an irgendwelchen Diätprogrammen beteiligen.
- Manche Naturheilpraktiker behaupten, daß es Mittel gibt, die das Abnehmen unterstützen, und nennen grünen Tee (Camelia Thea) und Bohnenhülsen. Ananaspräparate sollen bei Cellulitis wirken.

Fieber

1. Menschen, die leicht Fieber bekommen, weisen meist einen kräftigen Apolloberg auf.

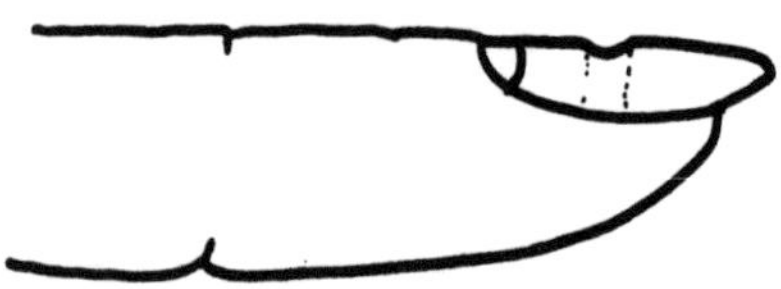

Abb. 102

2. Hohes Fieber hinterläßt häufig eine horizontale Kerbe auf den Nägeln (Abb. 102). Weil ein Nagel im Durchschnitt sechs Monate braucht, um von der Nagelhaut bis zur Spitze zu wachsen (also bis zum Ende des lebenden rosa Teils des Nagels), läßt sich leicht feststellen, wann die Krankheit eintrat.

- Borretsch hat eine kühlende Wirkung und wird deshalb bei der Fieberbehandlung verwendet. Auch Eukalyptus hilft, wenn das Fieber in Schüben verläuft.
- Von den Bio-Salzen kommt vor allem Ferr. Phos. bei der Behandlung von Fieberzuständen zur Anwendung.

Störungen der Fortpflanzungsorgane

Der Handbereich, der die Fortpflanzungsorgane repräsentiert, befindet sich an der Basis der Handfläche, direkt über dem

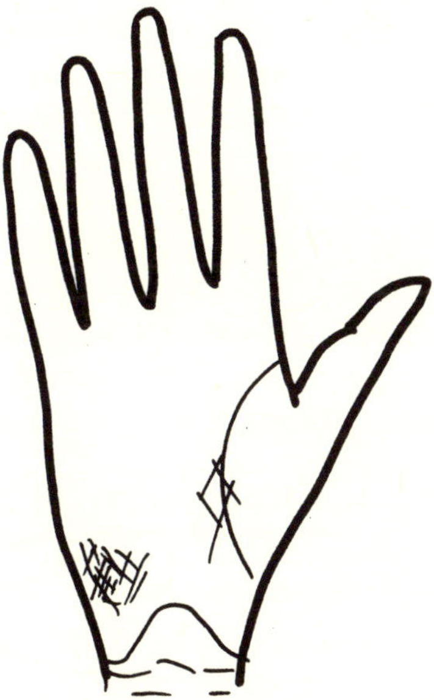

Abb. 103

Handgelenk (Abb. 103). Zu den Markierungen, die auf mögliche Schwierigkeiten mit diesen Organen verweisen, gehören folgende:

1. Feine Linien auf der Basis des Mondbergs.
2. Linienmuster, die entweder Rhomben oder Dreiecke an der Lebenslinie bilden, und zwar nach etwa zwei Dritteln ihres Verlaufs.
3. Wenn sich die obere Raszette tief in die Handfläche hineinwölbt, weist dies auf problematische Geburten hin.

- Kalziumsulfat kann bei Impotenz helfen.
- Natrium/Kalium-Haushalt überprüfen lassen; eine Störung zeigt sich durch feine Ketten an Kopf- und Herzlinie. Ein Ungleichgewicht kann auch zum prämenstruellen Syndrom führen.
- Nachtkerzenöl soll die Regulierung des Menstruationszyklus unterstützen.

Siehe auch *Frauenleiden*

Frauenleiden

Gynäkologische Leiden werden markiert durch (Abb. 104):

1. Eine Rhomben- oder Dreiecksformation im ersten Drittel der Lebenslinie.
2. Eine Sternformation am Schnittpunkt von Kopf- und Gesundheitslinie.
3. Eine Raszette, die sich merklich in die Handfläche hineinwölbt, weist auf Geburtsschwierigkeiten hin.

- Salbei wird vor allem gegen schmerzhafte und unregelmä-

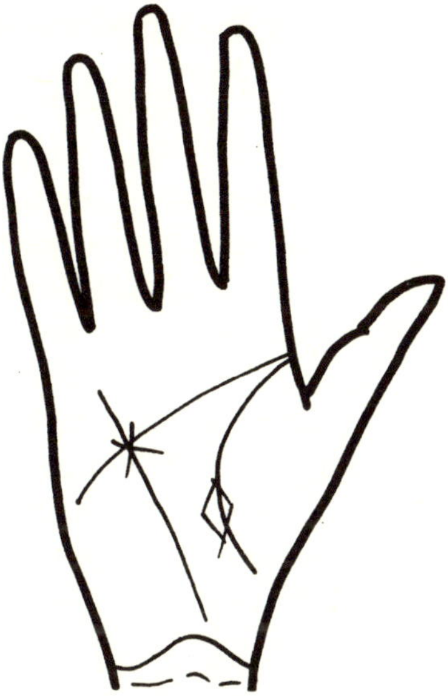

Abb. 104

ßige Perioden, das prämenstruelle Syndrom und allgemeine Wechseljahrsbeschwerden empfohlen, Hopfen und Luzerne zur hormonellen Regulation, Beifuß und Kamille wegen ihrer schmerzstillenden Wirkung, Hirtentäschel gegen innere Blutungen, vor allem der Gebärmutter.

- Kombination N, die aus Calc. Phos., Kali. Mur., Kali. Phos. und Mag. Phos. besteht, wird bei schmerzhaften Perioden und andern Zyklusstörungen empfohlen.

Siehe auch *Störungen der Fortpflanzungsorgane*

Gedächtnisstörungen

Vieles kann das Gedächtnis beeinträchtigen, am häufigsten aber die langsame Erosion, die sich mit dem Alter einstellt. Vergeßlichkeit kann zu jeder Zeit im Leben auftreten, vor allem wenn die betroffene Person eine besonders hektische Zeit durchmacht. Klinische Gedächtnisstörungen, verursacht durch Unfälle oder Erkrankungen des Gehirns oder Nervensystems, wie Demenz, spiegeln sich in der Hand durch ein Ausdünnen und Ausfransen des Kopflinienendes. In manchen Fällen fällt die Linie gegen den Mondberg hin deutlich ab und wird verkettet, fedrig oder brüchig (Abb. 105).

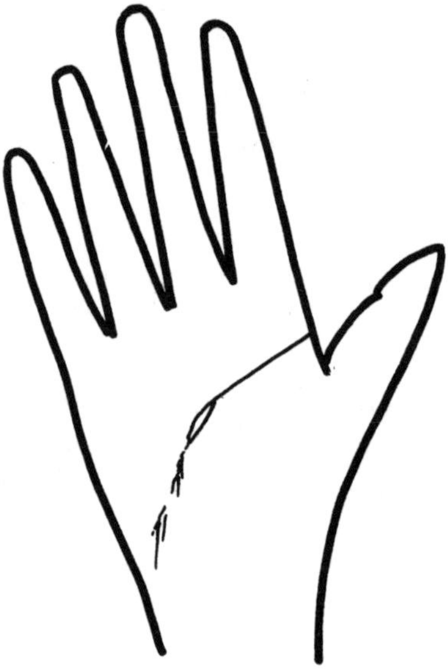

Abb. 105

- Mineralstoffe, die das Gedächtnis stärken, sind Zink, Calc. Fluor. und Silicea.

- Zu den Heilpflanzen und Mitteln, die das Gedächtnis und die Konzentration verbessern sollen, gehören Ginseng, Schisandra und Pollenkapseln; letztere werden vor allem älteren Menschen empfohlen.

Erkrankungen der Harnorgane

Zu den Störungen der Harnorgane gehören Nieren- und Blasenprobleme. Markierungen, die auf eine Anfälligkeit für Erkrankungen der Harnorgane verweisen, sind folgende:

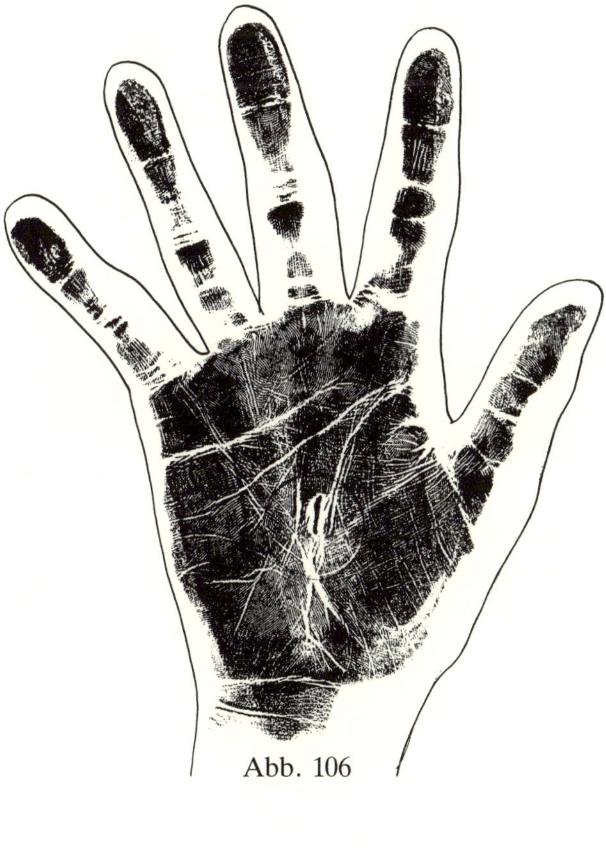

Abb. 106

1. Ein mit feinen Linien kreuz und quer durchzogener Mondberg.
2. Eine senkrechte Linie auf dem Merkurberg an der Schlagkantenseite.
3. Ein gelblich narbiger Fleck oder ein schwielenartiges Grüppchen aus harter Haut an der Außenseite der Lebenslinie (Abb. 106).

- Niereninfektionen können schwere langfristige Schäden verursachen. Wenn eine Infektion vermutet wird, sollte sofort ein Arzt konsultiert werden.
- Löwenzahn und Brennessel gehören zu den harntreibenden Heilkräutern, mit deren Hilfe das System durchgespült wird; Kahles Bruchkraut (Herniaria glabra) wirkt entzündungshemmend; Wasserfenchel oder Roßkümmel (Oenanthe aquatica) ist ein herkömmliches Mittel gegen Blasenbeschwerden.
- Für die unterschiedlichen Störungen der Harnorgane wird eine Reihe von Bio-Mineralen empfohlen: Ferr. Phos., Nat. Mur. und Mag. Phos. gegen Inkontinenz; dieselben sowie Kali. Phos. und Kali. Mur. für die Behandlung von Blasenentzündungen; Calc. Phos. gegen Bettnässen.
- Joghurt, gegessen oder äußerlich aufgetragen, lindert und kühlt die Reizung, die mit einer Blasenentzündung einhergeht.

Hernien

Eine Neigung zu Hernien zeigt sich durch eine rhombenförmige oder dreieckige Formation an der Lebenslinie nach etwa zwei Dritteln ihres Verlaufs (Abb. 107).

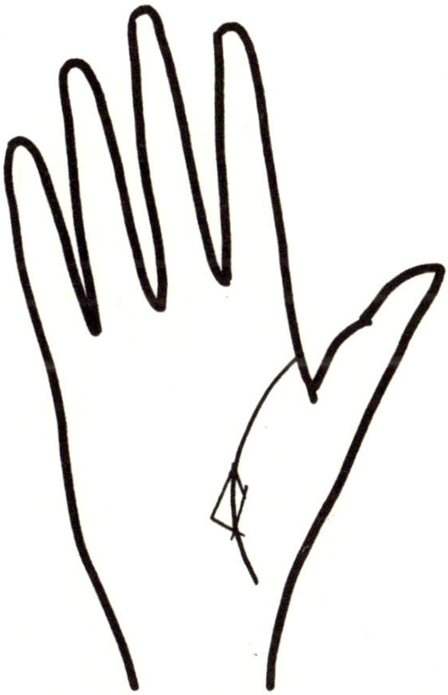

Abb. 107

Herpes simplex

Herpes simplex, eine durch Viren ausgelöste Erkrankung, die sich durch Streß verstärkt, beginnt mit einer Entzündung an vereinzelten Stellen auf oder zwischen den Fingern und manchmal auch auf der Handfläche. Der betroffene Hautbereich rötet sich; anschließend entwickeln sich kleine wäßrige Bläschen.

Herz- und Kreislaufprobleme

Die zu dieser Kategorie gehörenden Störungen reichen von hohem Blutdruck bis zu Angina pectoris, Arteriosklerose und Erkrankungen der Herzkranzgefäße und des Herzens. Auf die wenigen Krankheiten, die angeboren sind, verweisen Anomalien der Hautleistenmuster. Die meisten Erkrankungen gehen jedoch auf Ernährungsfehler, auf eine ungesunde Lebensweise, Umweltfaktoren und den allgemeinen Verschleiß im Alterungsprozeß zurück.

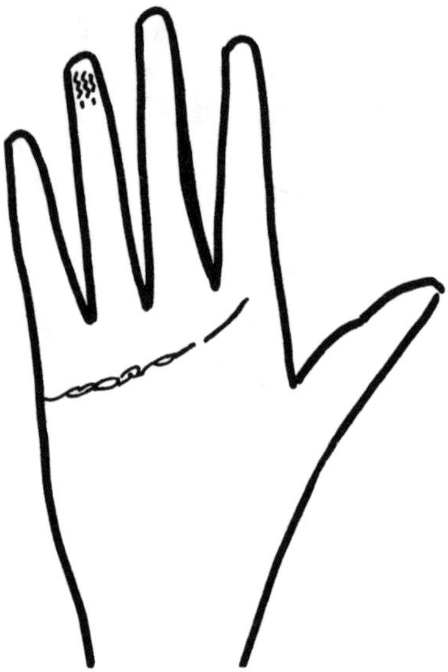

Abb. 108

Es gibt viele Markierungen in der Hand (Abb. 108), die auf eine Neigung zu Herz-Kreislauf-Problemen verweisen. Obwohl man, wenn man eines oder sogar zwei dieser Merkmale besitzt, nicht unbedingt erkranken muß, sollte bei Verdacht so bald wie möglich ein Arzt zu Rate gezogen werden.

1. Kurze, oft dreieckige oder muschelförmige Nägel sind Zeichen, daß eine Veranlagung zu hohem Blutdruck besteht.
2. Von den Hautleistenmustern werden insbesondere Bogen in den Fingerabdrücken mit einer Veranlagung zu Herzleiden in Verbindung gebracht. Bedeutender ist ein axiales Triradius-Muster an der Schlagkante in Herzliniennähe.
3. Struktur und Zustand der Herzlinie reflektieren die Gesundheit von Herz und Kreislauf. Kennzeichnungen, die auf Schwächen des Herz-Kreislauf-Systems verweisen, sind: eine Linie, die über einen langen Abschnitt eine Kette bildet; eine einzelne, schwache, dünne Linie ohne Verästelungen, Inseln oder Ketteneffekt am Linienanfang, also an der Schlagkante; ein deutlicher Bruch in der Herzlinie; eine Gruppe von Querlinien, die sich zu einem Stern formieren; eine einzelne große blaue Insel in der Linie entweder unter dem Ring- oder dem kleinen Finger.
4. Knollige oder Trommelschlegel-Finger.
5. Zyanose oder Blaufärbung der Nägel und der Haut.
6. Die Affenfurche deutet auf die Möglichkeit einer angeborenen Neigung zu Herz- oder Kreislaufproblemen hin.
7. Eine Sternformation über der Kopflinie verweist in manchen Fällen auf die Möglichkeit eines Schlaganfalls.
8. Eine Ringfingerkuppe mit kräftigen Linien wird mit hohem Blutdruck in Verbindung gebracht. Die Linien sind in diesem Fall vertikal und nicht horizontal.
9. Sehr rote Hände oder unnatürlich rote Linien lassen auf hohen Blutdruck schließen.
10. In manchen Fällen bilden sich entweder kurz vor oder nach einem Herzinfarkt Knötchen oder kleine harte Klumpen unter dem Ringfinger um die Herzlinie.
11. Kalte Hände und Finger weisen auf eine schlechte Durchblutung hin.
12. Horizontale weiße Linien über den Nägeln (Mees-Bänder) werden mit Herzkrankheiten in Verbindung gebracht.

Für eine gute Durchblutung und die Erhaltung eines gesunden Herzens sind eine ausgewogene Ernährung mit geringem Salzverbrauch, wenig Alkohol, Körperbewegung und Gewichtsreduzierung wichtig. Und natürlich sollte das Rauchen aufgegeben werden. Neueste Forschungen der Ernährungswissenschaft haben ergeben, daß folgendes der Herztätigkeit nützt und der Entstehung von Herzleiden vorbeugt:

- Tägliche Einnahme von Knoblauchtabletten
- Ölhaltiger Fisch
- Nachtkerzenöl
- Einfach oder mehrfach ungesättigte statt gesättigter Fette
- Heilkräuter sollten nur auf Anraten verwendet werden, da alle einem bestimmten Zweck dienen. Knoblauch wird zum Senken des hohen Blutdrucks eingesetzt; Ginster soll ihn dagegen erhöhen. Bambusharz soll bei Arteriosklerose wirksam sein. Gugulon senkt den Cholesterinspiegel, Ginkgo regt den Kreislauf an.
- Zu den Bio-Mineralen, die für die Anregung des Kreislaufs empfohlen werden, gehören: Kali. Phos., Calc. Phos. und Calc. Fluor.

Hörprobleme

Ein klassisches Zeichen für allgemeine Hörprobleme ist eine Insel in der Herzlinie unter dem Mittelfinger (Abb. 109).

- Kali. Mur. und Ferr. Phos. sind die beiden Bio-Minerale für das Gehör.

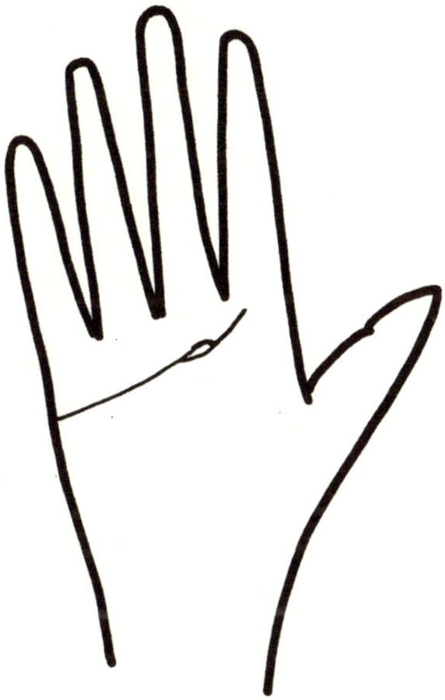

Abb. 109

Hypertonie oder hoher Blutdruck

Siehe *Herz- und Kreislaufprobleme*

Hyper- und Hypothyreose

Siehe *Schilddrüsen-Funktionsstörungen*

Kopfschmerzen und Migräne

Winzige Einkerbungen in der Kopflinie verweisen auf eine Neigung zu Kopfschmerzen, insbesondere zu Migräne. Oft liegen sie in kleinen Grüppchen zusammen (Abb. 110).

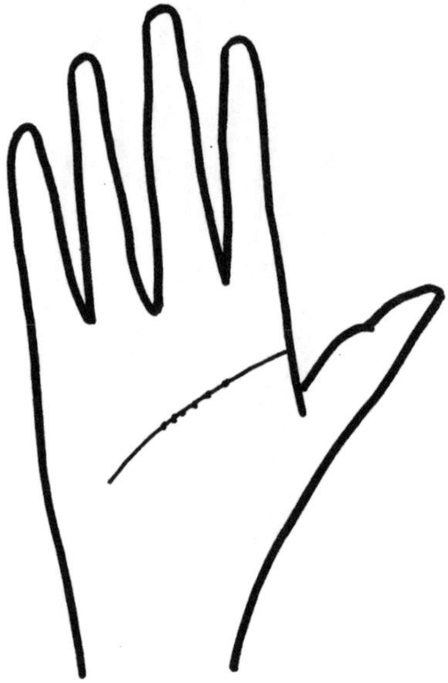

Abb. 110

- Kalzium hilft bei Kopfschmerzen.
- Tausendgüldenkraut wird von der Schulmedizin zunehmend als wirksames Mittel gegen Migräne anerkannt.
- Von den Bio-Mineralen wird Kombination F gegen Kopfschmerzen und Migräne empfohlen. Es setzt sich aus Kali. Phos., Mag. Phos., Nat. Mur. und Silicea zusammen.

Krebs

Für die kategorische Verbindung von bestimmten Markierungen mit verschiedenen Krebsarten stehen nicht genügend Daten zur Verfügung. Einige Zeichen stehen vermutlich mit der Krankheit in Zusammenhang, obwohl bei vielen Menschen mit diesen Kennzeichnungen nie Krebs entsteht. Und es gibt Men-

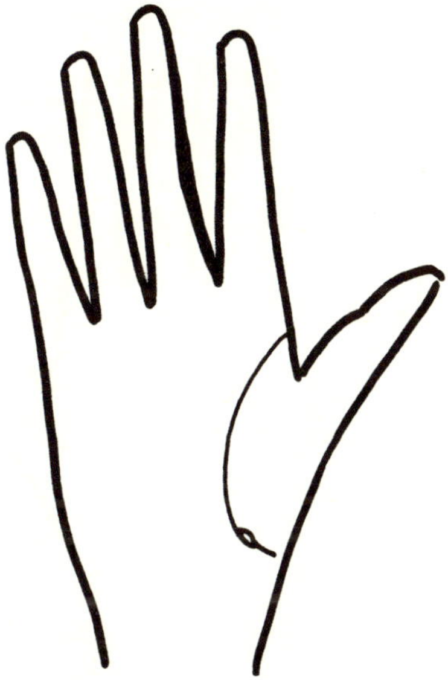

Abb. 111

schen, die an Krebs erkrankt sind, aber keine Markierungen dieser Art entwickelt haben. Als provisorisch und keinesfalls narrensicher sind folgende Angaben anzusehen:

1. Unterbrochene Hautleisten.
2. Eine klare, wohlgeformte Insel ziemlich weit unten auf der Lebenslinie.
3. Kleine gelbliche, warzenartige Hautgrüppchen, die wie winzige Schwielen aussehen und entweder auf dem Mond- oder dem Venusberg erscheinen. Einige Ärzte meinen, daß eine ähnliche Formation auch am Außenrand des Daumens in Richtung Handgelenk verlaufen kann (Abb. 111).

Leberfunktionsstörungen

Leberleiden haben häufig folgende Symptome:

1. Gelbfärbung der Haut an den Händen und eine gelbliche Verfärbung der Nägel.
2. Eine unterbrochene Gesundheitslinie.

- Erdrauch (Fumnaria officinalis) regt die Gallenproduktion an; Leberblümchen reinigt das Blut; Tausendgüldenkraut lindert Schmerzen in der Leber und in der Milz; Löwenzahn stärkt eine träge Leber.
- Nat. Sulph. wird bei Störungen der Leber- und Gallenblasenfunktion und Kali. Sulph. bei träger Lebertätigkeit empfohlen.

Menstruationsbeschwerden

Siehe *Störungen der Fortpflanzungsorgane* und *Frauenleiden*

Müdigkeit

1. Tiefe senkrechte Linien an den beiden unteren Fingergliedern sind Anzeichen von Müdigkeit (Abb. 112).
2. Eine leiterartige Reihe kleiner Linien unter dem Ringfinger zur Herzlinie hin machen deutlich, daß das Schlafmuster gestört ist.
3. Linien, die weiß aussehen, wenn die Finger zurückgebogen werden, verweisen auf Eisenmangel, der häufig auf Ernährungsfehler zurückzuführen ist. Sie zeigen sich oft nach der Menstruation, vor allem nach übermäßig starken Blutungen.

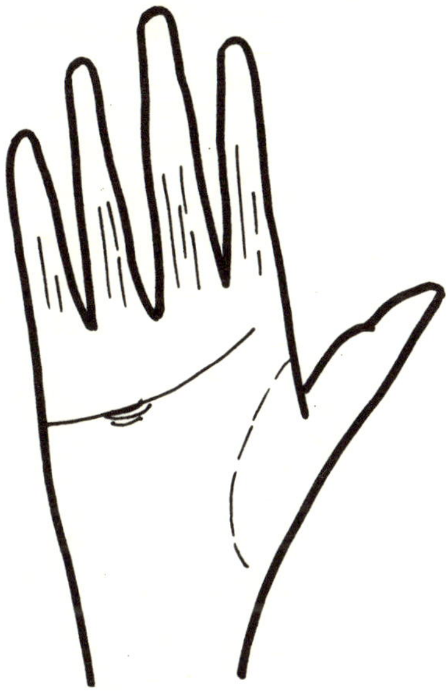

Abb. 112

- Die Salzergänzungen Mag. Phos., Ferr. Phos. und Kali. Phos. helfen bei Müdigkeit.
- Wird ein Eisenmangel vermutet, korrigiert man den Zustand am besten durch eisenreiche Mahlzeiten. Eisenzusätze, wie beispielsweise Ferrosulfat, die zu Verstopfung führen können, sind weniger empfehlenswert. Eisenreiche Nahrungsmittel sind grüne Gemüse, Leber, Schalentiere, Rosinen und Melasse.
- Kalzium und Vitamin C unterstützen die Eisenabsorption.

Siehe auch *Schlafstörungen*

Nervöse Störungen

Darunter fällt praktisch alles, was mit Nervenschwäche, Erregbarkeit, Angstzuständen und Nervosität zu tun hat. Hochempfindliche Menschen, die zu Störungen des Nervensystems, einschließlich Neurosen, nervösen Spannungen und Angstzuständen neigen, sind an folgenden Merkmalen zu erkennen (Abb. 113):

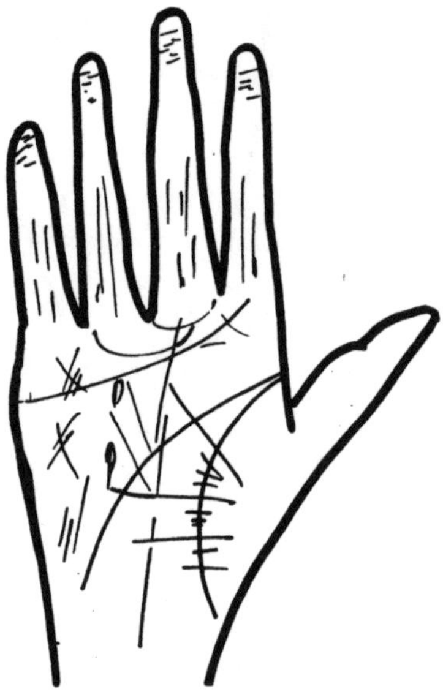

Abb. 113

1. Die «volle Hand». Sie ist spinnennetzartig mit vielen feinen, kreuz und quer verlaufenden Linien überzogen.
2. Eine schlanke, längliche Handfläche mit langen, schmalen Fingern und einem schwächlich wirkenden Daumen.
3. Ein überentwickelter, stark markierter und mit vielen Linien überzogener Merkurberg.
4. Eine Wölbung oben an der Schlagkante, direkt unter dem

kleinen Finger, ist immer ein verräterisches Zeichen für ein überaktives und ängstliches Naturell.

5. Eine lange, gekrümmte Kopflinie, die sich tief in den Mondberg hineinzieht, weist auf eine ausgeprägte Phantasie und eine Neigung zu Neurosen hin.
6. Eine Reihe von feinen horizontalen Linien, die die Lebenslinie schneiden, verweisen auf eine ängstliche Natur.
7. Die Affenfurche weist auf tiefe innere Spannungen hin.
8. Keil- oder fächerförmige Nägel, die an der Basis konisch zulaufen, weisen auf eine Anfälligkeit für Störungen des Nervensystems hin.

- Yoga, Meditation, Entspannung, Atemtechniken, Reflexzonenmassage, Akupunktur und Aromatherapie entspannen und beruhigen.
- Als nervenstärkende Mittel werden die Salze Mag. Phos. und Kali. Phos. empfohlen.
- Kamillentee wirkt beruhigend und dämpfend.
- Passionsblume und Hopfen wirken beruhigend und stärkend.
- Milchgetränke vor dem Schlafengehen verhelfen zu einem ruhigen Schlaf, insbesondere, wenn Schlafstörungen ein zusätzliches Problem darstellen.

Operative Eingriffe

Das Vorhandensein von Markierungen muß nicht unbedingt darauf verweisen, daß eine Operation unausweichlich ist, lediglich, daß eine Anfälligkeit für ein Leiden vorhanden ist, die einen operativen Eingriff notwendig machen könnte.

1. Bestimmte Beschwerden, die eine Operation notwendig machen könnten, sind oft durch eine Gruppe von Linien

gekennzeichnet, die entweder einen Rhombus oder ein Dreieck an der Lebenslinie – nach etwa zwei Dritteln ihres Verlaufs – bilden (Abb. 114). Dieses Muster ist in vielen Händen anzutreffen und kann mit allen möglichen Störungen in Verbindung gebracht werden, angefangen von Verdauungsstörungen und Problemen mit der Gallenblase, bis hin zu Erkrankungen der weiblichen Fortpflanzungsorgane, die eine Hysterektomie nach sich ziehen können, und Hiatusbrüchen und urologischen Störungen bei Männern.

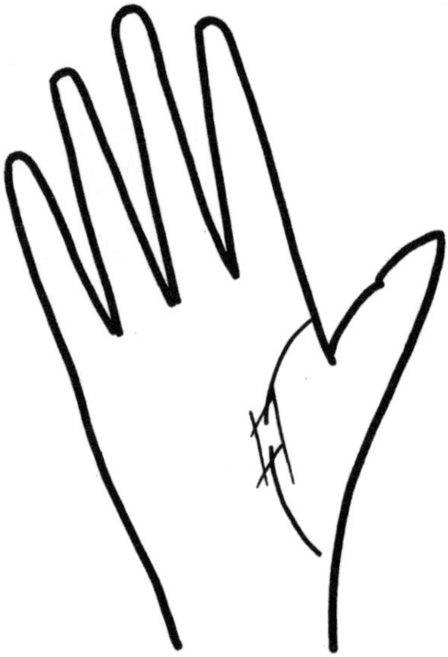

Abb. 114

2. Ein klarer Bruch in der Lebenslinie. Wenn der Bruch nur in einer Hand zu sehen ist, können abschwächende Markierungen vorhanden sein, die die Notwendigkeit einer Operation abwenden. Ein Viereck über dem Bruch oder eine zweite Innenlinie, die den Bruch überlappt, gelten als Schutzmarkierungen. Wenn beide Hände den gleichen Bruch an der

gleichen Stelle aufweisen, ist die Wahrscheinlichkeit, daß eine Operation notwendig wird, groß – aber trotzdem nicht unausweichlich!

Rheumatische Erkrankungen

Das allgemeine Merkmal rheumatischer Störungen ist die Entzündung der Gelenke. Zu dieser Krankheitskategorie gehört nicht nur Rheuma selbst, sondern auch Gicht, Osteoarthrose und primärchronische Polyarthritis. Die schmerzhafte Entzün-

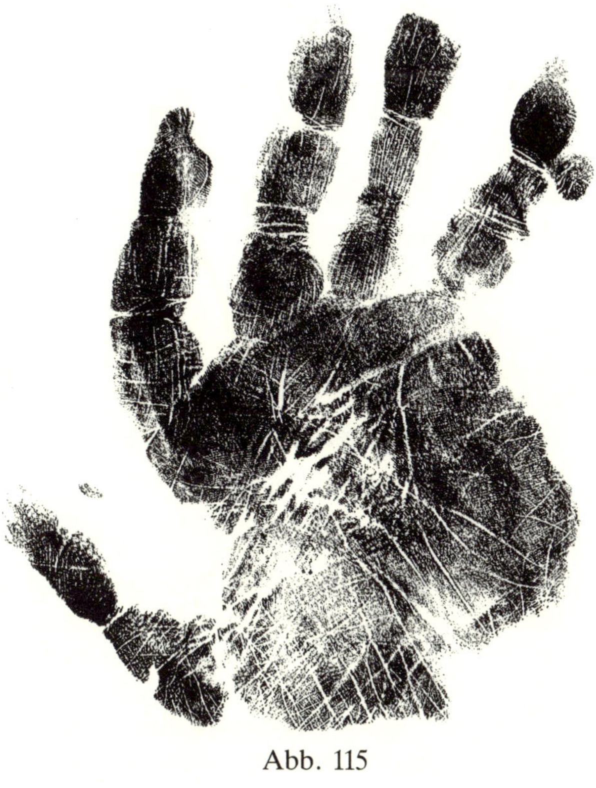

Abb. 115

dung und progressive Degeneration, vor allem bei der primärchronischen Polyarthritis, können schwere Verkrümmungen der Gelenke, Finger und Knöchel verursachen (Abb. 115).

1. Zu den ersten Anzeichen von Rheumatismus gehören geschwollene Gelenke; bei der stärker verkrüppelnden Form von primärchronischer Polyarthritis können sich die Knöchel und Finger stark verformen.
2. Eine Disposition für Rheumatismus allgemein ist an einer «Verschleierung» an der Schlagkante zu erkennen, d. h. einer dichten Gruppierung von feinen Linien, die das Hautleistenmuster durchkreuzen. Wenn sie an der Schlagkante direkt unter der Herzlinie auftauchen, lassen sie auf eine starke Übersäuerung schließen, die rheumatische Krankheiten auslösen und verschlimmern kann.
3. Auch tiefe horizontale Rillen in den Nägeln werden mit dieser Krankheit in Verbindung gebracht.
4. Sehr dicke Fingergrundglieder deuten auf Ernährungsmängel hin; wenn das erste Glied des Zeigefingers besonders dick ist, verweist dies zusätzlich auf eine Neigung zu rheumatischen Erkrankungen. Eine Ernährungsumstellung kann die Entwicklung der Krankheit möglicherweise abwenden.
5. Ein großer, von vielen Linien durchzogener Mondberg weist auf eine Veranlagung zu rheumatischen Beschwerden hin.

Nahrungsergänzungen:
- Silicea und Nat. Phos.
- Lebertran
- Vitamin C
- Heilkräuter mit entzündungshemmenden Eigenschaften. Ackerhahnenfuß und Bambusharz lindern den Gelenkschmerz und stellen eine gewisse Beweglichkeit wieder her.

Rückenschmerzen

Rückenschmerzen stellen ein komplexes Problem dar, da sie für viele Krankheiten – organische, mechanische oder psychische – symptomatisch sein können. Manche sind auf Unfälle oder allgemeinen Verschleiß zurückzuführen, manche strahlen von ganz anderen Bereichen aus, und manche Rückenschmerzen sind erblich.

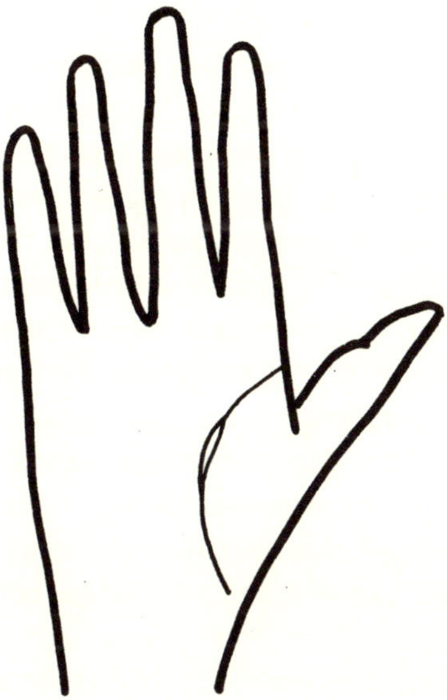

Abb. 116

Das Hauptmerkmal für Rücken- oder Wirbelsäulenbeschwerden ist eine Insel in der Mitte der Lebenslinie (Abb. 116).

In manchen Fällen können folgende Vitamine und Mineralstoffe helfen:

- B-Komplex, Vitamin C und Kalzium
- Von den empfohlenen Bio-Salzen hilft Ferr. Phos. bei Zerrungen und Verrenkungen sowie Muskelsteife im Genick. Für die Behandlung von Rückenschmerzen und Hexenschuß wird Kombination G, bestehend aus Calc. Fluor., Calc. Phos., Kali. Phos. und Nat. Mur., verwendet.

Schilddrüsen-Funktionsstörungen

Wenn die Schilddrüse nicht richtig funktioniert, entweder überaktiv ist und zuviel Thyroxin produziert oder nicht aktiv genug ist und zuwenig von diesem Hormon produziert, wirkt sich dies nachteilig auf das Wachstum und den Stoffwechsel aus. Überfunktionssymptome sind überaktives Verhalten, Nervosität, Herzklopfen, Gewichtsverlust und feuchte Hände. Bei ausgestreckten Armen zittern die Finger leicht. Zu den Symptomen der Unterfunktion gehören Gewichtszunahme ohne offensichtlichen Grund, allgemeine Lethargie, langsames Sprechen und Reagieren, Muskelschmerzen und kalte, trokkene Hände. Weil die Schilddrüse zum endokrinen System gehört, nimmt man an, daß ihre Entsprechung in der Kuppe des kleinen Fingers liegt; in den Händen von Menschen, die an einer Schilddrüsenstörung leiden, sind in der Tat dort Markierungen festgestellt worden (Abb. 117).

Am deutlichsten sind die vertikalen Linien auf der Kuppe des kleinen Fingers. Manchmal sind sie so zahlreich und dicht, daß sie den Fingerabdruck unkenntlich machen. Diese Markierungen zeigen zwar eine Disposition zu Schilddrüsenproblemen an, unterscheiden unseres Wissens aber nicht zwischen einer Über- oder Unterfunktion. Sie weisen nur darauf hin, daß die Drüse gestreßt ist. Es gibt allerdings auch noch andere Symptome, die spezifisch auf die eine oder andere Situation verweisen:

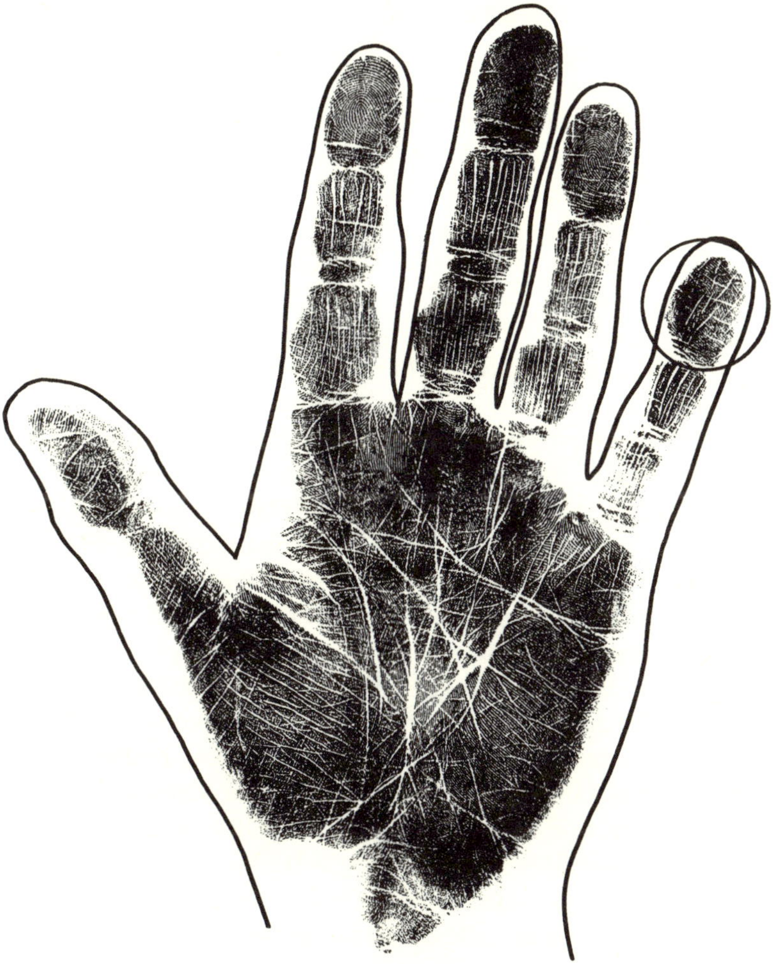

Abb. 117

Schilddrüsen-Überfunktion:

1. Feines Zittern der Finger bei ausgestreckten Armen
2. Eine glatte Haut mit seidigem Schimmer
3. Nägel mit ausgeprägten horizontalen Kerben

4. Sehr große Halbmonde auf den Nägeln
5. Feuchte Hände

Schilddrüsen-Unterfunktion:
1. Trockene, kalte, rauhe Hände
2. Konkave oder «Löffel»-Nägel
3. Nägel ohne Halbmonde
4. Brüchige Nägel, die leicht splittern oder abbrechen

- Jod in Form von Kelp- oder Algentabletten; Calc. Jodid und Magnesium sollen bei Störungen der Schilddrüse nützlich sein.

Schlafstörungen

Eine Neigung zu Schlaflosigkeit und Durchschlafschwierigkeiten läßt sich an folgenden Markierungen erkennen:

1. Eine winzige leiterartige Linienreihe unter der Herzlinie, im Bereich unter dem Ringfinger, weist nicht nur darauf hin, daß der Schlafrhythmus gestört ist, sondern macht auch deutlich, daß das Nervensystem unter Streß steht (Abb. 118).
2. Vertikale Linien auf den beiden unteren Fingergliedern.

- Die Markierungen können auf Kalziummangel oder einen gestörten Kalzium/Magnesium-Haushalt zurückzuführen sein.
- Heiße Milchgetränke vor dem Schlafengehen haben oft eine beruhigende Wirkung und verhelfen zu einem entspannten Schlaf.
- Kamillentee gilt als beruhigend und besänftigend und ist deshalb eine große Hilfe vor dem Schlafengehen.
- Kali. Phos. hilft, wenn Nervosität und Erregbarkeit den

Schlaf verhindern. Nat. Sulph. und Nat. Mur. sind nützlich, wenn der Schlaf nicht erfrischt.

Schlaganfall

Mögliche Zeichen, die auf eine Neigung zu Schlaganfällen verweisen, sind:

1. Eine Sternformation auf der Kopflinie (Abb. 119).
2. Zwei lange Äste an der Herzlinie, die sich zum Mondberg ziehen.
3. Ein besonders kräftiger Jupiterberg läßt immer an einen großen Appetit, eine Vorliebe für fette Speisen und starke Getränke denken. Menschen, die gern üppig leben, sind oft apoplektisch, neigen also zu Schlaganfällen.

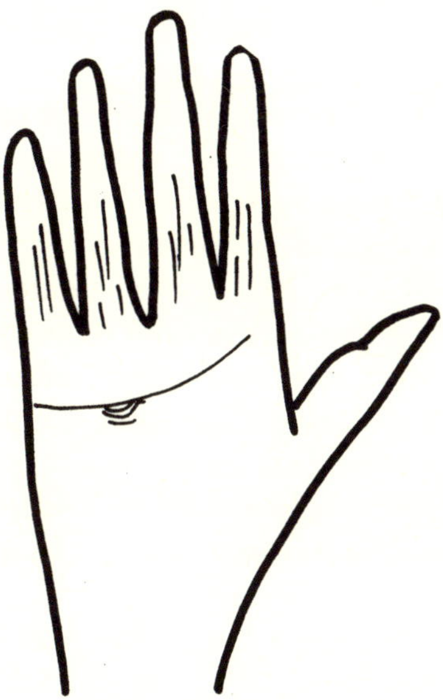

Abb. 118

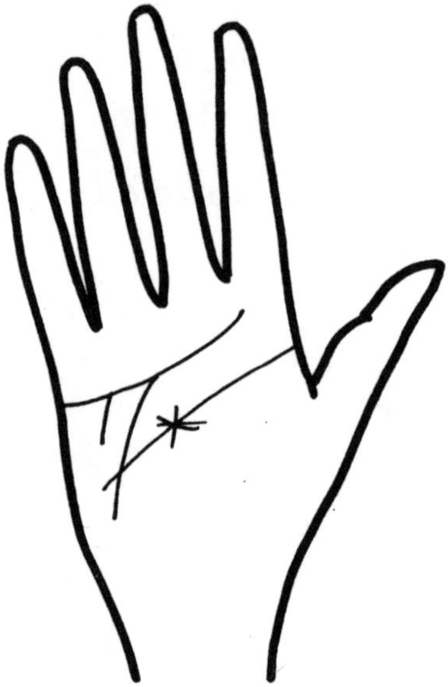

Abb. 119

- Silicea wirkt langsam, aber günstig auf die Arterienwände ein, macht sie stärker und elastischer.
- Vitamin E oder Tokopherol sorgt für eine gute Durchblutung und reguliert den Blutdruck. Menschen, die an hohem Blutdruck leiden, sollten mit diesem Vitamin jedoch sehr vorsichtig umgehen, denn es kann zu negativen Auswirkungen kommen, wenn es plötzlich in zu hohen Dosen eingenommen wird. Es wird empfohlen, zunächst mit einer sehr niedrigen Dosis zu beginnen – nicht mehr als 100 internationale Einheiten täglich – und die Dosis dann sehr langsam auf höchstens 400 IE zu steigern.

Siehe auch *Herz- und Kreislaufprobleme*

Streß

Streß ist eine Zivilisationserscheinung und gilt inzwischen als Auslöser zahlreicher Krankheiten – von der einfachen Erkältung bis hin zu Krebs.

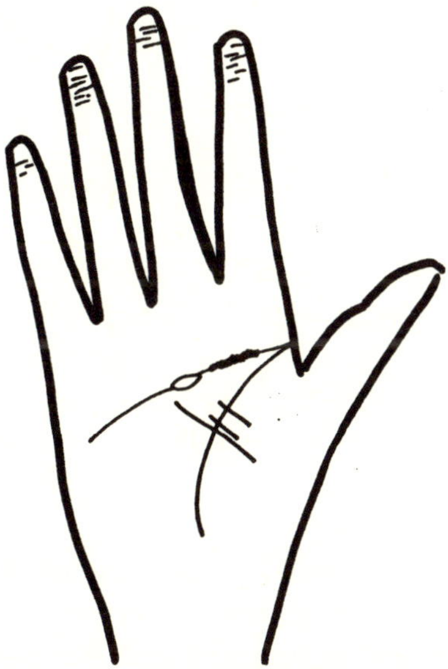

Abb. 120

1. Horizontale Linien über den Fingerkuppen gehören zu den ersten Anzeichen von Streß. Da jeder Finger einen spezifischen Aspekt unseres Lebens repräsentiert, weist eine größere Konzentration dieser «weißen Linien», wie sie genannt werden, auf einem bestimmten Finger auf die Ursache des Problems hin (Abb. 120).
2. Eine einzelne Insel in der Kopflinie unter dem Mittelfinger ist ein klassisches Zeichen dafür, daß die betreffende Person mit großen Belastungen nicht fertig wird und sich deshalb

vor geistiger Überanstrengung oder Überforderung hüten sollte.

3. Ein fusseliger oder verschwommener Abschnitt der Kopflinie weist auf einen Zeitraum hin, in dem die Person größeren geistigen Anforderungen ausgesetzt ist, und warnt damit vor einer streßbeladenen Zeit. Anfang, Dauer und Ende dieser Periode lassen sich auf dieser Linie zeitlich bestimmen.
4. Langfristiger oder chronischer Streß kann den Hautleisten schaden und sie brechen. Die zerstückelten Muster lassen sich leichter von einem Abdruck ablesen; in der Hand selbst sind sie mit bloßem Auge schwer zu erkennen. Wenn das Leistenmuster auf diese Weise zusammenbricht, heißt das, daß die ganze Konstitution geschwächt ist, und warnt davor, daß der Körper krankheitsanfälliger geworden ist. Wenn sich die Konstitution erholt, wachsen die Hautleisten ziemlich schnell wieder zu normal langen kontinuierlichen Linien zusammen.

- Kali. Phos. ist das Bio-Mineral, das den Organismus entspannt. Mag. Phos. entspannt die Nerven, vor allem wenn der Streß Kopfschmerzen verursacht.
- Kamillentee ist ein großartiger Nervenberuhiger, ebenso Katzenminze und Melisse. Passionsblumenkapseln helfen bei Angstzuständen und Streß.

Siehe auch *Nervöse Störungen*

Übersäuerung

Übersäuerung kann die Folge einer schlechten Verdauung oder einer Stoffwechselstörung sein und sich wie folgt kennzeichnen (Abb. 121):

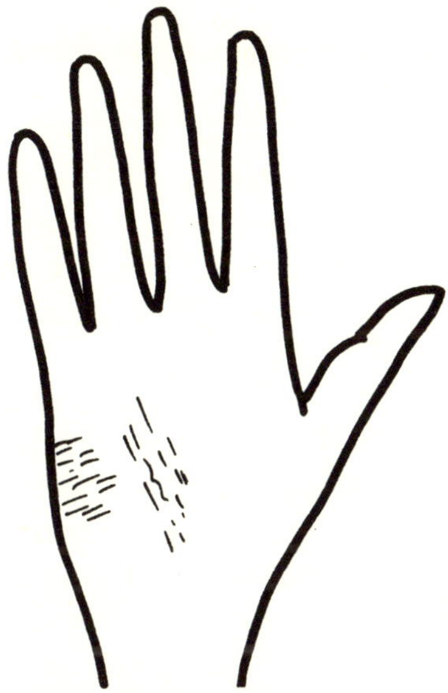

Abb. 121

1. Feine Linien, die wie Flammen schräg nach oben zum dritten und vierten Finger züngeln. Diese Markierung wird besonders mit einer Magen- oder Darmsäurestörung in Verbindung gebracht und kann durch eine ungesunde Ernährungsweise, aber auch durch Angst und Streß hervorgerufen werden.
2. Schleier an der Schlagkante, also zahlreiche feine, oberflächlich kreuz und quer verlaufende Linien, die das Leistenmuster in diesem Abschnitt der Handfläche unter dem Anfang der Herzlinie schneiden. Diese Markierung zeigt den langsamen Aufbau von Harnsäure an, was bestimmte rheumatische Beschwerden auslösen und verstärken kann.

- Nat. Phos. und Nat. Mur. sind die Bio-Minerale, die hauptsächlich zur Bekämpfung von Übersäuerungssymptomen eingesetzt werden.
- Pfefferminztee kann Erleichterung verschaffen. Tausend-

güldenkraut und Schafgarbe unterstützen den Verdauungsprozeß.

Siehe auch *Erkrankungen der Harnorgane, rheumatische Erkrankungen*

Verdauungsbeschwerden

Zu dieser Kategorie gehören alle möglichen Störungen des Magen-Darm-Trakts.

Zu den Markierungen, die auf Verdauungsbeschwerden verweisen (Abb. 122), gehören:

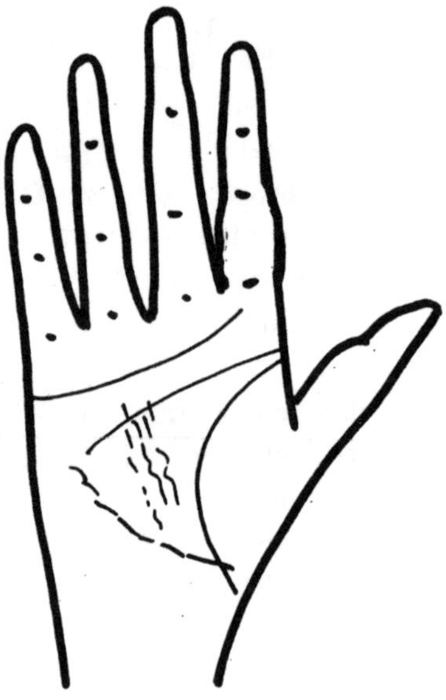

Abb. 122

1. Feine Linien, die aus der Mitte der Handfläche in Richtung Ringfinger schräg nach oben verlaufen. Sie lassen darauf schließen, daß der betreffende Mensch zu einer Überfunktion des Darms neigt.
2. Auf andere Darmprobleme kann ein Mondberg verweisen, der von vielen Linien durchzogen ist.
3. Schlaffheit des unteren Zeigefingerglieds verweist auf eine Neigung zu Verdauungsstörungen, die hauptsächlich auf Ernährungsfehler zurückzuführen sind.
4. Störungen der Gallenblase werden durch ein Dreieck oder eine rhombenförmige Liniengruppe an der Lebenslinie nach etwa zwei Dritteln ihres Verlaufs angezeigt.
5. Eine unterbrochene Gesundheitslinie kann auf Magen-Darm-Störungen verweisen.

- Nat. Phos. ist ein Bio-Salz, das eine Überproduktion von Magensäure bekämpfen hilft. Silicea beseitigt chronische Übersäuerung, bringt aber nur ganz allmählich Linderung.
- Zur Unterstützung der Verdauung: Pfefferminztee gegen Magenverstimmungen und zur Linderung von Übelkeit und Magenschmerzen; Thymian und Melisse gegen Magenkrämpfe und Durchfall; Fenchel gegen Koliken; Löwenzahn als Blutreiniger; Ingwer und Ananas gegen Verdauungsstörungen, Übelkeit und Appetitlosigkeit.
- Zwei Hauptgruppen von Mineralsalzen gelten bei Magen-Darm-Störungen als sehr wirksam: Kombination C, bestehend aus Mag. Phos., Nat. Phos., Nat. Sulph. und Silicea, bei allen Beschwerden, die mit Magensäurestörungen, Sodbrennen und Magenverstimmungen einhergehen, und Kombination S, bestehend aus Kali. Mur., Nat. Phos. und Nat. Sulph., für die Behandlung von akuten Magenbeschwerden, Übelkeit und Gallenbeschwerden.

Vitalität

Energie und Lebenskraft zeigen sich auf vielfältige Weise:

1. Durch gutgepolsterte und federnde Berge fühlt sich die ganze Hand fest und doch elastisch an.
2. Eine gutgebaute und wohlgeformte Basis der Handfläche. Venus- und Mondberg repräsentieren Speicher für Energie und Körperkraft; wenn beide gut entwickelt sind, verweisen sie auf Ausdauer und Lebenskraft. Sind sie schwach und schlecht gepolstert, mangelt es an physischer Kraft und Regenerationsfähigkeit.
3. Gute, kräftige und klar gezeichnete Handlinien; dies gilt besonders für die Lebenslinie.
4. Vitalität und Widerstandskraft lassen sich am Handrücken ablesen, wenn der Daumen an die Handfläche gepreßt wird. Vitalität, Widerstandskraft und Regenerationsfähigkeit sind gut, wenn der Muskel an der Basis des «V», das die Verbindung zwischen Daumen und Handfläche bildet, sich fest und federnd wölbt. Wenn dieser Muskel schlaff ist und statt eines Höckers eine Vertiefung bildet, ist von einer kränkelnden Konstitution auszugehen.

- Ginseng soll Kraft und Vitalität stärken. Es gibt viele Kräutertees und Präparate, die eine anregende Wirkung haben. Dazu zählen Schisandra, Pollen, Salbei und Ingwer.

Vitamin- und Mineralstoffmängel

1. Gebrochene Hautleistenmuster weisen auf einen Vitaminmangel hin (Abb. 123).
2. Ketten in Lebens-, Kopf- und Herzlinie können eine Störung des Mineralstoffhaushalts bedeuten.

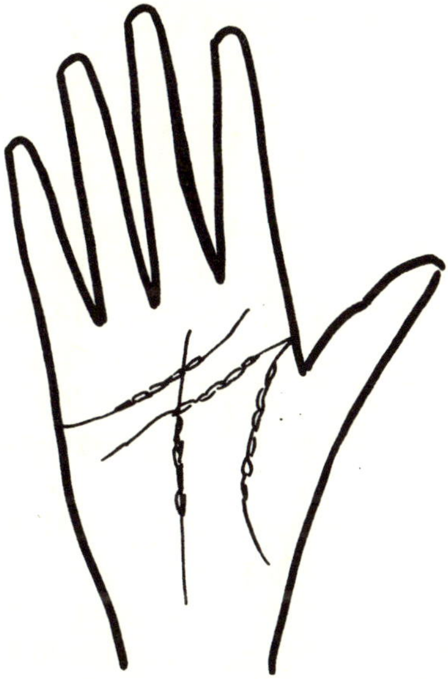

Abb. 123

3. Weiße Flecken auf den Nägeln verweisen auf Kalzium- oder Zinkmangel.
4. Deformierte, unregelmäßig wachsende Nägel, vertikale oder horizontale Kerben weisen auf eine Mangelernährung und Störungen des Mineralstoffhaushalts hin.

Siehe auch *Ernährungsmängel*

Zahnerkrankungen

Karies oder andere Störungen, die die Zähne angreifen und entweder auf mangelhafte Ernährung oder ererbte orthodontische Probleme zurückzuführen sind, werden von folgenden Kennzeichnungen repräsentiert (Abb. 124):

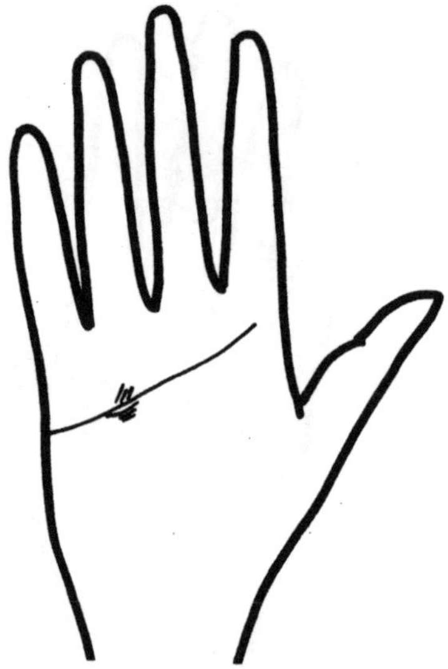

Abb. 124

1. Winzige Schräglinien über der Herzlinie direkt unter der Verbindungshaut zwischen dem Ring- und dem kleinen Finger. Sie sollten jedoch nicht mit den medizinischen Stigmata verwechselt werden, die sich ebenfalls aus Schräglinien zusammensetzen und sich im etwa gleichen Bereich befinden. Der Unterschied ist der, daß die Markierung der medizinischen Stigmata viel größer ist und sich meist aus einer Gruppe von drei Linien zusammensetzt, die häufig von einer vierten, horizontalen Linie gekreuzt wird.
2. Eine Reihe von kleinen Linien, die unter der Herzlinie direkt unter dem Ring- und dem kleinen Finger eine Leiter bilden, weist auf Kalziummangel hin, der Zähne und Zahnfleisch beeinträchtigen kann.

- Kalzium ist wichtig für den Aufbau gesunder Zähne.
- Calc. Phos. und Calc. Fluor. werden gegen Karies und für

intakten Zahnschmelz empfohlen. Kombination R, bestehend aus Calc. Fluor., Calc. Phos., Ferr. Phos., Mag. Phos. und Silicea, enthält alle Mineralstoffe, die für die Bildung gesunder Zähne, zur Linderung von Beschwerden beim Zahnen und bei Zahnschmerzen und anderen Zahnproblemen wichtig sind.

Anhang

Wie man Handabdrücke erstellt

Es ist aus mehreren Gründen wichtig, fachgerechte Handabdrücke anzufertigen. Erstens zeigen sich feine Markierungen meist deutlicher als von der Hand direkt ablesbar. Zweitens lassen sie sich leichter messen, vor allem wenn man die Hauptlinien zeitlich bestimmen möchte. Drittens und am wichtigsten: Die Handabdrücke sind eine Art Protokoll, in dem Wachstum und Entwicklung von Körper und Seele festgehalten werden. Alle Veränderungen lassen sich verfolgen; falls nötig, kann frühzeitig eingegriffen werden.

Der eigentliche Vorgang ist eine ziemlich schmutzige Angelegenheit. Es ist also ratsam, alle Werkzeuge griffbereit zu halten.

Benutzen Sie wasserlösliche (Linotype-)Druckerschwärze – diese Farbe läßt sich ganz einfach mit Wasser und Seife abwaschen. Am besten, Sie füllen gleich zu Anfang ein Becken oder eine Schüssel mit warmem Wasser. Lino-Druckerschwärze ist ziemlich dick und in Tuben erhältlich. Manche Leute machen den Fehler, eine flüssigere Druckfarbe oder sogar Schreibtinte aus dem Glas zu benutzen. Beides eignet sich nicht für Handabdrücke. Stempelkissen sind praktisch für die Abnahme einzelner Fingerabdrücke, aber die Tinte ist nur mit Lösungsmitteln zu entfernen.

Lino-Druckerschwärze ist in Geschäften für Zeichenbedarf erhältlich. Zur Not können auch Lippenstift oder wachshaltige Schuhcremes zufriedenstellende Ergebnisse bringen, solange sie nicht zu dick aufgetragen werden. Sie von der Hand wieder runterzubekommen, kann allerdings problematisch sein.

Ausrüstung

Empfehlung	*Ersatz*
• Lino-Druckerschwärze	Lippenstift, wachshaltige Schuhcreme
• Handroller	Nudelholz, leere Flasche
• Glasplatte	Kunststoffplatte, ein Stück Haushaltsfolie
• Papier (DIN-A4-Bogen)	–
• Tafelmesser	–
• Scharfer Bleistift	–
• Ein Stück Schaumgummi	ein gefaltetes Handtuch
• Papiertücher/Watte	–

1. Man drückt etwas Druckerschwärze auf die Glasplatte/Kunststoffplatte/Folie und verteilt sie dünn mit dem Roller oder der leeren Flasche bzw. dem mit Frischhaltefolie umwickelten Nudelholz.
2. Mit dem Handroller gleichmäßig über alle Finger, die Handfläche und ungefähr 2 bis 3 cm des Handgelenks fahren. Lippenstift oder Schuhcreme mit Papiertüchern oder Watte dünn auftragen.
3. Den Bogen Papier auf den Schaumstoff bzw. das gefaltete Handtuch legen und die Hand so natürlich und entspannt wie möglich auf das Papier drücken. Wenn Sie die Hand wegnehmen und der mittlere Teil der Handfläche ist nicht abgedruckt worden, versuchen Sie es noch einmal auf folgende Weise: Nehmen Sie den Schaumstoff weg und legen Sie das Papier direkt auf den Tisch. Schwärzen Sie die Hand noch einmal und legen Sie sie auf das Papier. Dann schieben Sie das Tafelmesser unter das Papier und drücken es gegen die Handfläche. Wenn auch das nicht funktioniert, müßte folgender Ausweg zum Erfolg führen: Nachdem die Hand erneut geschwärzt wurde, legen Sie sie mit der Handfläche nach oben auf den Tisch und drücken das Papier mit der andern Hand vorsichtig darauf. Sie geben acht, daß das Papier beim Hineindrücken nicht verrutscht, sonst verwischt sich der Abdruck.
4. Welche Methode auch angewendet wird – auf jeden Fall sollten mehrere deutliche Abdrücke jeder Hand angefertigt werden. Auf jedem Handabdruck sollten sorgfältig Datum, Namen, Geburtsdatum, Geschlecht und ob Rechts- oder Linkshänder vermerkt werden.
5. Wenn die Hände gewaschen und abgetrocknet sind und der Abdruck ebenfalls trocken ist, legen Sie die Hand wieder über jeden Abdruck und ziehen ihren Umriß mit einem scharfen Bleistift oder Kugelschreiber nach. Der Vorteil bei der Erstellung des Abdrucks auf der Tischplatte ohne Schwamm oder Handtuch ist der, daß man den Umriß sofort einzeichnen kann.

Fotokopien

Für eine Handanalyse reicht die Fotokopie einer Hand nicht aus, weil die feinen Details nicht wiedergegeben werden. Außerdem verschiebt sich die Form sehr leicht, wenn die Hand zu schwer auf dem Glas des Kopiergeräts ruht. Als Ergänzung zum Tintenhandabdruck leistet eine Kopie jedoch gute Dienste.

Literaturhinweise

Altman, N., Die Praxis des Handlesens, München 1987.

Bierach, A. J., Reflexzonentherapie. Krankheiten erkennen und selbst behandeln, Düsseldorf 1991.

Leibold, G., Reflexzonentherapie. Massagetechniken und Heilanzeigen, Niedernhausen 1991.

Mangoldt, U. von (Hrsg.), Das große Buch der Hand. Die Grundlagen der Chirologie, München 1987.

Rückert, U., Dr. Schüßlers Hausapotheke. Gesund und leistungsfähig durch Bio-Minerale, Bergisch Gladbach 1987.

Schüßler, Dr. W.-H., Eine abgekürzte Therapie, Oldenburg i. O. 1928.

Sachregister